主　　编：[美]M Ashraf Mansour
执行主编：[美]Erica Mitchell
　　　　　[美]Murray Shames

AME 学术盛宴系列图书 3B018

血管和血管腔内手术要领与图解

主　译：符伟国　陈　兵
副主译：董智慧　刘震杰

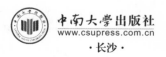
中南大学出版社
www.csupress.com.cn
·长沙·

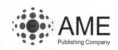
AME
Publishing Company

图书在版编目（CIP）数据

血管和血管腔内手术要领与图解/符伟国，陈兵主译. —长沙：中南大学出版社，2021.7

书名原文：Atlas of Vascular and Endovascular Surgical Techniques

ISBN 978 - 7 - 5487 - 4391 - 0

Ⅰ.①血… Ⅱ.①符… ②陈… Ⅲ.①血管疾病—血管外科手术—图解 Ⅳ.①R654.4-64

中国版本图书馆CIP数据核字(2021)第062961号

AME 学术盛宴系列图书 3B018

血管和血管腔内手术要领与图解

XUEGUAN HE XUEGUANQIANGNEI SHOUSHUYAOLING YU TUJIE

主编：[美] M·阿什拉夫·曼苏
执行主编：[美] 埃丽卡·米切尔 [美] 默里·沙姆斯
主译：符伟国 陈 兵

□丛书策划 郑 杰 汪道远 陈海波
□项目编辑 陈海波 廖莉莉
□责任编辑 李 娴 陈海波 廖莉莉 周小雪
□责任印制 唐 曦 潘飘飘
□版式设计 林子钰 汤月飞
□出版发行 中南大学出版社
　　　　　社址：长沙市麓山南路　　　　　邮编：410083
　　　　　发行科电话：0731-88876770　　　　　传真：0731-88710482
□策 划 方 AME Publishing Company
　　　　　地址：香港沙田石门京瑞广场一期，16 楼 C
　　　　　网址：www.amegroups.com
□印 装 天意有福科技股份有限公司

□开 本 710×1000 1/16 □印张 38 □字数 764 千字 □插页
□版 次 2021 年 7 月第 1 版 □2021 年 7 月第 1 次印刷
□书 号 ISBN 978 - 7 - 5487 - 4391 - 0
□定 价 145.00 元

主编

[美] M·阿什拉夫·曼苏（M Ashraf Mansour）
MD, RPVI, FACS
Professor and Chairman
Department of Surgery and
Director of Cardiovascular Medicine
Michigan State University
College of Human Medicine
Academic Chair of Surgical Specialties
Spectrum Health Medical Group
Grand Rapids, Michigan, USA

执行主编

[美] 埃丽卡·米切尔（Erica Mitchell）
MD, MEd, SE, FACS
Associate Professor of Surgery
Division of Vascular Surgery
Oregon Health and Science University
Portland, Oregon, USA

[美] 默里·沙姆斯（Murray Shames）
MD, RPVI, FACS
Professor of Surgery and Radiology
Program Director for Vascular Surgery
University of South Florida
Health Division of Vascular and
Endovascular Surgery
Tampa, Florida, USA

译者风采

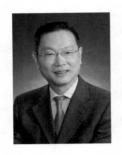

主译：荀伟国　血管外科博士，主任医师，教授，博士研究生导师

复旦大学附属中山医院血管外科

国家介入治疗临床医学研究中心副主任，复旦大学附属中山医院血管外科主任，复旦大学血管外科研究所所长。中华医学会外科学分会血管外科学组副组长，中国医师协会血管外科医师分会副会长，海峡两岸医药卫生交流协会血管外科专家委员会主任委员，中国医师协会血管外科医师分会胸主动脉学组组长，上海市医学会血管外科分会主任委员，上海市医师协会血管外科医师分会会长等多个国家/省级学会的主任/副主任委员。卫生部有突出贡献中青年专家，上海市优秀学科带头人和上海市领军人才。带领团队完成全球最大样本的主动脉夹层腔内修复和全国最大样本腹主动脉瘤腔内修复，获得多项全球首创成果。自主研发以其姓氏命名的FuStar可调弯鞘，获得美国FDA和欧盟CE认证，销往欧美等14个国家和地区。作为第一发明人，自主独立研发的Fabulous覆膜支架和裸支架合二为一支架，正在进行上市前临床研究，已完成多中心病例入组，并进入随访阶段。自主设计研发的FuSmart可调弯导管和FuThrough穿刺系统也已实现转化。发表SCI和中文核心期刊论文百余篇，单篇最高IF21。主编专著2篇，主译2部。多次荣获省部级和社会嘉奖。主持国家和省部级课题14项，授权专利9项。培养博士22名，硕士5名。

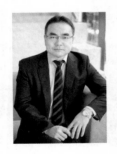

主译：陈兵　医学博士，博士后，主任医师，副教授，硕士研究生导师

浙江大学医学院附属第二医院血管外科

2004年毕业于上海交通大学医学院，获外科学博士学位。2004—2006年于首都医科大学从事博士后研究。2006年入职首都医科大学宣武医院，开辟宣武医院血管外科基础科研工作和研究生培养系统。2007年任宣武医院血管外科副主任，创建宣武医院再生医学实验室，兼实验室主任。2012年获北京市卫生局十百千人才计划百级人才、北京市委组织部优秀人才。2014年受聘于浙江大学医学院附属第二医院，组建血管外科，5年将学科中心建设成为年手术量达1 500台的综合血管治疗中心，可完成血管外科各类微创、开放、复合手术，建立创面诊疗中心，年处理创面患者2万余人。学术任职：中国医师协会血管外科医师分会委员；中国医师协会外科医师分会血管外科医师委员会内脏动脉学组副组长；中国医用增材制造技术医疗器械标准化技术归口单位专家组成员；中国医药教育协会血管外科专业委员会常委；中国老年学会老年医学委员会委员。申请获得国家高科技研究发展计划（863）重大课题2项及卫生部卫生行业科研专项1项，任课题组副组长；主持国家自然科学基金2项、国家博士后科学基金1项、北京市自然科学基金1项、北京市首发基金重点支持项目1项。

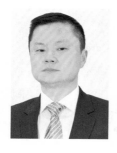

副主译：董智慧 医学博士，主任医师，博士研究生导师

复旦大学附属中山医院血管外科

上海市优秀学术带头人，上海市卫生计生系统优秀学科带头人。现任：复旦大学附属中山医院血管外科副主任；中华医学会医学工程分会干细胞工程专业委员会委员，上海市医学会血管外科分会、上海市医师协会血管外科医师分会和上海普外临床质控中心血管外科专家组委员兼秘书，美国血管外科学会和国际血管腔内专家学会（美国）会员；*Journal of Endovascular Therapy*[国际血管腔内专家学会（美国）会刊]编委，《中华实验外科杂志》和《临床误诊误治杂志》通讯编委。以通讯／第一作者在美国心脏协会会刊 *Circulation*（全球心血管领域和外周血管领域排名第一）、美国血管外科学会会刊 *J Vasc Surg*（血管外科领域权威）等国际期刊发表SCI论文26篇，国内核心期刊发表论文33篇。副主编／副主译专著3部。获教育部科技进步二等奖（2次）、上海市科技进步二等奖（2次）、华夏医学科技一等奖、中华医学科技二等奖、上海医学科技一等奖和明治生命科学优秀奖。授权专利3项。主持6项国家级和3项省部级项目；5项上海市、1项美国血管外科学会、1项复旦大学和2项中山医院人才基金。近5年作为导师培养硕士5名，作为导师组成员培养博士10名，硕士4名。

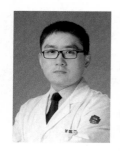

副主译：刘震杰 外科博士，副主任医师，博士研究生导师，浙江省医坛新秀

浙江大学医学院附属第二医院血管外科

2006年浙江大学临床七年制外科学硕士，2009年复旦大学附属中山医院血管外科博士，2012—2014年美国威斯康辛大学麦迪逊分校血管外科研究所博士后，2018年德国AGAPELSION医学中心血管及腔内血管外科访问学者。现任：美国心脏协会（AHA）周围血管疾病分会会员，中国医师协会腔内血管专业委员会青年委员，浙江省医师协会血管外科分会常务委员，浙江省医学会血管外科分会委员，浙江省医学会介入医学分会青年委员，浙江省中西医结合学会血管外科分会青年委员。AME Publishing Company学术编委，《临床与病理杂志》和《中国临床医师杂志》编委。以第一作者/通讯作者在美国心脏协会会刊 *Circulation Research*、美国血管外科学会会刊 *J Vasc Surg* 等国际期刊发表SCI论文20篇，国内核心期刊16篇；参编/参译专著6部；授权专利3项。主持国家自然基金3项，省部级课题2项，浙江省人才计划2项，浙江大学交叉课题1项和浙江大学医学院附属第二医院临床研究基金1项。

Contributors

S Sadie Ahanchi MD RPVI
Surgeon
Sentara Heart Hospital
Norfolk, Virginia, USA

Mark P Androes MD
Division Chief of Vascular Surgery
Department of Surgery
Greenville Hospital System
University Medical Center
Greenville, South Carolina, USA

Paul Armstrong DO
Associate Professor of Surgery
Division of Vascular and
Endovascular Surgery
University of South Florida
Tampa, Florida, USA

Amir Azarbal MD
Assistant Professor
Department of Surgery
Oregon Health and Science University
Portland, Oregon, USA

Ali Azizzadeh MD
Professor and Chief Program
Director in Vascular Surgery
Department of Cardiothoracic
and Vascular Surgery
The University of Texas
Medical School at Houston
Houston, Texas, USA

Charles Bailey MD
Vascular Surgeon
Brandon Regional Hospital
Brandon, Florida, USA

James R Ballard MD
Vascular Surgeon
Intermountain Health Care
Provo, Utah, USA

Shonda Banegas DO
Vascular Surgeon
Carondelet Heart and
Vascular Institute
Tucson, Arizona, USA

Adam W Beck MD
Assistant Professor
Vascular Surgery and
Endovascular Therapy
University of Florida
Gainesville, Florida, USA

Michael Brewer MD
Vascular Surgery Fellow
Department of Surgery
University of Southern California
Los Angeles, California, USA

Luke P Brewster MD PhD MA
Assistant Professor
Department of Surgery
Emory Clinic
Atlanta VA Medical Center
Atlanta, Georgia, USA

John G Carson MD
Assistant Professor of Surgery
University of California Davis
Sacramento, California, USA

Christopher M Chambers MD PhD
Division Chief, Surgical
Vascular Department
Spectrum Health Medical Group
Grand Rapids, Michigan, USA

Kristofer M Charlton-Ouw MD
Assistant Professor
Department of Cardiothoracic
and Vascular Surgery
The University of Texas
Medical School at Houston
Houston, Texas, USA

LeAnn A Chavez MD
Vascular Fellow
University of California Davis
Sacramento, California, USA

Tina Chen MD
Department of Dermatology
Sharp Rees-Stealy, Medical Group
Sharp Memorial Hospital
La Mesa, California, USA

Giye Choe MD
Resident
Department of General Surgery
Oregon Health and Science
University
Portland, Oregon, USA

Robert F Cuff MD RVT RPVI FACS
Assistant Professor of Surgery
Department of Vascular Surgery
Spectrum Health Medical Group/
Michigan State University
Grand Rapids, Michigan, USA

Rachel C Danczyk MD
Resident
Division of Vascular Surgery
Oregon Health and Science University
Portland, Oregon, USA

Sapan S Desai MD PhD
Vascular Surgery Fellow
Department of Cardiothoracic and
Vascular Surgery
The University of Texas
Medical School at Houston
Houston, Texas, USA

John Eidt MD
Professor
Department of Surgery—
Vascular Division
University of South Carolina
School of Medicine, Greenville
Greenville, South Carolina, USA

Mark K Eskandari MD
Chief, Division of Vascular Surgery
Northwestern University
Chicago, Illinois, USA

Anthony L Estrera MD
Professor and Chief of
Cardiac Surgery
Department of Cardiothoracic and
Vascular Surgery
The University of Texas Medical
School at Houston
Houston, Texas, USA

Lindsay Gates MD
Vascular Surgeon
Yale-New Haven Hospital
New Haven, Connecticut, USA

Patrick J Geraghty MD
Associate Professor of
Surgery and Radiology
Department of Surgery
Washington University
Medical School
St Louis, Missouri, USA

Bruce Gray DO
Department of Surgery/
Vascular Medicine
University of South Carolina
School of Medicine, Greenville
Greenville, South Carolina, USA

Tod M Hanover MD
Vascular Surgery
Greenville Health System
Greenville, South Carolina, USA

Peter Henke MD
Professor
Department of Surgery
University of Michigan
Ann Arbor, Michigan, USA

Jonathan A Higgins MBBS
Vascular and Endovascular
Surgery Fellow, Eastern Virginia
Medical School
Norfolk, Virginia, USA

Justin Hurie MD
Assistant Professor
Wake Forest University
Winston-Salem, North Carolina, USA

Jeffrey Indes MD FACS
Assistant Professor
Vascular Surgery, Yale University
New Haven, Connecticut, USA

Jason Jundt MD
Staff Vascular Surgeon
Department of Vascular Surgery
St. Charles Health System
Bend, Oregon, USA

Sharon Kiang MD
Vascular Surgeon
Ronald Reagan University
of California, Los Angeles
Medical Center
Los Angeles, California, USA

Lindsey M Korepta MD
Resident Physician
Department of Vascular Surgery
Michigan State University/
Grand Rapids Medical
Education Partners
Grand Rapids, Michigan, USA

Michelle C Kosovec MD
Clinical Instructor
Department of Vascular Surgery
Michigan State University
Spectrum Health
Grand Rapids, Michigan, USA

Marcus R Kret MD
Fellow—Vascular Surgery
Division of Vascular and
Endovascular Surgery
Stanford University
Medical Center
Stanford, California, USA

M Ashraf Mansour MD RPVI FACS
Professor and Chairman
Department of Surgery and
Director of Cardiovascular Medicine
Michigan State University
College of Human Medicine
Academic Chair of Surgical Specialties
Spectrum Health Medical Group
Grand Rapids, Michigan, USA

Kamal Massis MD
Assistant Professor
Department of Radiology
University of South Florida
Tampa, Florida, USA

Michael M McNally MD
Vascular Fellow
Department of Vascular Surgery
University of Florida
Gainesville, Florida, USA

Barend ME Mees MD PhD FEBVS
Department of Vascular Surgery
Maastricht University
Medical Center
Maastricht, The Netherlands
Royal Melbourne Hospital
Parkville, Victoria, Australia

Ross Milner MD
Associate Professor
Department of Vascular
Surgery
University of Chicago
Chicago, Illinois, USA

Erica Mitchell MD MEd SE
Associate Professor of Surgery
Division of Vascular Surgery
Oregon Health and
Science University
Portland, Oregon, USA

Maria Molnar
BSN Candidate
St. Mary's College
Notre Dame, Indiana, USA

Robert Molnar MD
Assistant Program Director
Vascular Surgery Fellowship
Michigan Vascular Center
Assistant Program Director
General Surgery Residency
Michigan State University
Director of Surgical Education
McLaren Regional Medical Center
Flint, Michigan, USA

Greg Moneta MD
Professor of Surgery,
Chief Vascular Surgery
Department of Surgery and
Knight Cardiovascular Institute
Oregon Health and
Science University
Portland, Oregon, USA

Mark D Morasch MD
Vascular Surgeon
Cardiac—Vascular Surgery
St Vincent Healthcare
Billings, Montana, USA

Neil Moudgill MD
Associate Professor
Division of Vascular and
Endovascular Surgery
University of South Florida
Tampa, Florida, USA

J Westley Ohman MD
Vascular Surgery Resident
Department of Surgery
Washington University in St. Louis
St. Louis, Missouri, USA

Jean M Panneton MD FRCSC FACS
Professor of Surgery
Chief and Program Director
Division of Vascular Surgery
Eastern Virginia Medical School
Norfolk, Virginia, USA

F Ezequiel Parodi MD
Staff
Department of Vascular Surgery
Cleveland Clinic Foundation
Cleveland, Ohio, USA

Scott Perrin MD
IR Fellow
International Radiology
University of South Florida
Tampa, Florida, USA

Alexis Powell MD
Vascular Surgeon
Assistant Professor
Case Western Reserve
University School of Medicine
Cleveland, Ohio, USA

Basel Ramlawi MD
Associate Professor of Surgery
Department of Cardiovascular Surgery
Methodist DeBakey
Heart Center
Houston, Texas, USA

Michael J Reardon MD
Professor, Cardiothoracic Surgery
Department of
Cardiovascular Surgery
Houston Methodist Hospital
Houston, Texas, USA

David Rigberg MD
Associate Professor
Department of Surgery
University of California Los Angeles
Los Angeles, California, USA

Domenic R Robinson MBBS FRACS
Department of Vascular Surgery
St. Vincent's Hospital
Melbourne, Victoria, Australia

Jean Marie Ruddy MD
Fellow
Vascular Surgery
Emory University
Atlanta, Georgia, USA

Hazim J Safi MD
Professor and Chair
Department of Cardiothoracic
and Vascular Surgery
The University of Texas
Medical School at Houston
Houston, Texas, USA

Steven Satterly BS MD
Resident
Vascular Department
Madigan Army Medical Center
Tacoma, Washington, USA

Susan M Shafii MD
Assistant Professor of Surgery
Department of Surgery
Division of Vascular Surgery and
Endovascular Therapy
Emory University, School of Medicine
Atlanta, Georgia, USA

Murray Shames MD RPVI FACS
Professor of Surgery and Radiology
Program Director for Vascular Surgery
University of South Florida
Health Division of Vascular and
Endovascular Surgery
Tampa, Florida, USA

Alexander D Shepard MD
Head
Division of Vascular Surgery
Henry Ford Hospital
Detroit, Michigan, USA

Niten Singh MD
Associate Professor of Surgery
Department of Surgery USUHS
Madigan Army Medical Center
Tacoma, Washington, USA

Jason D Slaikeu MD
Vascular Surgeon
Spectrum Health
Grand Rapids, Michigan, USA

Christopher Smolock MD
Assistant Professor
Department of Vascular Surgery
The Cleveland Clinic
Cleveland, Ohio, USA

Elliot Stephenson MD
Vascular Surgeon
Department of Vascular and
Endovascular Surgery
Minneapolis Heart Institute at
Abbott Northwestern
Minneapolis Heart Institute
Minneapolis, Minnesota, USA

Jordan R Stern MD
Resident, Department of Surgery
The University of Chicago Medicine
Chicago, Illinois, USA

Allan W Tulloch MD
Vascular Surgery Fellow
Division of Vascular Surgery
University of California Los Angeles
Los Angeles, California, USA

Ramon L Varcoe MD MBBS MS
FRACS
Department of Surgery
Prince of Wales Hospital
Randwick, New South Wales, Australia

Ashley K Vavra MD
Assistant Professor of Vascular Surgery
Department of Surgery
University of Colorado
School of Medicine
Aurora, Colorado, USA

Ravi K Veeraswamy MD
Department of Surgery
Emory University School of Medicine
Atlanta, Georgia, USA

Jennifer J Watson MD
Vascular Surgeon
Spectrum Health Medical Group
The Vein Center
Grand Rapids, Michigan, USA

Mitchell R Weaver MD
Clinical Assistant Professor
Wayne State School of Medicine
Department of Vascular Surgery
Henry Ford Hospital
Detroit, Michigan, USA

Karen Woo MD MS
Assistant Professor of Surgery
Department of Surgery
University of Southern California
Los Angeles, California, USA

Bruce Zwiebel MD
Associate Professor of Radiology
Department of Radiology
University of South Florida
Tampa, Florida, USA

主 译：

符伟国　复旦大学附属中山医院
陈　兵　浙江大学医学院附属第二医院

副主译：

董智慧　复旦大学附属中山医院
刘震杰　浙江大学医学院附属第二医院

译者（以姓氏拼音首字母为序）：

代伟
浙江大学医学院附属第二医院海盐分院

丁勇
复旦大学附属中山医院

董智慧
复旦大学附属中山医院

方超
复旦大学附属中山医院

方刚
复旦大学附属中山医院

高志伟
浙江大学医学院附属第二医院

郭宝磊
复旦大学附属中山医院

何敏志
浙江大学医学院附属第二医院

季赟
浙江大学医学院附属第二医院

柯雪鹰
浙江大学医学院附属邵逸夫医院

李鲁滨
青岛大学附属烟台毓璜顶医院

李森
浙江大学医学院附属第二医院

林长泼
复旦大学附属中山医院

刘斐
复旦大学附属中山医院

刘浩
复旦大学附属中山医院

刘轶凡
复旦大学附属中山医院

刘震杰
浙江大学医学院附属第二医院

王伟锋
新昌县人民医院

罗家庆
浙江大学医学院附属第二医院长兴分院

魏涛
浙江大学医学院附属第一医院

毛乐
复旦大学附属中山医院

燕超
浙江大学医学院附属第二医院

潘天岳
复旦大学附属中山医院

尹黎
浙江大学医学院附属第二医院

彭俊文
浙江大学医学院附属第二医院建德分院

余凯琳
浙江大学医学院附属第二医院

邵长明
浙江大学医学院附属第二医院

岳嘉宁
复旦大学附属中山医院

沈跃
浙江大学医学院附属第二医院

张丽斌
浙江大学医学院附属第二医院

石赟
复旦大学附属中山医院

章乃鼎
浙江大学医学院附属第二医院

史振宇
复旦大学附属中山医院

赵格非
复旦大学附属中山医院

司逸
复旦大学附属中山医院

周晗磊
浙江大学医学院附属第二医院

孙厚启
巴音郭楞蒙古自治州人民医院

周旻
复旦大学附属中山医院

唐涵斐
复旦大学附属中山医院

竺挺
复旦大学附属中山医院

唐骁
复旦大学附属中山医院

审校者（以姓氏拼音首字母为序）：

董智慧
复旦大学附属中山医院

顾政
浙江大学医学院附属第二医院

季永丽
浙江大学医学院附属第二医院

柯雪鹰
浙江大学医学院附属邵逸夫医院

黎佳
浙江大学医学院附属第二医院

李森
浙江大学医学院附属第二医院

刘震杰
浙江大学医学院附属第二医院

楼建耀
浙江大学医学院附属第二医院

吕广战
浙江大学医学院附属第二医院建德分院

潘以锋
浙江大学医学院附属第二医院

沈健
浙江大学医学院附属第二医院

沈来根
浙江大学医学院附属第二医院
浙江大学医学院附属邵逸夫医院

孙海明
浙江大学医学院附属第二医院长兴分院

须欣
浙江大学医学院附属第二医院

徐芳芳
浙江大学医学院附属第二医院

许海林
浙江大学医学院附属第二医院建德分院

尹黎
浙江大学医学院附属第二医院

于洪武
浙江大学医学院附属第二医院海盐分院

张丽斌
浙江大学医学院附属第二医院

张良
浙江大学医学院附属第二医院

AME 学术盛宴系列图书序言

这个系列图书具有几大特色：其一，这个系列图书来自Springer，Elsevier，Wolters Kluwer，OUP，CUP，JBL，TFG等各大出版社，既有一些"经典图书"，也有一些实用性较强的"流行图书"，覆盖面甚广；其二，这个系列图书的翻译工作，都是基于"AME认领系统"，我们花费近1年时间，开发了这套"认领系统"，类似出版界的"Uber/滴滴"，成功地对接了图书编辑、译者和审校者之间的需求。一般情况下，我们发布一本书的目录等信息之后，48小时内该书的翻译任务就会被AME注册会员一抢而空——在线完成译者招募和审校等工作，参与翻译和校对工作的人员来自国内众多单位，可谓"智力众筹"；其三，整个翻译、审校、编辑和出版过程，坚持"品书"与"评书"相结合，在翻译的同时，我们邀请国内外专家对图书进行"点评"，撰写"Book Review"，一方面刊登在我们旗下的杂志上，另一方面将其翻译成中文，纳入本书中文版，试图从多个角度去解读某本图书，给读者以启迪。所以，将这个系列图书取名为"学术盛宴"，应该不足为过。

虽然鲍鱼、鱼翅等营养价值较高，但是并非适合所有人，犹如餐宴一样，享受学术之宴也很有一番讲究。

与大家分享一个真实的故事。有一天，南京一家知名上市公司的总裁盛情邀请我参加一个晚宴。

席间，他问了我一个问题："国外的医术是不是比中国先进？瑞士的干细胞疗法是不是很神奇？"

因为我没有接受过瑞士的干细胞治疗，所以，对此没有话语权，我个人对这个疗法的认识仅限于"一纸"——只是有几次在航空杂志上看到过相关的"一纸"广告。

正当我准备回答他的时候，他进一步解释："上个月，我的一位好朋友就坐在你今天这个座位，他已超过50岁，但是，看起来很年轻，因为他去瑞士接受过干细胞治疗……"

"您的这位朋友，他的心态是不是很平和？他的家庭是不是很幸福？他的爱情是不是很美满？"我反问了几个问题。

他毫不犹豫地回答："是的。"

"他的外表看起来很年轻，可能是由于接受干细胞治疗这个因素导致的，更可能是干细胞治疗、家庭、爱情、事业等多个因素共同作用所造成的。"听完我的回答，这位优秀的总裁先生好像有所感悟，沉默了片刻。

虽然这个系列图书，从筛选图书，到翻译和校对，再到出版，所有环节层层把关，但是，我们仍无法保证其内容一定就适合您。希望您在阅读这个系列图书的过程中，能够时刻保持清醒的头脑、敏捷的思维和独立的思考，去其糟粕，取其精华，通过不断学习消化和吸收合适的营养，从而提高和超越自我的知识结构。

开卷有益，思考无价，是为序。

汪道远
AME出版社社长

原著序言

　　我们完成这本书的目的，在于为读者在观摩手术、作为手术助手乃至独立手术时提供参考。很多教材、文章中都详细介绍了手术适应证和预后，但其中对于手术操作的细节，如患者体位、手术所需的器械等内容则较少涉及。笔者在本书中着重讲述最常见的血管开放及腔内手术操作流程，并引用了许多说明性的图片帮助读者理解，主要参考文献列于章末。

　　本书的特点在于叙述了很多现行教材及参考资料中未提及的操作细节。外科医生都知道手术操作中选择合适的器械以及患者准备的重要性，但这些知识，往往仅依赖于上级医生的传授。本书着重讲述手术流程中的细节，此外，还列出了要点与难点，供读者参考，免于在临床实践中犯下常见错误。

　　在策划本书时，笔者曾力求囊括更多知识，从血管旁路术到球囊扩张成形，乃至截趾。但由于种种原因，我们不得不做出妥协，删减了其他教科书中已经详细描述过的一些操作及手术。但若读者们觉得有必要增加一些章节，我们也会听取读者意见，在后续再版时调整内容。

　　随着技术手段和医学的不断进步，书本后续的修订及内容的更新也是十分必要的。笔者衷心地希望，本书能够对刚踏入血管外科领域的医生，以及打算开展血管外科工作的年轻外科医生产生帮助。我们也期待读者的反馈，使得本书内容不断改进，获得更多人的喜爱。

M Ashraf Mansour MD, RPVI, FACS

尹　黎　译
浙江大学医学院附属第二医院

前言

随着老年社会的快速进展，血管相关疾病成为严重影响人民生活质量的慢性疾病，对血管外科医师的素质亦提出更高的要求。近30年是中国血管外科迅速成长和快速发展的阶段，也是我国少数可以在局部诊疗技术向国际最前沿看齐的临床学科。

血管外科是目前应用新技术、新器材、新药物、新理念较多的临床科室，血管外科的治疗模式也发生了巨大的变革，从巨创到微创、无创逐步转变，治疗方式从单一开放手术向腔内介入、复合杂交手术进展。因此，中国血管外科也面临着更多的机遇和挑战。

技术的快速发展和治疗模式的不断演化，其背后必然要求血管外科医师不断提高自我学习和继续教育的水平。随着2019年6月中国医师协会血管外科分会的成立，血管外科医师的培养和技术准入进入新的"快车道"，需要更多规范化的培训和继续教育的材料。在这样的环境下，这本《血管和血管腔内手术要领与图解》被引入并翻译成中文，为广大年轻的血管外科医师成长提供了翔实的资料。

本书对各种血管外科疾病的适应证、治疗方式选择、手术材料准备、体位摆放、技术难点等进行了简洁而准确的表达，有利于培养年轻血管外科医师的逻辑思维、规范操作和手术方案设计。本书涵盖了血管外科日常临床工作的主要疾病，介绍了经典的开放手术细节，也详细描述了腔内微创治疗的特点，具有很强的自学指导功能，值得向大家推荐。

衷心希望此书能更好地服务于血管外科医师的成长，为中国血管外科事业的发展贡献一份绵薄之力。

陈 兵

浙江大学医学院附属第二医院

致谢

一本医学教科书的编写需要许多人的共同努力。感谢我的副主编们，他们在本书的组织及推进工作中起到了巨大的作用。

我还要感谢所有作者，他们在完成本书的过程中贡献了大量的时间和精力。同时，编辑部还要感谢Jaypee Brother医学出版社在印度新德里和美国费城的高级管理团队和工作人员。

符伟国　译

复旦大学附属中山医院

目　录

第四部分　内脏动脉疾病

第一部分

弓上动脉疾病

第一章　颈动脉内膜剥脱术

M Ashraf Mansour

1　术前准备

1.1　适应证

有症状的颈动脉狭窄：如黑矇、短暂性脑缺血发作或轻度脑梗。无症状的重度颈动脉狭窄：每个患者都要进行个体化的风险-收益评估，将年龄、功能储备、预期寿命、合并症、基于具体医疗单位的预后，还有术者因素考虑在内。

1.2　循证证据

有症状的颈动脉狭窄的循证医学证据，可参考欧洲颈动脉外科试验（European carotid surgery trial，ECST）、北美症状性颈动脉内膜切除术试验（North American symptomatic carotid endarterectomy trial，NASCET）以及荣军医院临床研究（Veterans administration，VA）试验；无症状的颈动脉狭窄的循证医学证据，可参考ACAS试验；与颈动脉支架植入术比较的循证医学证据，可参考CREST试验。

1.3　手术器械

（1）手术器械台（图1.1）；

（2）血管外科手术器械和阻断钳；

（3）6-0或7-0聚丙烯缝合线；

（4）返流压力测量管，转流管（包括Pruitt-Inahara、Javid和Sundt转流管）；

（5）血管补片（ePTFE、涤纶和牛心包）；

（6）多普勒或便携式多普勒仪器（图1.2）。

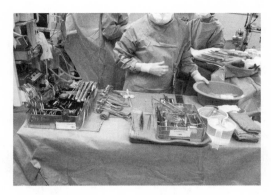

图1.1　手术器械台

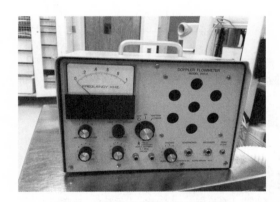

图1.2　多普勒或便携式多普勒仪器

1.4　术前准备与风险评估

术前准备包括以下内容：①诊断性检查，可靠机构进行的颈动脉双功多普勒检查、CT血管造影、磁共振血管造影（MRA）或数字减影血管造影显示的颈动脉分叉和颈总动脉、颈内动脉、病变的近端和远端。②明确全身麻醉或局部麻醉。③明确患者是否适合手术，是否具有良好的心肺功能储备。④有颈部放疗史或手术史的患者，将会导致手术困难程度增加。⑤颈椎骨关节炎和病态肥胖，难以摆放理想的术中颈部体位。⑥颈动脉分叉高以及病变位置高[在第二颈椎（C2）处或更高]，最好采用经鼻气管插管法和暂时性的下颌骨半脱位。

风险评估：

（1）低风险：无心肺疾病，无解剖风险，如无颈部手术史或者放疗病史、阻碍颈部旋转或拉伸活动的颈椎退行性病变（图1.3）。

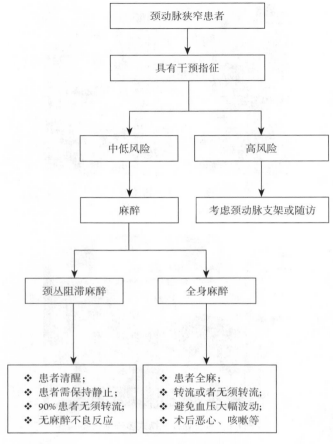

图1.3　决策流程

（2）中等风险：低心肺风险，伴随疾病，如肥胖症、控制不良的高血压和高脂血症、吸烟和轻度的慢性阻塞性肺疾病（chronic obstructive pulmonary disease，COPD）。

（3）高风险：心脏射血分数差（<20%）、心绞痛或者近期心肌梗死（MI）、需要氧疗的COPD、既往有颈淋巴结清扫手术史或放疗史、气管切开史、颈部僵直（可行颈动脉支架植入术）。

1.5　术前核查

（1）术前使用β受体阻滞药、他汀类药物、阿司匹林。

（2）术前继续使用氯吡格雷并非手术禁忌，但会增加出血风险。

（3）糖尿病患者的特殊难点，见表1.1。

表1.1　糖尿病患者的特殊难点

入手术室	手术开始	出手术室
①患者确认：身份、手术部位、手术方式、知情同意书；②手术部位标记；③麻醉安全核查表；④过敏以及难点	①团队成员介绍；②外科医生、麻醉师和护士核实患者；③可能的危险事件；④预防性使用抗生素、术前影像资料	①手术完成、清点器械和针、标记病理标本、记录术中出现问题的手术器械；②麻醉和外科医生将术后关注点告知术后复苏室医护人员

1.6　要点与难点

该技术的要点与难点，见表1.2。

表1.2　要点与难点

要点与难点	详解
要点	①术前多普勒超声定位颈动脉分叉，有助于缩短切口的长度。在配备了超声机器的手术室中，一位经验丰富的医生仅需 1 min 即可完成这项操作（图 1.4，图中注意小切口斜行、用蓝墨水标记下颌角的角度，注意颈动脉内膜外翻剥脱术的缝合线）； ②沿皮纹做斜切口，更为美观也更易被患者接受； ③ 90% 以上的患者能够良好耐受颈部血管的局部阻断，不需要使用转流管； ④若准备使用静脉补片，需消毒一侧腹股沟区来获取静脉； ⑤充分展开颈部的理想手术体位：建立动脉和静脉通路后将患者手臂收拢在身边的半坐位（30°~45° 斜坡卧位）； ⑥如果颈部较粗，可使用 Omni 小型牵开器； ⑦分离二腹肌并结扎舌下神经后方的小血管有助于暴露颈内动脉远端
难点	①斑块和分叉位置高，可用经鼻气管插管和下颌半脱位以免术中暴露困难； ②颈动脉分叉高度迂曲导致后位颈内动脉； ③面静脉分离需小心，因为舌下神经可能与其粘连（图1.5跨过颈外动脉的舌下神经）； ④过度牵拉可能导致下颌缘神经损伤

1.7　手术解剖

前方入路易暴露颈动脉分叉。注意颈神经、迷走神经、舌下神经和舌下神经襻。结扎离断面静脉有助于暴露术野。当分叉位置较高时，可能需要结扎舌下神经背面的细小血管。可在颈动脉分叉处注射利多卡因，可缓解操作引起的心动过缓（图1.4）。

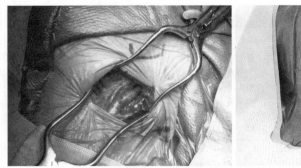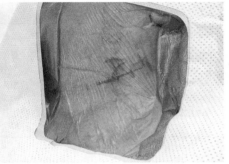

图1.4 可以通过术前颈动脉彩超显示并标记颈动脉分叉位置，精确定位切口

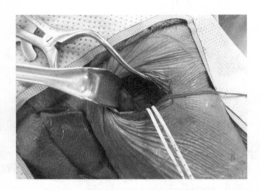

图1.5 注意舌下神经跨过颈外动脉

1.8 体位

手术体位，见图1.6。

笔者更喜欢半坐、膝盖放在枕头上、一侧肩低、头颈转向对侧的改良Fowler卧位（斜坡卧位）。

1.9 麻醉

大多数外科医生和麻醉医生更喜欢全麻下气管插管，较之颈丛阻滞麻醉，全麻患者体位固定较好，镇静药使用量小，外科医生可以放松地操作。颈丛阻滞麻醉可能需要局部麻醉辅助，有些患者在处理动脉时会感到疼痛。如处理颈动脉分叉部发生心动过缓，可用1%利多卡因，在分叉部用25 G或27 G针注射或表面浸润阻断颈动脉窦反射。桡动脉通路可密切监测血流动力学变化，从而可方便选择升压药或降压药应用。手术过程中避免血压大幅度波动，尤其是在麻醉诱导和麻醉苏醒时。

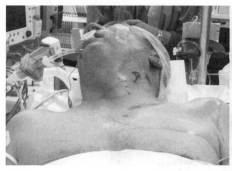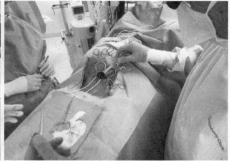

图1.6　手术体位

2　手术过程

2.1　切口

最常见的切口是胸锁乳突肌前缘纵切口。为了术后切口瘢痕小，也可选择斜行切口或皮纹切口。术前颈动脉超声可定位并标记颈动脉分叉部，以帮助确定皮肤切口（图1.4）。斜切口和横切口无法通过延伸切口暴露颈总动脉或远端颈内动脉。

2.2　**步骤**

显露颈动脉分叉。尽量避免直接钳夹血管，以免斑块脱落导致神经系统并发症。首先阻断颈内动脉远端，根据颈内动脉返流压、患者状态、能否耐受阻断决定是否使用转流管。切开颈外动脉起始部的颈总动脉，以便于动脉内膜斑块切除和放置补片。外翻式内膜剥脱——从颈总动脉至分叉部做斜切口，并完全离断颈内动脉。术中最重要的步骤是充分剥脱斑块，确保远端流出道通畅，必要时固定远端内膜片，防止术后内膜片被血流冲刷而掀起。小心地剥去颈总动脉和颈外动脉内的斑块，避免残留松碎的动脉斑块（图1.7）。肝素化的生理盐水反复冲洗内膜剥脱处。

2.3　**缝合**

常规颈动脉内膜剥脱术使用6-0聚丙烯缝合血管，外翻式内膜剥脱术使用7-0聚丙烯缝线。建议使用Dacron、ePTFE、牛心包或者静脉补片，如果怀疑局部感染，则选用静脉补片。皮内缝合切口，大多数患者能在术后第1天出院，无需术后住院1~2周。一些外科医生常规或选择性地使用引流管，但目前没有证据表明引流管能降低术后伤口血肿的发生。

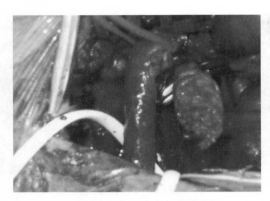

图1.7 外翻式颈动脉内膜剥脱术

3 术后

3.1 并发症

最严重的并发症是脑卒中。术前有症状和二次手术的患者，脑卒中并发症发生率较高。颅神经损伤：迷走神经、舌下神经、下颌缘神经以及舌咽神经损伤。需要再次干预的切口血肿。静脉补片相对更易发生补片破裂；伤口感染以及合成补片感染少见。

3.2 术后结果

在优秀的医学中心，理想的脑卒中发生率为1%~2%。有症状患者或者再次行颈动脉内膜剥脱术的患者围术期脑卒中的发生率更高，心肌梗死的发生率应<5%。SAPPHIRE临床试验提示有心血管危险因素的患者，其心肌梗死发生率更高。

3.3 术后治疗

术后在麻醉恢复室中密切观察2~4小时后，大多数患者能够回到血管外科病房，并每4小时进行神经系统检查和生命体征监测。血压不稳定的患者需要进入ICU密切观察，根据血压选择降压药和升压药。

3.4 出院指导

术后患者应监测血压，并继续药物治疗（尤其是他汀类、抗高血压药以及抗血小板药）。笔者建议患者1周内不要开车，并避免高强度的活动和负重。伤口感染罕见，但仍建议常规护理切口，保持切口洁净并避免污染。

3.5　出院随访

建议术后2~4周随访，检查切口愈合情况及有无神经系统并发症。

3.6　专家电子邮箱

邮箱地址：ashraf.mansour@spectrumhealth.org

参考文献

[1]　Hobson RW，Weiss DG，Fields WS，et al. Efficacy of carotid endarterectomy for asymptomatic carotid stenosis[J]. N Engl J Med，1993，328：221-227.

[2]　Moore WS，Barnett HJM，Beebe HG，et al. Guidelines for carotid endarterectomy：a multidisciplinary consensus statement from the Ad Hoc Committee，American Heart Association [J]. Stroke，1995，26：188-201.

[3]　North American Symptomatic Carotid Endarterectomy Trial Collaborators. Beneficial effect of carotid endarterectomy in symptomatic patients with high-grade carotid stenosis[J]. N Engl J Med，1991，325：445-453.

[4]　Walker MD，Marler JR，Goldstein M，et al. Executive Committee for the Asymptomatic Carotid Atherosclerosis Study. Endarterectomy for asymptomatic carotid artery stenosis[J]. JAMA，1995，273：1421-1428.

[5]　Warlow，C. European Carotid Surgery Trial：Interim results for symptomatic patients with severe (70-99%) or with mild (0-29%) carotid stenosis[J]. Lancet，1991，337：1235-1243.

译者：唐涵斐，史振宇
审校：尹黎，刘震杰，董智慧

测试

问题1. 以下证明颈动脉内膜剥脱术优于药物保守治疗的是（　　　）

    a. 仅the European Carotid Trial

    b. 仅the North American Trial

    c. 仅the VA asymptomatic carotid trial

    d. 仅 the Asymptomatic Carotid Atherosclerosis Study

    e. 以上所有

问题2. 颈动脉内膜剥脱术的受益与外科医生施行手术的记录以及最低的脑卒中发生率相关。指南推荐颈动脉内膜剥脱术的脑卒中发生率应当（　　　）

    a. 对于无症状患者<3%

    b. 对于有症状的患者<5%

    c. 对于重复手术的<10%

    d. A和B都对

    e. A和C都对

问题3. 外翻式颈动脉内膜剥脱术（　　　）

    a. 如果患者需要使用转流管的话则无法施行

    b. 和使用补片缝合相比再狭窄率更高

    c. 对于清醒的患者无法施行

    d. 主要优点是更快且不需要补片

    e. 如果颈内动脉冗长则无法施行

1.e　　2.d　　3.d

答案：

第二章　主动脉弓及颅脑血管造影

Lindsey M Korepta, Jason D Slaikeu

1　术前准备

1.1　适应证、禁忌证、相对禁忌证

适应证：①诊断主动脉弓、颈动脉、椎动脉或颅内动脉获得性或先天性的血管疾病；②动脉介入或者术前检查；③血管介入术后评估。

禁忌证：①重度肥胖患者；②无法耐受术中平卧的患者；③外周血管病变且无法建立血管通路的患者。

相对禁忌证：①对碘造影剂过敏；②服用二甲双胍；③使用抗凝药物，如口服华法林且国际标准化比值（INR）升高；④严重的凝血功能障碍和血小板减少症；⑤妊娠（需要为胎儿进行防护）；⑥急性或慢性肾衰竭；⑦活动性出血，如胃肠道出血；⑧控制不良的高血压；⑨肾功能不全。

1.2　循证证据

脑血管造影安全性和效益性佳，且能够对脑血管疾病狭窄程度和斑块成分进行准确评估。脑血管造影是诊断脑血管四分支疾病的金标准[1-3]。74%~85%的人群具有"典型"的主动脉弓结构（图2.1）[4]。解剖学变异对后期血管腔内治疗方案的选择有重要影响。最常见解剖学变异包括牛角弓（20%）和左颈总动脉开口变异（36%），如图2.2[5-7]。图2.3A~F描述了常见的主动脉弓变异。其余主动脉弓变异较罕见，包括异位的左椎动脉、异位的右锁骨下动脉、右位主动脉弓、双主动脉弓以及变异的左锁骨下动脉。除了先天性变异外，主动脉弓的形态还会随着年龄和血压而变化。不同的分类方案推荐用于不同的弓型分类。将主动脉弓分为三型（图2.4）。主动脉弓型对后期腔内治疗有重要影响。

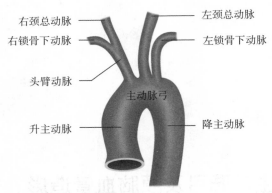

图2.1 典型的主动脉弓结构

典型的主动脉弓包括左位的主动脉弓以及弓上依次发出的三根分支血管：第一根头臂干、第二根右颈总动脉、第三根右锁骨下动脉。

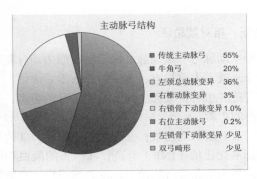

图2.2 主动脉弓结构百分比图

大多数人为典型的主动脉弓型，常见的变异包括牛角弓、左颈总动脉变异（LCCA）与其它罕见的解剖结构，如右椎动脉变异（RVA）、右锁骨下动脉变异、右位弓、左锁骨下动脉变异或双主动脉弓。

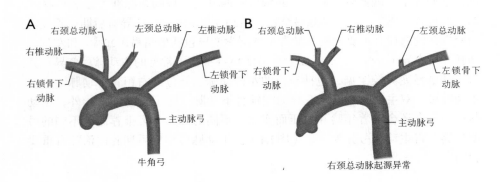

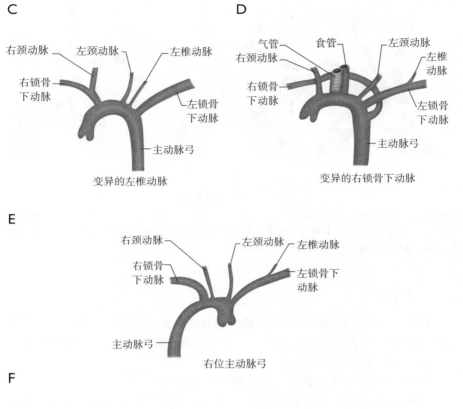

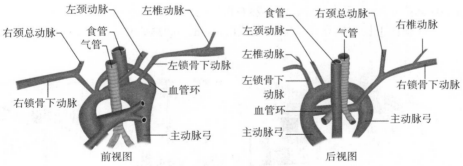

图2.3　主动脉弓变异的图解

A~B：BCT（头臂干）和右CCA（颈总动脉）共干的牛角弓。左CCA能够起源于BCT或与BCT共同起源于牛角弓。左VA能够起始于LCCA和LSA之间的主动脉弓。右SA的变异可以发自左锁骨下动脉的后方。右位主动脉弓穿过右侧支气管主干然后沿着脊柱向下走行。当升主动脉向前分叉至气管和食管形成双主动脉弓，分别位于气管和支气管的左右两侧。（A）牛角弓的种类；（B）变异的右颈总动脉；（C）变异的左椎动脉；（D）变异的右锁骨下动脉；（E）右位主动脉弓；（F）双主动脉弓[7]。

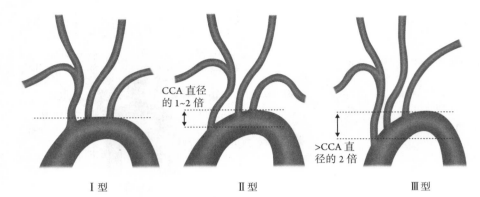

CCA 直径
的 1~2 倍

>CCA 直
径的 2 倍

Ⅰ 型　　　　　　　　　　Ⅱ 型　　　　　　　　　　Ⅲ 型

图2.4　主动脉弓分型

如何为主动脉弓分型？BCT起始部到主动脉弓顶端的垂直距离决定了主动脉弓类型。两者之间距离小于CCA直径为Ⅰ型弓，两者之间距离为CCA直径的1~2倍则为Ⅱ型弓，两者之间距离为CCA直径的2倍以上则为Ⅲ型弓。来源：Uchino 等[6]。

1.3　手术器械

　　影像学设备：①标准的影像学设备包括固定的成像部件或带有显示屏的可移动X线透视部件（图2.5、图2.6）；②可移动的碳纤维床；③高压注射器；④碘化的或非离子型造影剂。

　　个人防护设备：①铅围裙；②铅围脖；③铅眼镜。

　　动脉入路：血管钳（如止血钳），局部麻醉，22号动脉穿刺针，导丝（0.035英寸①），手术刀片，4 Fr或5 Fr血管鞘（图2.7）。

　　导丝：①长交换导丝（Newton或Bentson，0.035英寸）；②260 cm超滑导

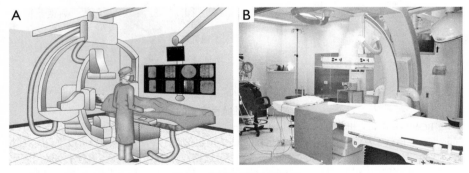

图2.5　标准的影像学设备

（A）艺术效果图：体位和屏幕；（B）真实的杂交手术室照片。

────────────

① 　1 英寸 =2.54 厘米

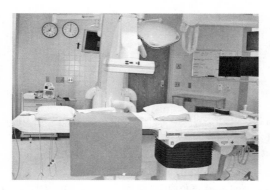

图2.6　血管腔内杂交手术室

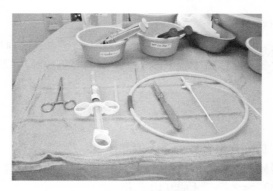

图2.7　无菌入路器械

动脉入路的器械包括局麻用注射器、手术刀、夹钳、22号动脉穿刺针、11号手术刀片、纱布和穿刺导丝。

丝（0.035英寸，顶端成角）。

　　导管：①100 cm的猪尾冲洗导管；②长度>100 cm的4 Fr或5 Fr导管（图2.8）；③根据主动脉弓解剖选择合适的导管。

　　缝合器械（可选）：如需要缝合，外科医生可以根据自身喜好选用缝合器械。

　　技巧：①H1猎人头导管能够用来超选主动脉弓的分支；②Simmons导管可以用来超选颈动脉和头臂干动脉[8-9]；③Shepherd导管可以用来超选主动脉分叉；④Simmons导管在Ⅲ型弓中特别有用。

1.4　术前准备与风险评估

　　低风险：无高血压、糖尿病或其他严重并发症的患者。

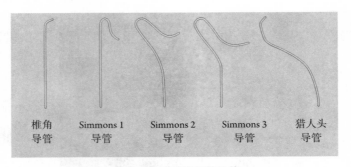

图2.8 动脉造影用的导管

4 Fr或5 Fr，100 cm或更长的带有一个简单弧度的颅内导管（Angle taper、Vertebral、Simmons 1、Simmons 2、Simmons 3、H1 headhuntor 均为弯曲角度不同的导管）。

中/高风险：入路血管和主动脉弓严重钙化的患者；高血压、肾功能不全（可以使用水化或者N-乙酰半胱氨酸）、严重的心脏或肺功能障碍、对碘化造影剂过敏。

1.5 术前核查

进入手术室后确认患者身份、手术部位、左/右侧。手术开始前要确认手术室内需要的器械和人员，审核患者的过敏史并确认使用了合适的抗生素。在所有人同意可以开始之后，才能开始手术。

1.6 术后核查

情况汇报：审核术前和术后的诊断，包括任何术中发生的并发症或设备故障。最终核对器材和纱布。

1.7 决策流程

主动脉弓分支的导管推荐，见表2.1。

造影剂的选择：造影剂的并发症包括注射时的疼痛、心脏负荷过重和肾毒性。这些并发症与造影剂的高渗透压性有关。为了减少并发症，可以选择非离子造影剂，这种造影剂相比于传统造影剂渗透压更低，但价格更高（图2.9）[9]。Ominipaque 300 mg/mL是常见的用于主动脉弓造影的非离子造影剂。

入路的选择：如果因为主髂动脉疾病而无法使用股动脉入路，可以考虑桡动脉入路（图2.10）。

表2.1   主动脉弓分支的导管推荐

主动脉弓分支	导管种类	主动脉弓分型	优先级别
头臂干 / 右锁骨下 / 右颈动脉	H1 导管	I 型或 II 型弓	第一选择 H1；第二选择 Simmons；第三选择 Vitek
	Simmons 导管	III 型弓或 II 型弓	
左颈动脉	H1 导管或 Vertebral 导管	I 型或 II 型弓	
	Simmons 导管	牛角弓	
左锁骨下动脉	H1 导管		
	Vertebral 导管		
	Simmons	某些 III 型弓	

传统碘对比剂：	非离子型造影剂：
❖ 肌酐清除率>30 mL/min ❖ 射血分数（EF）>35% ❖ 价格低廉	❖ 肌酐清除率<30 mL/min ❖ 射血分数>35% ❖ 价格高于普通碘对比剂

图2.9   造影剂的分类

造影剂的特点比较，可用于指导造影剂的选择。

股动脉入路的优点：	桡动脉穿刺的优点：
❖ 易于定位 ❖ 导丝导管易于放置 ❖ 如双侧搏动对称，右利手者通常穿刺右侧股总动脉 ❖ 若股动脉搏动减弱，则选择相对病变较轻的一侧穿刺	❖ 双侧髂动脉闭塞时可用 ❖ 双侧严重 / 弥漫性髂动脉闭塞性疾病时可用 ❖ 双侧股总动脉闭塞或重度狭窄时可用 ❖ 股动脉近期手术、感染、动脉瘤或假性动脉瘤时可用

图2.10   入路的选择

了解不同入路的特点，可以指导主动脉弓和四分支血管造影时入路选择的决策。

1.8   要点与难点

本技术的要点与难点，见表2.2。

表2.2　要点与难点

要点与难点	详解
要点	①最好使用 300 mL 以内的造影剂； ②使用 Cockroft-Gault 公式 * 来计算； ③女性使用 0.85×体重计算； ④尽量减少在主动脉弓血管内注射，以减少气体栓塞的风险； ⑤通过使用肝素化盐水冲洗所有导管并使患者处于抗凝状态，以降低导管内血栓形成的风险； ⑥通过术前体格检查和／或多普勒超声评估双侧股动脉，以评估手术的最佳入路； ⑦造影剂过敏患者应预先使用泼尼松和苯海拉明治疗，以减少血管造影时肾损伤的可能性
难点	①二氧化碳造影脑卒中的风险高，故其不应用于脑和主动脉弓血管造影术； ②肌酐升高患者的肾衰竭风险增加； ③主动脉弓严重粥样硬化的患者栓塞性脑卒中风险增加； ④在主动脉弓内过多的操作会增加栓塞性脑卒中的风险

$*$，Cockroft-Gault 公式：肾小球滤过率 $= \dfrac{(140 - 年龄) \times 体重(kg)}{肌酐(mg/dL) \times 72}$

1.9　手术解剖

入路技术：①确定腹股沟韧带下方股总动脉的搏动（图2.11）；②选择股骨头上方的股动脉近端为入路；③可在X线下辨认股骨头并用血管钳做标记（如止血钳）（图2.12）；④使用22号穿刺针或者如本章2.1部分所述的微穿刺工具。

1.10　体位

患者应舒适地平卧于配有头部支撑、安全束缚带和侧方限制的手术台上。

1.11　麻醉

穿刺点使用1%利多卡因局部麻醉。尽量少地使用镇静药物，这样能够嘱患者屏息并评估其神志。如果手术能够在轻度镇静下进行，应避免全身麻醉。通常静脉内使用芬太尼或者米达唑仑来镇静。应保持生命体征监测与心电监护。

2　手术过程

2.1　切口

最常用的入路是逆穿股动脉（或者肱动脉入路）。识别合适的解剖标志并触诊股动脉搏动，用血管钳在患者的腹股沟做标记以示股骨头的位置。使用1%利多卡因局部麻醉股总动脉上方的皮肤和皮下组织。使用11号手术刀片在

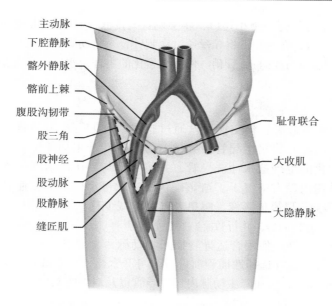

主动脉

下腔静脉

髂外静脉

髂前上棘

腹股沟韧带

股三角

股神经

股动脉

股静脉

缝匠肌

耻骨联合

大收肌

大隐静脉

图2.11 股动脉的解剖示意图

股动脉入路在股骨头上的近端部分，首先识别腹股沟韧带并对股动脉触诊。

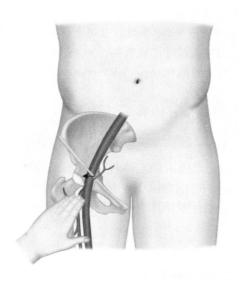

图2.12 股总动脉的理想穿刺点

穿刺针需要穿刺股骨头上方的股总动脉。这个位置需要通过骨性标志和超声来识别，需要通过X线透视确认。

股总动脉上方划开一个小切口，将穿刺针与皮肤成45°穿入股总动脉。当有搏动性的返血时，在透视下将导丝通过穿刺针置入髂动脉，移除穿刺针，原处固定导丝并置入4 Fr或5 Fr血管鞘。使用肝素化的生理盐水冲洗血管鞘。

2.2　步骤

主动脉弓造影：将交换导丝通过腹主动脉上行至主动脉弓。将导丝放置在升主动脉并将猪尾导管沿导丝上行至近端升主动脉位置。退出导丝，使用肝素化的生理盐水冲洗导管，并将导管与高压注射器相连（确认导管和管道系统内没有空气）。造影确认主动脉弓和弓上分支血管的开口。左前斜30°~45°获得最佳影像。嘱患者屏息以减少移动造成的伪影，以15 mL/s的速度注射造影剂2 s，并行数字减影血管造影。

选择性插管：使用合适导管插入主动脉弓上血管。见1.7部分的决策流程。在对弓上血管选择性插管前进行全身肝素化。如果选择复杂弯曲的导管（如Simmons），应在降主动脉内操控导管以及对导管头的调整以减少栓塞风险。将导管置于目标主动脉弓血管内，通常可手推造影剂进行目标血管造影，可以在锁骨下动脉近端注射造影剂行椎动脉造影。

2.3　缝合

移除血管鞘并对动脉穿刺处压迫15~30分钟，压迫完毕后予以加压包扎。患者应当仰卧在床上制动至少4~5小时后方可下床走动。经常评估穿刺点，预防血肿发生。如果使用较大尺寸的血管鞘（>5 Fr），可以考虑使用缝合器械以提早下床活动时间。缝合器械有Angio-Seal Perclose、Mynx和Starclose（Abott）。

3. 术后

3.1　并发症

最常见并发症：神经系统并发症（可逆的或不可逆的脑缺血）；动脉穿刺点血肿；碘造影剂过敏反应；穿刺点假性动脉瘤或动静脉瘘；造影剂肾病/肾衰；穿刺点动脉夹层、损伤或血栓引起的肢体血栓形成；充血性心力衰竭；心肌缺血。

3.2　术后结果

识别主动脉弓型及主动脉血管解剖；识别主动脉弓、锁骨下动脉、颈动脉、椎动脉和颅内动脉病变。

3.3　出院指导

①术后即刻进行完全的神经系统检查；②下床活动后至出院前评估穿刺点是否存在血肿；③对穿刺点远端的肢体进行血管检查；④对有肾功能不全或者肾衰风险的患者行肾功能检查；⑤2周内至门诊对动脉穿刺处进行随访。

3.4　专家电子邮箱

邮箱地址：jason.slaikeu@spectrumhealth.org；Lindsey.korepta@grmep.com

3.5　网页资源/参考文献

（1）http://my.clevelandclinic.org/services/ angiography/hic_angiography_test.aspx
（2）http://www.vascularweb.org/vascularhealth/pages/angiogram.aspx
（3）http://www.radiology info.org/en/info.cfm?pg=angiocath

参考文献

[1]　North American Symptomatic Carotid Endarterectomy Trial Collaborators. Beneficial effect of carotid endarterectomy in symptomatic patients with high-grade stenosis[J]. N Engl J Med，1998，339：1415-1425.

[2]　Asymptomatic Carotid Artherosclerosis Study Group. Carotid endarterectomy for patients with asymptomatic internal carotid artery stenosis[J]. JAMA，1995，273：1421-1428.

[3]　Hankey GJ，Warlow CP，Sellar RJ. Cerebral angiographic risk in mild cerebrovascular disease[J]. Stroke，1990，21(2)：209-222.

[4]　Ergun E，Simsek B，Kosar PN，et al. Anatomical variations in branching pattern of arcus aorta：64-slice CTA appearance[J]. Surg Radiol Anat，2013，35(6)：503-509.

[5]　Jakanani GC，Adair W. Frequency of variations in aortic arch anatomy depicted on multidetector CT[J]. Clin Radiol，2010，65：481-487.

[6]　Uchino A，Saito N，Okada Y，et al. Variation of the origin of the left common carotid artery diagnosed by CT angiography[J]. Surg Radiol Anat，2013，35(4)：339-342. Epub 2012 Nov 6.

[7]　Muller M，Schmitz BL，Pauls S，et al. Variations of the aortic arch—a study on the most common branching patterns[J]. Acta Radiol，2011，52：738-742.

[8]　Schneider PA，Bohannon WT，Silva MB，(Eds). Carotid Interventions [M]. 1st ed. New York：Marcel Dekker，2004.

[9]　Schneider PA. Endovascular skills. Guidewire and Catheter Skills for Endovascular Surgery[M]. 2nd ed. Danvers：Informa Healthcare USA，2007：80-85，90-98，148-149.

译者：唐涵斐，史振宇
审校：尹黎，刘震杰，董智慧

测试

问题1.以下所有选项中不是主动脉弓和四分支血管造影的禁忌证的是（　　　　）

  a. 怀孕
  b. 肥胖
  c. 无法平卧
  d. 限制了入路的严重周围血管疾病

问题2. 如果没有经济上的限制，在主动脉弓和四血管的造影中，优先考虑使用（　　　）

  a. 高剂量的碘化造影剂
  b. 碘化和非碘化造影剂都行
  c. 适当剂量的非碘化造影剂
  d. 使用二氧化碳作为造影剂

问题3.主动脉弓和四血管造影中最常用的麻醉方法包括（　　　）

  a. 全身麻醉
  b. 局部麻醉配合轻度镇静
  c. 仅局部麻醉
  d. 不需要麻醉

问题4.在三型弓中，选入脑血管分支比较有用的导管是（　　　）

  a. H1猎人头导管
  b. Simmons导管
  c. Vertebral 导管
  d. Vitek导管

第三章　颈动脉血管成形和支架植入术

Jennifer J Watson, Christopher M Chambers

1　术前准备

1.1　适应证、禁忌证和相对禁忌证

适应证：经彩色多普勒超声或其他影像学检查证实的颈动脉狭窄，且在有症状的患者中按照NASCET标准狭窄率>50%，在无症状患者中狭窄率>80%。一般情况下需考虑颈动脉内膜剥脱术。但如果患者存在以下一种或多种情况，则为颈动脉内膜剥脱术高危人群：

（1）既往有颈部手术、放疗、气管切开术史或颈部活动受限；

（2）颈动脉开放手术后再狭窄；

（3）既往有声带或颅神经损伤史；

（4）合并严重心肺疾病导致全身或区域阻滞麻醉风险增加；

（5）病灶位置较高（达到或高于C2水平），开放手术难以处理。

禁忌证：①主动脉弓形态扭曲：主动脉弓弯曲度通常随着患者年龄增加而增加，形状越扭曲，选入弓上分支血管就越难（在某些情况下，Ⅲ型弓可能是腔内治疗颈动脉狭窄的禁忌证）（图3.1）；②主动脉壁广泛钙化或者管壁不规则，导致栓塞风险增加；③颈动脉解剖因素：管壁重度环状钙化、颈动脉扭曲、不稳定斑块、新鲜血栓、"线样征"以及缺少放置脑保护装置的锚定区等；④无法服用氯吡格雷（过敏或既往出血事件）或无法使用双联抗血小板治疗时。

相对禁忌证：①先天性血管畸形导致手术风险增加时；②慢性肾功能不全（注意预防造影剂肾病）；③造影剂过敏（术前使用类固醇激素和抗组胺药）。

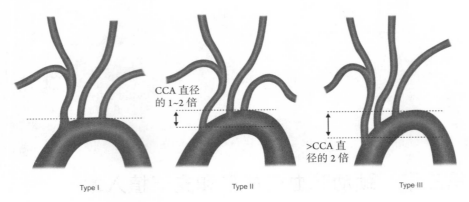

图中标注：

CCA 直径的 1~2 倍

>CCA 直径的 2 倍

Type I   Type II   Type III

图3.1 主动脉弓分型

主动脉弓分三型：Ⅰ型弓的顶点与弓上血管开口处于同一水平（小于1个颈总动脉直径）；Ⅱ型弓，三分支开口水平相差1~2个颈总动脉直径；Ⅲ型弓，三分支开口水平大于2个颈总动脉直径。Ⅱ型和Ⅲ型弓会增加导鞘进入弓上血管和支架植入的难度。

1.2 循证证据

在手术医师经验丰富并且筛选出合适的患者前提下，颈动脉支架植入术对于某些患者仍然合适并且其并发症发生率较低。颈动脉支架植入术的适应证与颈动脉内膜剥脱术的适应证相似：无症状的颈动脉狭窄>80%和有症状的颈动脉狭窄>50%。少数情况下，狭窄程度轻的颈动脉夹层和溃疡斑块也可行支架植入术[1]。

颈动脉支架植入术是否优于颈动脉内膜剥脱术尚未得到证实。SAPPHIRE试验结果显示：相比于颈动脉内膜剥脱术，颈动脉支架植入术降低了脑卒中、死亡和心肌梗死构成的复合终点事件发生率，P值接近统计学差异（$P=0.053$）。但是，该研究中心肌梗死的定义仅仅为CK-MB升高伴或不伴临床症状，或ST-T改变，使其研究结果受到质疑[2-3]。

SPACE、EVA-3S和CREST研究评估30天内脑卒中事件发生率，均未能证明颈动脉支架植入术不劣于内膜剥脱术。EVA-3、SPACE和CREST研究中颈动脉支架组的围术期卒中发生率高于开放手术组，因而对于大多数患者来说开放手术是更好的选择[4-6]。

对于存在明显合并症的患者，如病变位置较高、开放手术后再狭窄、颈椎制动、既往有颈部手术史或颈部放疗史，颈动脉支架术更为合适，可作为颈动脉内膜剥脱术的替代方案。

1.3 手术器械

（1）合适的造影设备（最好是杂交手术室、介入放射室或心导管室）（图3.2）；

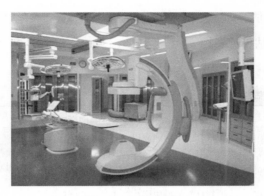

图3.2　杂交手术室

（2）穿刺材料（穿刺针、局麻药、手术刀、5 Fr短鞘等）；

（3）5~8 Fr导鞘（取决于输送系统大小）；

（4）造影剂（参见颈动脉血管造影章节）；

（5）导丝（0.035 英寸、180 cm 的 Benson 软头导丝，0.035 英寸、260 cm 的 Glidewire 弯头导丝）；

（6）造影导管（5 Fr、100 cm的Pigtail导管）；

（7）脑血管超选导管——取决于主动脉弓解剖（如Vertebral、Headhunter、Simmons、Vitek等，长度为100~125 cm）（图3.3）；

（8）支架和释放系统（参见支架选择部分）；

（9）脑保护装置（参见脑保护装置部分）；

（10）股动脉闭合装置。

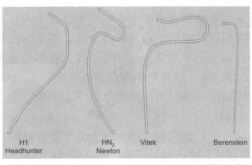

	Type I Arch	Type II Arch	Type III Arch
第1选择	Angled glidecath	Headhunter H1	Vitek
第2选择	Headhunter H1	JB2	Simmons 2
第3选择	Vertebral	Simmons 2	JB2

图3.3　目前可用于颈动脉超选的导管（导管的选择基于弓型和医生偏好）

25

1.4 术前风险评估

术前风险评估，见表3.1。

表3.1 术前风险评估

低风险	中度风险	高风险
造影后行颈动脉支架植入术的患者，都归属至中度或高度风险组。	（若符合以下两项或以上则属于高风险）①心功能稳定但既往有心肌梗死史的患者；②稳定型心绞痛；③控制良好的糖尿病；④年龄>80 岁；⑤女性	①射血分数<30％、不稳定型心绞痛、心力衰竭控制不佳者；②糖尿病血糖控制不佳者；③用力呼气量<30％预测值，需要家庭氧疗；④CEA术后再狭窄；⑤肾功能不全（肌酐>3.0 mg/dL）

1.5 术前核查

术前核查的内容，见表3.2。

表3.2 术前检查表

入手术室	手术开始	出手术室
①核对患者身份、手术部位；②明确术前抗凝、预防性应用抗生素，必要时应用β受体阻滞药及预防造影剂过敏；③确认所需设备可用；④介绍所有成员或手术室团队	①再次确认患者身份；②再次确认手术部位；③回顾已有影像学检查	①核对所行手术；②安置患者；③术后处理及抗凝方案

1.6 决策流程

颈动脉血管成形及支架植入术尚未证实优于开放手术。手术的选择必须基于患者症状、合并疾病以及解剖结构等综合考虑。颈动脉血管成形术和支架植入术是血管外科不可缺少的一部分，在一定条件下能够为患者带来益处。

拟行颈动脉腔内治疗前，计算机断层扫描血管造影（CTA）或磁共振血管造影（MRA）可用于评估主动脉弓解剖结构、狭窄的严重程度、斑块类型、靶病变长度并且测量颈总和颈内动脉直径以便选择合适的器械。主动脉弓弯曲度随着患者年龄增长而增加，弓形越扭曲，选入弓上分支血管就越难。与目标血管相比，主动脉弓的位置越低，选入就越困难。主动脉壁广泛钙化或管壁不规则时会增加栓塞和脑卒中的风险。此外颈动脉本身的解剖结构也需要评估，严重环型钙化、扭曲、不稳定斑块或新鲜血栓都不利于颈动脉支架植入。体格检查时需要评估入路血管，在某些情况下需要进行进一步的影像学检查进行评估（图3.4）。

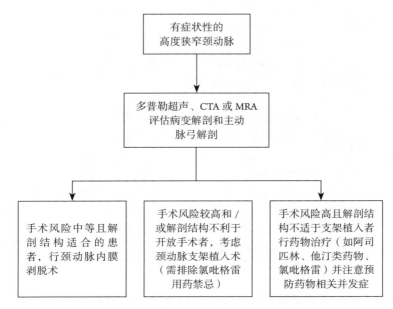

图3.4 决策流程

1.7 要点与难点

该项技术的要点与难点，见表3.3。

表3.3 颈动脉血管成形及支架植入术的要点与难点

要点与难点		详解
要点	术前用药	①阿司匹林：除非紧急，术前至少服药4天，每天给予80~325 mg阿司匹林（若是紧急手术，术前给予单次阿司匹林）；
		②氯吡格雷：当日手术的负荷剂量为300~600 mg，或术前至少服药4天，每天给予75 mg氯吡格雷，术后服用阿司匹林和氯吡格雷至少4周。若无禁忌，则终身服用氯吡格雷；
		③所有患者均应使用他汀类药物
	注意事项	①术前水化保护肾功能；
		②术前备阿托品，以应对支架植入和球囊扩张过程中累及颈动脉窦可能发生的明显心动过缓和低血压；
		③血管痉挛时，可向颈动脉注射硝酸甘油等血管扩张药
	早期肝素化	①可能减少栓塞事件发生；
		②监测活化凝血时间以确保手术过程中的肝素化；
		③导鞘中用肝素水冲洗，避免导管尖端或导管内血栓形成

续表3.3

要点与难点		详解
	应对解剖结构扭曲	①颈动脉严重扭曲时，0.014 英寸导丝通常不够坚硬，使得保护伞（EPD）或支架难以推送，这时需要使用弯头的亲水导丝帮助 EPD 和支架顺利推送； ②有时需"预扩"狭窄段以助输送支架
	应对潜在并发症	①远端栓塞：准备颅内溶栓； ② EPD 堵塞并且远端无血流时：若此时支架尚未释放，则取出并更换新的 EPD
难点		①避免不必要的主动脉弓和脑血管造影，注射造影剂前始终回抽导鞘和导管； ②避免过多的导丝操作以避免增加栓塞事件的风险； ③高压造影前手推一点造影剂确认导鞘和导管位置

1.8 手术解剖，颈内动脉解剖示意图及血流动力学，见图3.5。

1.9 体位

采用能够对主动脉弓和脑血管进行成角造影的影像系统，尽可能使用杂交手术室。患者仰卧位，需治疗颈动脉的对侧手握挤压玩具，使患者手臂安放在身体一侧，同时将所有的电线、插头和导丝置于透射区域外。由于术中可能需要患者将头转向对侧，所以需要将患者头部置于一个可转动的延伸区上。通常消毒范围需要包括至少两个可能的穿刺点（如双侧股动脉）。

1.10 麻醉

使患者保持清醒以完成屏气或挤压手中玩具等动作；插入动脉导管用于血压监测和抽血；术前予β受体阻滞药和抗生素；在血管成形术和支架释放期间应备好阿托品。

2 手术

2.1 操作指南

逆行穿刺右股动脉，置入5~8 Fr导鞘进行入路（也可选左股动脉和肱动脉入路）。在穿刺置入导鞘后和进行主动脉弓进一步操作前给予肝素；使用猪尾导管进行主动脉弓造影，C臂倾斜至左前斜位45°~60°；长鞘或导引导管选入颈总动脉。当使用基于长鞘的系统时，使用预成形的5 Fr导管（Simmons 1、

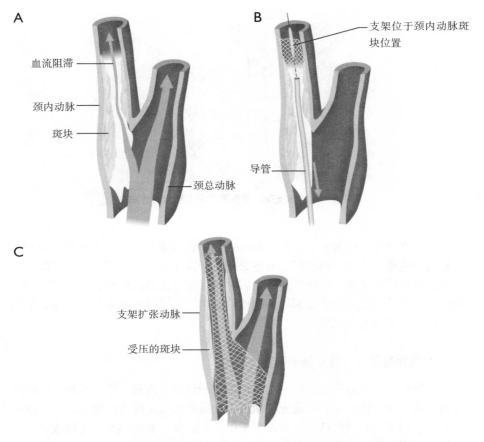

图3.5　颈内动脉解剖示意图及血流动力学

Headhunter、Judkins 4等）来选入颈总动脉，将0.035英寸超硬导丝选入颈外动脉，沿导丝将6 Fr、90 cm长鞘置于颈总动脉远端。当使用基于导引导管的系统时，通过预成形导管（椎骨或反向角Vitek导管）选入颈总动脉并置入7~8 Fr导引导管。术中通过导管侧阀实现间歇性的肝素化。

接下来通过长鞘或导引导管行选择性血管造影。调整C臂角度使得颈外动脉和颈内动脉分开。然后，选择合适的脑保护装置，最常使用的是远端栓塞保护装置。使用0.014英寸导线通过颈内动脉后，选择颈内动脉C3段或岩段颈内动脉呈直线走行的部位释放脑保护装置。严重狭窄（>90%）病变考虑使用球囊预扩，使用2.5~4.0 mm的冠状动脉球囊预扩狭窄段（球囊扩张压力为4~6 atm）。根据血管造影和术前CT的测量结果选择合适的支架。选择直径为6~10 mm，长度为2~4 cm的自膨式支架，这类支架大多数情况下会穿过颈动脉分叉。支架大小应是颈总动脉最大直径加上1 mm，目前有多种支架可供选择（图3.6）。

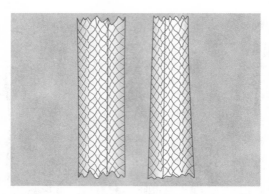

图3.6 颈动脉支架：非锥形（左）和锥形（右）

接下来使用长度为2 cm（直径为5~6 mm）的球囊进行后扩，注意球囊大小勿超过颈内动脉直径。球囊扩张时务必使球囊位于支架内，回撤球囊前应充分回抽，以免破坏支架。再次行血管造影并确保血流达到脑保护装置远端。回收脑保护装置，完成脑血管造影。使用血管封堵器或手动压迫穿刺点。多数情况下不需要纠正全身肝素化。

2.2 脑保护装置——栓塞保护装置（EPD）

脑保护装置分为三类：第一类是远端阻断球囊，现极少作为首选。阻断球囊通常放置在病变远端，球囊充气后反复冲洗并抽吸来除去斑块和碎屑。远端阻断球囊的主要缺点包括需要穿过未受保护的病变、血管痉挛、夹层或血管壁损伤以及颈动脉血流完全中断等（图3.7）。

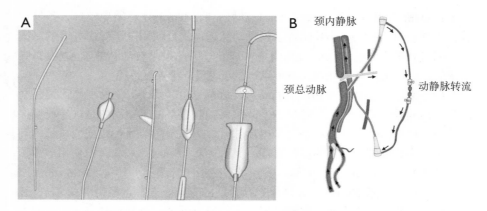

图3.7 脑保护装置（A）及颈动脉血液逆流示意图（B）

第二类是远端滤器，现已广泛使用，市场上有多种类型。远端滤器形如保护伞，能够放置在颈内动脉远端。保护伞安装在导丝或自制的输送系统上。手术结束时使用专用回收装置回收脑保护伞。其主要优点包括允许血液通过和易于使用。远端滤器的缺点包括需穿过未受保护的病变、存在碎屑堵塞的可能以及颈内动脉缺乏直行段时释放困难。

第三类是近端阻塞装置，通常包含两个顺应性球囊。一个球囊放在颈总动脉中，另一个放在颈外动脉中。通过导管侧孔产生的持续血液分流以及单独的股静脉通路实现颈内动脉血流逆流。近端阻塞装置的优点包括无须穿过未受保护的病变，其缺点包括技术困难、需要额外的静脉通路以及部分患者难以耐受。外科医生应选择适合患者且最熟悉的保护装置。

2.3　支架选择

市面上有多种不同尺寸和形状的支架可供选择，支架由不锈钢或镍钛合金制成，可分为开环和闭环支架。开环支架的顺应性更好，而闭环支架能够减少栓塞事件发生，同时也存在中间为闭环而两端为开环的混合支架。颈内和颈总动脉直径相差较大时，可选择锥形支架（图3.6）。

3　术后

3.1　并发症

最常见的并发症（1%~10%）：①短暂性脑缺血发作或缺血性脑卒中（高危因素包括弓形解剖困难、高龄和病变较长）；②穿刺点相关的并发症包括出血、血肿和假性动脉瘤（1%~3%）；③操作影响颈动脉窦时引起的心动过缓或低血压（极少数情况下持续时间超过24小时）；④心脏并发症包括心肌缺血、心肌梗死。

罕见并发症（<1%）：①损伤主动脉弓或局部血管引起出血；②主动脉弓或颈动脉夹层；③咀嚼肌无力（与覆盖颈外动脉有关）。

3.2　术后结果

术后约10%的患者出现术后即刻低血压、高血压或心动过缓，需转入ICU；平均30天内脑卒中发生率为2%~5%；30天内由脑卒中、心肌梗死和死亡构成的复合终点发生率为4%~7%；2年再狭窄率为5%~15%。

3.3　术后治疗

患者入院时应行24小时神经和心电监护；尽管门诊随访计划互不相同，但我们建议在术后6周、6个月、1年和之后的每年，进行体格检查和多普勒超声检查；根据对侧颈动脉狭窄程度决定是否进行随访观察；考虑终身服用阿司匹林和他汀类药物，氯吡格雷至少服用至术后3个月，并且对于某些患者需终身服用。

3.4 专家电子邮箱

邮箱地址：christopher.chambers@spectrumhealth.org

参考文献

[1] Brott TG，Hobson RW，Howard G，et al. Stenting versus endarterectomy for treatment of carotid-artery stenosis (CREST) [J]. N Engl J Med，2010，363：11-23.

[2] Eckstein HH，Ringleb P，Allenberg JR，et al. Results of the stent-protected angioplasty versus carotid endarterectomy (SPACE) study to treat symptomatic stenoses at 2 years：a multinational，prospective，randomised trial [J]. Lancet Neurol，2008，7：893-902.

[3] Yadav J，SAPPHIRE investigators. Stenting and angioplasty with protection in patients at high risk for carotid endarterectomy：the SAPPHIRE trial [J]. Circulation，2002，106：2986-2689.

[4] EVA-3S Investigators. Endarterectomy vs. angioplasty in patients with symptomatic severe carotid stenosis [J]. Cerebrovasc Dis，2004，18(1)：62-65.

[5] Ederle J，Featherstone RL，Brown MM. Randomized controlled trials comparing endarterectomy and endovascular treatment for carotid artery stenosis：a Cochrane systematic review [J]. Stroke，2009，40(4)：1373-1380.

[6] Yadav JS，Wholey MH，Kuntz RE，et al. Protected carotid-artery stenting versus endarterectomy in high-risk patients [J]. N Engl J Med，2004，351(15)：1493-1501.

译者：丁勇，史振宇
审校：尹黎，刘震杰，董智慧

测试

问题1.以下哪些患者最容易受益于颈动脉支架植入术（　　　）

a. 男，55岁，既往史：有吸烟史，冠状动脉旁路移植术后，颈内动脉为有症状性重度狭窄，射血分数为55%

b. 女，88岁，既往史：有颈部放疗史，颈内动脉为无症状的60%~79%狭窄

c. 男，69岁，既往史：有根治性颈淋巴结清扫术，颈内动脉为有症状性重度狭窄

d. 女，75岁，既往史：有糖尿病，血糖控制欠佳，颈内动脉为无症状性的重度狭窄

问题2.颈动脉支架植入术给予全身性肝素的最佳时间是（　　　）

a. 手术开始前

b. 股动脉穿刺成功建立通路后

c. 颈总动脉内放置导鞘后

d. 支架释放前5分钟

问题3.计划行颈动脉支架术时，颈动脉术前CTA可提供以下哪些信息（　　　）

a. 主动脉弓部解剖，如钙化范围和严重程度

b. 狭窄严重程度

c. 测量颈总动脉和颈内动脉的直径用以选择合适的支架

d. 以上都有

1.c　　2.b　　3.d

答案：

33

第四章　椎动脉转位术

Mark D Morasch, M Ashraf Mansour

1　术前准备

1.1　适应证

当大脑后循环缺血与椎动脉起始段（V1段）的闭塞性病变同时存在时，则应处理V1段的闭塞性病变；评估颈动脉非常重要。

1.2　循证证据

严格把握手术适应证，超过80%的患者椎动脉近端手术重建后能够缓解相应的症状[1-2]；由于椎动脉系统短暂缺血发作（VBI）的发生率相对较低，目前暂无前瞻性研究。

1.3　手术器械

请参见第一章中的图1.1。
（1）自锁式牵开器；
（2）结扎丝线；
（3）Micro-bulldog钳、Satinski钳、成角Cooley血管钳；
（4）5 mm穿刺针；
（5）7-0单股血管缝合线（7-0聚丙烯缝线）。

1.4　术前准备与风险评估

合并严重心肺疾病、年龄较大、有长期激素使用史、椎动脉入口位于C6以下的横突孔、患者颈部无法伸展、既往有放疗史，其他见第一章中的危险因素。

1.5 术前核查

（1）入手术室；

（2）手术开始；

（3）出手术室。

1.6 决策流程

决策流程，见图4.1。

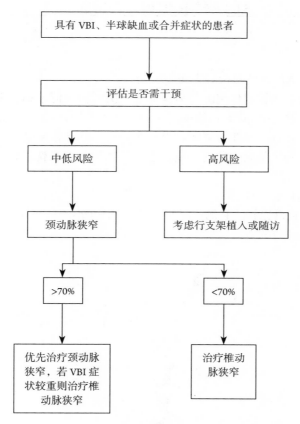

图4.1 决策流程

1.7 要点与难点

该项技术的要点与难点，见表4.1。

表4.1 要点与难点

要点与难点	详解
要点	①左侧有胸导管； ②右侧存在多个淋巴通道，分离前应仔细结扎防止乳糜漏； ③尽可能游离椎动脉至颈椎C6的横突孔，有利于椎动脉转位； ④保护近端椎骨周围的交感神经可预防术后的Horner综合征
难点	①当椎动脉起源于主动脉弓并由C6以下颈椎横突孔的位置进入时，常导致椎动脉无法转位，因而术前需明确患者的椎动脉解剖结构； ②修剪椎动脉以免吻合后椎动脉成角

1.8 手术解剖

椎动脉解剖位置见图4.2。

椎动脉的手术解剖传统上分为四部分：①V1段起源于锁骨下动脉第一段后方，向上延伸至第5或第6颈椎横突孔[3]；②V2段通过C2-C6颈椎横突孔形成的骨性管道，并且深埋在横突间肌内；③V3段是椎动脉穿过C2横突孔后，在进入枕骨大孔和硬脑膜之前这一段；④V4段始于颅内寰枕膜，止于两侧椎动脉汇合成基底动脉处。

椎动脉V1段起源于锁骨下动脉中间三分之一的后方，这段椎动脉位于胸导管（左侧）或淋巴管（右侧）深处，同时也位于椎静脉深处。椎动脉周围紧紧包绕着交感神经丛。

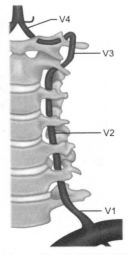

图4.2 椎动脉解剖示意图

1.9　体位

患者取仰卧位，稍稍倾斜以降低静脉压力，并使颈部的解剖结构达到最佳状态（图4.3）。详见第一章颈动脉手术的体位图（图1.6）。

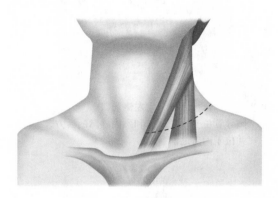

图4.3　暴露V1段的首选切口

1.10　麻醉

首选全身麻醉。

2　手术过程

本章所描述的切口和入路适用于常见解剖位置的椎动脉V1段。

2.1　切口

于锁骨上方约一指宽处，两个胸锁乳突肌胸骨头上方做横向切口。见图4.4。

2.2　步骤

打开颈阔肌皮瓣，并分离胸锁乳突肌的两个肌腹，用电刀分离舌骨肌，将颈内静脉向外侧牵拉，将迷走神经与颈总动脉向内侧牵拉，尽可能暴露颈总动脉近端至同侧锁骨下，结扎并离断左侧胸导管。需要仔细识别、切断和结扎副淋巴管（常见于右侧）（图4.4）。

解剖区域位于斜角肌和膈神经的前斜角肌脂肪垫内侧（图4.5、图4.6），椎静脉起自颈长肌和斜角肌形成的夹角处，位于椎动脉近端上方，于此处结扎并离断椎静脉。显露椎动脉和锁骨下血管，辨别并尽量避免损伤邻近交感神经，将椎动脉向上解剖至颈长肌肌腱水平，向下解剖至锁骨下动脉起始处，

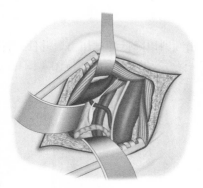

图4.4　左侧切口

胸导管位于颈总动脉和颈内静脉的后方，
并位于两者之间。

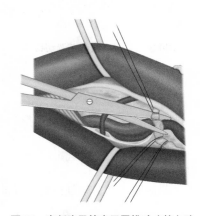

图4.5　离断胸导管来显露椎动（静）脉

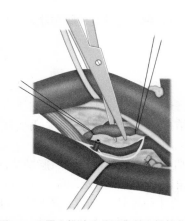

图4.6　显露左椎动脉前需离断左椎静脉

暴露2~3 cm长的椎动脉，将交感神经干从椎动脉前表面剥离，勿损伤交感神经干和神经节分支。分离椎动脉起始部后，将椎动脉转位至交感神经干前方（图4.7），在此过程中勿损伤交感神经，当椎动脉完全暴露时，选择颈总动脉合适部位做后续椎动脉转位。

给予肝素。在颈长肌边缘钳夹椎动脉V1段远端，使用小的单丝缝合线做贯穿缝合，将椎动脉起始处的狭窄段上方直接缝扎椎动脉，在近端切断椎动脉。交叉钳夹颈动脉，在颈总动脉后外侧壁上打开一个椭圆形的5~7 mm动脉切口。以降落伞方式进行血管吻合，使用7-0聚丙烯缝线连续缝合，且尽可能避免椎动脉管壁出现张力以免引起椎动脉撕裂（图4.8）。在最终吻合椎动脉前，进行标准的冲洗操作，收紧缝线并重新建立血流。

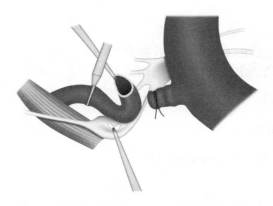

图4.7 离断左椎动脉，准备转位至左颈总动脉

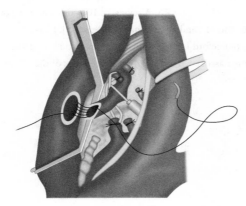

图4.8 使用7-0聚丙烯缝线以降落伞方式进行血管吻合，且尽可能避免椎动脉管壁出现张力

2.3 缝合

使用可吸收缝合线缝合颈阔肌，然后缝合皮肤切口。

3 术后

3.1 并发症

血栓发生率<3%，脑卒中发生率<2%，死亡率<1%，合并脑卒中和死亡<3%，乳糜漏、出血或气胸<8%，颅神经损伤<3%。

3.2 术后结果

5年通畅率为80%；5年生存率为70%；存活患者中，97%无脑卒中发生。

3.3 术后治疗

术后治疗包括PACU中的术后胸部X线片、全面神经功能测试、术后第1天拔出引流管、出院后1周内回归正常生活、术后3周内外科随访并观察手术切口。

3.4 专家电子邮箱

邮箱地址：Mark.morasch@svh-mt.org

参考文献

[1] Berguer R，Flynn LM，Kline RA，et al. Surgical reconstruction of the extracranial vertebral artery：management and outcome [J]. J Vasc Surg，2000，31：9-18.

[2] Berguer R，Morasch MD，Kline RA. A review of 100 consecutive reconstructions of the distal vertebral artery for embolic and hemodynamic disease [J]. J Vasc Surg，1998，27：852-829.

[3] Lee V，Riles TS，Stableford J，et al. Two case presentations and surgical management of Bow Hunter's syndrome associated with bony abnormalities of the C7 vertebra [J]. J Vasc Surg，2011，53：1381-1385.

译者：丁勇，史振宇
审校：尹黎，刘震杰，张良，董智慧

第五章 颈动脉—颈动脉转流术

M Ashraf Mansour

1 术前准备

1.1 适应证

有症状的颈动脉狭窄或闭塞，病变累及颈总动脉局部或全长至颈总动脉分叉处。常见的指征是须覆盖左侧颈总动脉开口的胸主动脉腔内修复术（Thoracic Endovascular Repair，TEVAR）（包括所有符合适应证的胸主动脉移植物）的"去分支"前的准备。

1.2 循证证据

对于症状性颈动脉狭窄，请参见ECST、NASCET、VA试验（见第一章）。

1.3 手术器械

（1）手术器械台（见第一章，图1.1）。

（2）血管器械和夹钳。

（3）5-0或6-0单股血管缝合线。

（4）返流压测定导管，转流管（见第一章，图1.1）

（5）口径为6~8 mm的聚四氟乙烯（Polytetrafluoroethylene，PTFE）或涤纶材料的人工移植血管（人工血管的选择取决于原血管的直径，通常女性患者多选用直径为6 mm的人工血管，男性患者多选用直径为8 mm的人工血管）。

1.4 术前准备与风险评估

（1）术前检查：

1）病变诊断：术前须完善颈动脉彩色多普勒超声检查，CT血管造影（CTA），磁共振血管造影（MRA）或者可完整显示颈总动脉、颈内动脉近远端以及颈动脉分叉的数字减影血管造影（DSA）。

2）明确是选择全身麻醉还是局部麻醉。

3）明确是否有良好的心肺功能储备以耐受手术治疗。

4）既往接受过颈部手术及放疗将增加手术困难。

5）有颈椎骨关节炎和肥胖将增加手术体位摆放难度。

6）供血动脉通常选用右侧颈动脉，也可以是有闭塞性病变的一侧。供体血管应当被充分游离以利于阻断钳的放置。受体血管（或目标血管）应该具有条件良好的颈动脉分叉或至少颈内动脉条件较为理想。

（2）风险评估：

1）低风险：无心肺疾病、无解剖相关的风险，如既往接受过颈部手术及放射治疗以及脊柱扭曲、过伸等脊柱退行性病变。

2）中等风险：轻度的心肺疾病并伴有肥胖、控制不佳的高血压和高脂血症、长期吸烟以及轻度的慢性阻塞性肺疾病（COPD）等。

3）高风险：低射血分数（<20%），心绞痛或者近期心梗发作、氧气依赖的COPD，既往接受根治性颈清扫或放射治疗、气管切开术，颈部僵直。

1.5 术前核查

β受体阻滞药、他汀类药物和阿司匹林应在术前开始应用；术前继续使用氯吡格雷并非手术禁忌，但会增加出血风险；糖尿病患者围术期治疗需要特别关注（表5.1）。

表5.1 术前准备与风险评估

入手术室	手术开始	出手术室
①确认患者、手术方式、手术部位、左/右侧、影像学检查；②签署手术知情同意书并标记手术部位；③复核过敏反应；④输血制品准备；⑤确认术中造影可用；⑥麻醉安全性评估	①确认患者、手术部位；②确认给予抗生素；③确认肝素可用；④明确手术关键步骤；⑤展示造影及影像学结果	①确认手术操作完成；②清点手术器械；③记录手术结果；④存储术中影像学检查结果；⑤复核标本的标记

1.6 决策流程

决策流程，见图5.1。

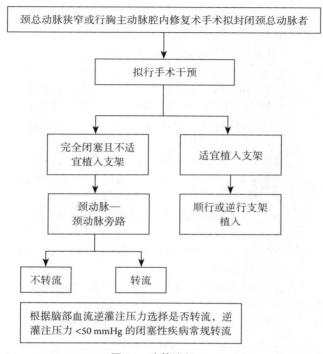

图5.1 决策流程

1.7 要点与难点

该项技术的要点与难点，见表5.2。

1.8 手术解剖

前入路是颈动脉分叉的最佳显露途径。术中注意保护神经，包括迷走神经、舌下神经及其降支等。结扎面总静脉以充分显露手术视野。有些情况下需要通过结扎舌下神经后的血管束以充分显露术野。在颈动脉分叉处注射利多卡因，以缓解颈动脉操作引起的心动过缓。

1.9 体位

推荐采用半坐卧位，膝下及肩下垫置枕头，颈部向对侧取过伸位。

表5.2 要点与难点

要点与难点	详解
要点	①切口非常重要，对于闭塞性病变，可使用两个单独的颈部切口或"U"形切口； ②术前超声检查有助于缩小手术切口，通常情况下有经验的超声诊断医师可以在1分钟内完成检查； ③沿皮纹设计的斜行切口更易被患者接受； ④如果进行左锁骨下动脉转流或旁路手术，为胸主动脉腔内修复术（TEVAR）术前进行去分支准备工作，则使用左颈锁骨上横行切口更有助于同时进行锁骨下动脉和颈动脉—颈动脉旁路手术； ⑤让患者取半卧位（30°~45°Fowler位），建立动静脉通路后将两侧手臂固定，可以完全显露颈部； ⑥使用牵开器更有助于颈部血管的充分显露； ⑦如果闭塞病变位于颈总动脉开口处且其余分段情况理想，可以施行颈部转流术； ⑧人工血管的颈部隧道可以位于皮下（可见体表凸起）或咽后平面与脊柱之间
难点	①注意保护迷走神经，双侧喉返神经损伤可导致双侧声带麻痹，术后需要立即进行气管切开术； ②术前影像必须清楚显示主动脉弓及供体颈动脉起始位置，以避免手术准备不充分； ③仔细分离面静脉，舌下神经可能位于面静脉附近； ④过度牵拉可能导致下颌缘支神经损伤； ⑤为防止脑缺血和脑卒中事件的发生，建议选用侧面钳夹阻断钳，并尽可能减少阻断时间并提高血压保持脑灌注（避免低血压）

1.10 麻醉

多数外科医生和麻醉师倾向于全身麻醉。部分患者可采用颈丛神经阻滞。严格监测阻断时间、抗凝时间和血压。

2 手术过程

2.1 切口

最常用的切口是沿胸锁乳突肌前缘的双侧斜切口或纵行切口。如果左锁骨下转流和旁路同时进行，可以使用横向左锁骨上切口（图5.2）。

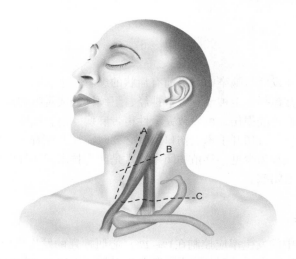

图5.2　三种手术切口示意图
（A）沿胸锁乳突肌前缘纵行切口；（B）斜行切口；（C）锁骨上横切口。

2.2　步骤

　　显露颈动脉分叉和（或）颈总动脉。避免对血管进行操作，以免斑块脱落造成神经系统并发症。首先阻断颈总动脉或颈内动脉，是否需要转流取决于颈内动脉返流压力（图5.1）。如果在流入道颈总动脉上使用直线转流管，Rummel止血带应留置在颈总动脉外。应在两侧颈总动脉内侧建立切口，同时防止血管扭转。先建立移植物隧道，再给予肝素。应首先吻合供血血管，并尽量减少阻断时间。人工血管可以是直的或略微弯曲的以便于吻合。在开放血流前应充分冲洗移植物。流出道颈动脉近心端可以结扎，以便跟流出道颈动脉端端吻合。

2.3　缝合

　　使用涤纶或ePTFE人工血管，女性一般选用直径为6 mm的人工血管，男性一般选用直径为8 mm的人工血管。首选皮内缝合，用5-0或6-0聚丙烯线吻合血管，如果没有术后并发症（如神经损伤或血肿导致的吞咽困难），多数患者术后无须住院观察1~2周，术后第1天即可出院。一些外科医生常规或选择性地使用引流管，但目前没有证据表明引流管能降低术后伤口血肿的发生。

3 术后

3.1 并发症

最严重的并发症是脑卒中，术前有症状的患者，术后脑卒中发生率较高。颅神经损伤通常包括迷走神经、舌下神经、下颌神经或舌咽神经。双侧手术有可能使双侧喉返神经损伤，可导致完全性声带麻痹、声音嘶哑和呼吸困难，有可能需要急诊行气管切开手术。伤口血肿必要时需切开探查。颈动脉手术中伤口或移植物感染较为少见。移植物闭塞通常是因为技术问题导致的流入、流出道以及皮下隧道闭塞。

3.2 术后结果

术后脑卒中的发生率应控制在1%~2%；心肌梗死的发生率应<5%；无论人工血管是经咽后隧道还是咽前隧道，部分患者均会出现轻度暂时性吞咽困难。

3.3 术后治疗

在麻醉后进行2~4小时的密切监测，多数患者有必要每4小时到血管病房评估神经系统症状及生命体征。血压不稳定的患者需要在ICU中监测血压并予以积极治疗（参见第一章）。笔者更倾向于术后监测24~48小时。

3.4 出院指导

患者手术后应控制血压，并继续服用药物（尤其是他汀类药物、降压药和抗血小板药）。建议患者1周内不要开车，同时避免剧烈活动和搬动重物。伤口感染较少见，但仍需保持伤口清洁，避免感染（图5.3、图5.4）。

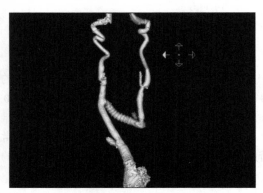

图5.3　TEVAR术去分支后行颈—颈血管旁路术后颈部CTA图像

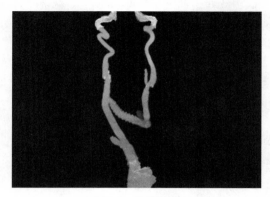

图5.4　CTA图像

3.5　出院随访

术后2~4周门诊复查手术伤口愈合情况，并评估神经系统症状恢复情况。

3.6　专家电子邮箱

邮箱地址：ashraf.mansour@spectrumhealth.org

参考文献

[1]　Antoniou GA, El Sakka K, Hamady M, et al. Hybrid treatment of complex aortic arch disease with supra-arotic debranching and endovascular stent graft repair [J]. Eur J Vasc Endovasc Surg, 2010, 39: 683-690.

[2]　European Carotid Surgery Trial: Interim results for symptomatic patients with severe (70–99%) or with mild (0–29%) carotid stenosis [J]. Lancet, 1991, 337: 1235-1243.

[3]　Ferrero E, Ferri M, Viazzo A, et al. Is total debranching a safe procedure for extensive arotic arch disease? A single experience of 27 cases [J]. Euro J CardioThorac Surg, 2012, 41: 177-182.

[4]　Hobson RW, Weiss DG, Fields WS, et al. Efficacy of carotid endarterectomy for asymptomatic carotid stenosis [J]. N Engl J Med, 1993, 328: 221-227.

[5]　North American Symptomatic Carotid Endarterectomy Trial Collaborators. Beneficial effect of carotid endarterectomy in symptomatic patients with high-grade carotid stenosis [J]. N Engl J Med, 1991, 325: 445-453.

译者：赵格非，唐骁
审校：尹黎，柯雪鹰，刘震杰，董智慧

测试

问题1. 颈动脉—颈动脉血管旁路术的手术适应证是（　　　　）

　　a. 颈总动脉完全闭塞，颈外动脉供血为主

　　b. 颈总动脉完全闭塞，颈内动脉供血为主

　　c. 颈总动脉有可应用支架治疗的狭窄

　　d. 同侧的颈内动脉狭窄

　　e. 椎动脉狭窄

问题2. 同期行颈动脉—颈动脉血管旁路术最常见的指征是（　　　　）

　　a. 单侧颈总动脉闭塞性疾病

　　b. 颈总动脉支架成形失败

　　c. 胸廓支架移植前的去分支过程中

　　d. 放疗后颈部血管损伤重建

　　e. 右侧锁骨下动脉闭塞

问题3. 当行颈动脉—颈动脉血管旁路术时（　　　　）

　　a. 只能使用自体静脉

　　b. 咽后隧道是唯一的血管路径

　　c. 首选颈前隧道

　　d. 脑卒中发生率>5%

　　e. 通常选用ePTFE材料人工血管匹配供血颈总动脉直径

第六章　锁骨下动脉和无名动脉狭窄的腔内治疗

Jordan R Stern, Ross Milner

1　概述

　　头臂动脉（无名动脉）和锁骨下动脉的狭窄相对少见，人群中锁骨下病变的患病率约为2%[1]，无名动脉的患病率甚至更低。然而，血管近端狭窄相关并发症可以很严重，包括椎基底动脉供血不足、脑卒中、脑梗死以及上肢间歇性活动障碍[2]。此外，行内乳动脉冠脉搭桥手术的患者如合并锁骨下动脉狭窄，则可能出现冠脉窃血[3]。左锁骨下动脉狭窄较右侧更常见，且病变多发生于血管开口处。血管起始部以及狭窄段附近的血管多可见动脉粥样硬化性病变[4]，因此外周血管疾病患者的锁骨下和无名动脉狭窄的发生风险是正常人群的5倍[1]。其他已经明确的危险因素包括吸烟和收缩期高血压，而高密度脂蛋白在疾病发展过程中可能有保护作用[1]。另外，开口远处的锁骨下动脉狭窄倾向于由机械力（如创伤或外部压迫）或全身系统性疾病（如动脉炎）引起[4]。以往锁骨下动脉和无名动脉近端狭窄的治疗主要通过同侧颈动脉旁路手术，因此有时需要进行胸骨或胸廓切开[5]。然而，随着腔内治疗技术的推广治疗手段更加丰富，腔内治疗目前已经成为治疗主动脉弓分支动脉闭塞性疾病的主要治疗方法。我们对锁骨下动脉和无名动脉闭塞性疾病做一概述，并阐述目前腔内诊断和治疗规范。主动脉弓及其分支的解剖结构如图6.1所示[6]。

2　诊断和术前评估

　　在早期阶段，多数患有锁骨下动脉和无名动脉狭窄的患者并没有明显症状。因此，在高危人群中提倡进行筛查，以便在症状出现之前早期发现和干预。大多数有症状的患者会有患肢运动障碍，或出现上肢手臂缺血，以及椎基底动脉供血不足的迹象[5]。患者惯用肢体侧受累时，临床表现会更明显，在重

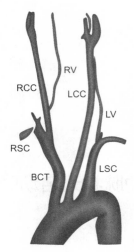

图6.1　主动脉弓及其分支的解剖学
主动脉分支的常见的解剖学分布。主要分
支是头臂干（BCT）或无名动脉、左颈总
动脉（LCC）和左锁骨下动脉（LSC）。
无名动脉分叉成为正常的右颈总动脉
（RCC）和右锁骨下动脉（RSC）。左右椎
动脉（LV/RV）起自对应的锁骨下动脉。

复使用惯用肢体时出现手臂疲劳和疼痛。上肢侧支循环的较多，所以静息痛较
为少见[4]。

　　部分患者可出现锁骨下动脉窃血综合征。锁骨下动脉窃血易影响中枢神
经系统。椎动脉起始处近端锁骨下动脉或无名动脉重度狭窄，会导致椎动脉血
返流，进而导致脑干的椎基底动脉区域的灌注不足。患者因此会出现视力模
糊、头晕、短暂性脑缺血发作和脑卒中[7]。左胸廓内动脉（LIMA）与左前降
支（LAD）冠脉搭桥的患者中，也容易出现变异的锁骨下动脉窃血。此时表现
为LIMA窃血，从而导致使用左上肢时出现心肌梗死或心绞痛[8]。此时不仅会
造成生活方式的改变，甚至可能由于冠状动脉旁路供血不足而危及生命。上述
病因示意见图6.2。

　　锁骨下及无名动脉闭塞的患者，需全面回顾病史，评估椎动脉供血不足及
肢体活动障碍的严重程度。明确疾病相关危险因素，尤其评估周围动脉疾病和
吸烟史。体格检查需要评估锁骨下动脉及椎动脉搏动情况，并听诊血管杂音。
测量双侧上肢血压也是一种简单而有效的筛查手段，但特异性不高。50%患者
双上肢血压差>10 mmHg[9]。部分双侧病变时，患者双上肢血压可能无明显差

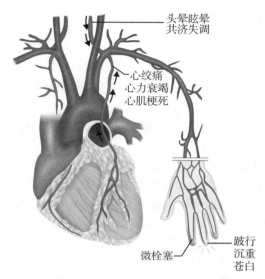

头晕眩晕
共济失调

心绞痛
心力衰竭
心肌梗死

微栓塞

跛行
沉重
苍白

图6.2　锁骨下动脉窃血综合征病因示意图
锁骨下动脉狭窄或闭塞导致椎体动脉血返流。可能导致椎基底动脉供血不足，并引起神经和肢体症状。冠状动脉旁路术后内乳动脉血液返流，可导致心肌缺血梗死，称为冠状动脉窃血综合征。

异。故检查者需结合体格检查及无创血压，综合评估患者情况。

特定人群，尤其脑血管症状需颅外血管检查的患者，建议进行多普勒超声筛查[10]。动脉血流速度达300 cm/s以上，同时声像上可能伴有两相或单相波形，提示血流动力学上的显著狭窄[4]。同时超声可对椎动脉血返流进行分级。Ⅰ级病变提示顺行血流收缩期峰值速度降低，Ⅱ级病变导致收缩期出现逆向血流，舒张期血流仍保持顺行，Ⅲ级病变则导致血流完全反向[11]。Ⅱ~Ⅲ级病变的神经系统症状的发生率较高[11]。

对可疑动脉狭窄的患者，在术前评估解剖和狭窄程度，以及制定手术计划时，可行计算机断层扫描（CTA）和磁共振血管造影（MRA）。对动脉狭窄而言，MRA的特异性和敏感性分别为100%和99.3%[12]。较之诊断金标准DSA，MRA应纳入术前的关键检查。

3　解剖学

主动脉弓的近端分支包括头臂动脉（无名动脉），左颈总动脉和左锁骨下动脉（图6.1）。无名动脉发出右锁骨下动脉和右颈总动脉。椎动脉起源于双侧锁骨下动脉近端。这些血管位于胸廓出口，深至胸骨和锁骨头后方，手术显露极为困难。因此对于近端或双侧病变，通常需要胸骨正中切开，而对外周型病变，锁骨上或锁骨下入路更为适合。

4 手术技术

手术一般采用双侧股动脉逆行穿刺入路。如果股动脉不可用，或者病变不能从股动脉入路开通，也可以肱动脉为入路。可以采用经皮穿刺的方式行肱动脉入路，也可以对肱动脉切开修复，当肱动脉搏动无法触及时往往需要对肱动脉切开修复。

手术医生需要用不同型号的导管和导丝，通过狭窄或闭塞段病变。在治疗过程中，熟练使用0.014英寸和0.035英寸导丝至关重要。此外，术者还需要多种导管配合使用。血管较直可使用普通导管，如Vertebral和MPA导管。较为复杂的解剖形态可用Headhunter、VTK以及SIM导管。左锁骨下动脉腔内治疗不常规用脑保护装置，但经皮无名动脉治疗中可能需要脑保护装置。通常用亲水导丝通过狭窄段病变，利用超硬导丝来通过较长且较硬的鞘（6 Fr或7 Fr；长度90 cm）来输送球囊和支架。较大的血管病变治疗中，球扩支架更常用（图6.3）。因为能减少再狭窄，覆膜支架在腔内治疗中渐受重视。肱动脉入路时，采用类似的腔内治疗技术。两者最大区别是肱动脉入路的鞘更短。此外，肱动脉入路减少了术中主动脉损伤的概率，对靠近主动脉弓开口处的闭塞性病变操作更安全。

5 术后结果

20世纪80年代初，首次采用腔内治疗锁骨下动脉病变，但是主动脉近端分支血管成形和支架植入的远期疗效尚不确定[13]。随着腔内技术的进步，血管通畅率也有所提高。研究发现血管腔内治疗，具有较好的可行性和较高的通畅率，目前已成为锁骨下动脉狭窄闭塞最主要的治疗方式[14-15]。目前，样本量最大的研究，纳入166例锁骨下动脉支架植入术患者，提示腔内治疗的成功率达到98%，3年内一期通畅率为83%，二期通畅率为96%[16]。许多其他研究也显示超过90%的患者手术取得成功，5年通畅率类似[17-19]。术后再狭窄的危险因素包括：长段狭窄病变多支架植入、支架口径较小以及术后上肢收缩压差大的情况持续存在[20]。

6 腔内治疗和开放手术的对比

血管旁路术曾是无名动脉和锁骨下动脉狭窄的标准治疗，通常预后良好且并发症较少[21-22]。样本量最大的两个研究，提示术后五年通畅率分别为94%和98%，10年通畅率分别为88%和96%[23-24]。随着近年血管腔内治疗的出现，解决了开放手术的限制，拓展了介入微创技术在主动脉近端分支疾病的应用。虽然

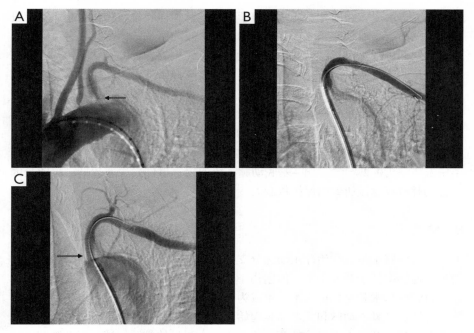

图6.3 锁骨下动脉近端狭窄支架植入术

（A）造影显示导丝穿过锁骨下动脉显著狭窄段（黑色箭头）；（B）支架植入狭窄段病变；（C）支架植入后造影显示狭窄消失。

缺乏随机对照前瞻性数据，但过去10年，两项回顾性研究将血管腔内治疗和开放手术（主要是颈动脉—锁骨下动脉旁路术）进行了对比研究。其中一项研究表明腔内治疗的1年、3年和5年一期通畅率分别为78%、72%和62%，二期通畅率为84%、76%和76%。另一项研究表明腔内治疗的1年、3年和5年一期通畅率分别为93%、78%和70%。两项研究均显示开放手术的5年通畅率高于90%，较腔内治疗疗效显著，复发率更低。虽然开放手术的治疗效果较理想，但腔内治疗仍占重要地位。腔内治疗一个重要优势是，严重再狭窄发生后患者仍有机会接受再次介入治疗或者血管旁路术；长期随访结果也表明腔内治疗有着很理想的远期通畅率。综上所述，腔内治疗可能成为症状性锁骨下动脉及无名动脉狭窄患者的一线治疗方案。而对于年轻且无高危合并症的患者，开放手术或许更适合。

7 腔内治疗的并发症

腔内治疗的术后并发症可以归结为三类：①手术入路的局部并发症；②如夹层和穿孔之类的病变局部并发症；③包括神经系统后遗症、栓塞在内的系统性并发症。手术入路的并发症常常由于血管动脉粥样硬化和钙化引起。对于股动脉入路而言，血管前壁的钙化会影响穿刺，较为严重的病变甚至有可能妨碍手术的顺利进行。对于已经明确患有股总动脉钙化的患者，股动脉切开将更有利于后续的腔内治疗操作。否则术者可能需要选择条件更为理想的血管来完成手术。其他的并发症还包括血肿、伴有或不伴有远端栓塞的急性血栓形成、假性动脉瘤、夹层以及动静脉瘘等。据报道，与股动脉入路相关的并发症发生率在2%~9%之间[4]，而肱动脉入路相关的并发症发生率可以高达前者的5倍[19]。支架植入或导丝操作过程中可发生较为罕见的医源性穿孔。缺血性和栓塞性脑卒中发生率为0~2%[5,20,25]。椎–基底动脉系统的栓塞事件发生率较低，可能是因为椎动脉血液返流所致的保护机制。

8　结论

　　血管旁路术是以往治疗主动脉分支开口病变的金标准。虽然血管腔内治疗的远期通畅率低于开放手术，但创伤小，且安全性和有效性较高，血管腔内治疗（血管成形术和支架植入术）正成为锁骨下动脉和无名动脉开口病变的主要治疗方法。锁骨下动脉和无名动脉起始部狭窄的患者，通常有较多的血管和非血管合并症，开放手术风险较高。手术治疗主要目的是缓解锁骨下动脉窃血综合征的症状。由于较高的成功率和一期通畅率，且围术期并发症少，腔内治疗正成为一线的治疗方案。此外由于血管成形术和（或）支架植入术的患者术后可能仍需要接受多次手术治疗，而腔内治疗不会影响后续可能进行的开放血管手术和再次腔内治疗，也是腔内治疗的一大优势[26-28]。因此对于年轻且合并症多的患者，开放的旁路术仍是主要的治疗手段，这些患者以及腔内治疗失败的患者仍可以选择开放手术。

参考文献

[1]　Shadman R, Criqui MH, Bundens WP, et al. Subclavian artery stenosis: prevalence, risk factors, and association with cardiovascular diseases [J]. J Am Coll Cardiol, 2004, 44(3): 618-623.

[2]　Yamamoto M, Hara H, Shinji H, et al. Endovascular treatment of innominate artery stenosis via the bilateral brachial approach [J]. Cardiovasc Revasc Med, 2010, 11(2): 105-109.

[3]　Takach T, Reul GJ, Cooley DA, et al. Myocardial thievery: the coronary-subclavian steal syndrome [J]. Ann Thorac Surg, 2006, 81(1): 386-392.

[4]　Stone P, Srivastiva M, Campbell JE, et al. Diagnosis and treatment of subclavian artery occlusive disease[J]. Exp Rev Cardiovasc Ther, 2010, 8(9): 1275-1282.

[5]　Woo E, Fairman RM, Velasquez OC, et al. Endovascular therapy of symptomatic innominate-subclavian arterial occlusive disease[J]. Vasc Endovasc Surg, 2006, 40(1): 27-33.

[6]　Müller M, Schmitz BL, Pauls S, et al. Variations of the aortic arch—a study on the most

common branching patterns[J]. Acta Radiol, 2011, 52(7): 738-742.

[7] Alcocer F, David M, Goodman R, et al. A forgotten vascular disease with important clinical implications. Subclavian steal syndrome[J]. Am J Case Rep, 2013, 14: 58-62.

[8] Rogers J, Calhoun RF 2nd. Diagnosis and management of subclavian artery stenosis prior to coronary artery bypass grafting in the current era[J]. Angiology, 2007, 22(1): 20-25.

[9] Singer AJ, Hollander JE. Blood pressure. assessment of interarm differences[J]. Arch Intern Med, 1996, 156(17): 2005-2008.

[10] Ruegg W, VanDis FJ, Feldman HJ, et al. Aortic arch vessel disease and rationale for echocardiographic screening[J]. J Am Soc Echoardiogr, 2013, 26(2): 114-125.

[11] Thomassen L, Aarli JA. Subclavian steal phenomenon. Clinical and hemodynamic aspects[J]. Acta Neurol Scand, 1994, 90(4): 241-244.

[12] Willinek W, von Falkenhausen M, Born M, et al. Noninvasive detection of steno-occlusive disease of the supra-aortic arteries with three-dimensional contrast-enhanced magnetic resonance angiography: a prospective, intra-individual comparative analysis with digital subtraction angiography[J]. Stroke, 2005, 36(1): 38-43.

[13] Bachman D, Kim RM. Transluminal dilatation for subclavian steal syndrome[J]. Am J Roentgenol, 1980, 135(5): 995-996.

[14] Millaire A, Trinca M, Marache P, et al. Subclavian angioplasty: immediate and late results in 50 patients[J]. Cathet Cardiovasc Diagn, 1993, 29: 8-17.

[15] Mathias K, Luth I, Haarmann P. Percutaneous transluminal angioplasty of proximal subclavian artery occlusions[J]. Cardiovasc Interv Radiol, 1993, 16: 214-218.

[16] Patel S, White CJ, Collins TJ, et al. Catheter-based treatment of the subclavian and innominate arteries[J]. Catheter Cardiovasc Interv, 2008, 71(7): 963-968.

[17] De Vries J, Jager LC, Van den Berg JC, et al. Durability of percutaneous transluminal angioplasty for obstructive lesions of proximal subclavian artery: long-term results[J]. J Vasc Surg, 2005, 41(1): 19-23.

[18] Bates M, Broce M, Lavigne PS, et al. Subclavian artery stenting: factors influencing long-term outcome[J]. Catheter Cardiovasc Interv, 2004, 61(1): 5-11.

[19] Sullivan T, Gray BH, Bacharach JM, et al. Angioplasty and primary stenting of the subclavian, innominate, and common carotid arteries in 83 patients[J]. J Vasc Surg, 1998, 28(6): 1059-1065.

[20] Przewlocki T, Kablak-Ziembicka A, Pieniazek P, et al. Determinants of immediate and long-term results of subclavian and innominate artery angioplasty[J]. Catheter Cardiovasc Interv, 2006, 67(4): 519-526.

[21] Wylie E, Effeney DJ. Surgery of the aortic branches and vertebral arteries[J]. Surg Clin North Am, 1979, 59: 669-680.

[22] Edwards W, Mulherin JL Jr. The surgical reconstruction of the proximal subclavian and vertebral artery[J]. J Vasc Surg, 1985, 2: 634-642.

[23] Kieffer E, Sabatier J, Koskas F, et al. Atherosclerotic innominate artery occlusive disease: early and long-term results of surgical reconstruction[J]. J Vasc Surg, 1995, 21(2): 326-336.

[24] Berguer R, Morasch MD, Kline RA, et al. Cervical reconstruction of the supra-aortic trunks: a 16-year experience[J]. J Vasc Surg, 1999, 29(2): 239-246.

[25] Hüttl K, Nemes B, Simonffy A, et al. Angioplasty of the innominate artery in 89 patients: experience over 19 years[J]. Cardiovasc Interv Radiol, 2002, 25(2): 109-114.

[26] Palchik E, Bakken AM, Wolford HY, et al. Subclavian artery revascularization: an outcome analysis based on mode of therapy and presenting symptoms[J]. Ann Vasc Surg, 2008, 22(1): 70-78.

[27] AbuRahma A, Bates MC, Stone PA, et al. Angioplasty and stenting versus carotid-subclavian bypass for the treatment of isolated subclavian artery disease[J]. J Endovasc Ther, 2007, 14(5): 698-704.

[28] Farina C, Mingoli A, Schultz RD, et al. Percutaneous transluminal angioplasty versus surgery for subclavian artery occlusive disease[J]. Am J Surg, 1989, 158(6): 511-514.

译者：赵格非，唐骁
审校：尹黎，季永丽，刘震杰，董智慧

第七章　医源性及穿透性锁骨下动脉损伤的腔内治疗

Michelle C Kosovec, Robert F Cuff

1　术前准备

1.1　适应证

适应证为中心静脉置管或置鞘时医源性损伤锁骨下动脉，以及锁骨下动脉穿透伤，后者包括假性动脉瘤、撕裂伤、动静脉瘘。

1.2　循证证据

中心静脉置管时鞘管误插入锁骨下动脉，盲目移除鞘管而仅人工压迫时死亡率很高[1]。盲目移除鞘管或未意识到的创伤性损伤均可导致血肿、气道梗阻、脑卒中和假性动脉瘤等并发症[1-2]。球囊阻断并进一步植入覆膜支架可有效控制创伤性出血[2]。在一些选择性病例中使用血管封堵装置也取得了良好效果[3-4]。腔内支架植入术修复医源性或穿透性锁骨下动脉损伤效果较好，其技术成功率高而操作相关的围手术期死亡率低[5-9]。使用血管封堵装置治疗失败的病例，还可通过植入覆膜支架来达到治疗效果[10]。

1.3　手术器械

手术中各环节需要用到的器械，见表7.1。

表7.1 手术器械

	步骤	手术器械
显露	经皮穿刺	19 G穿刺针、Bentson导丝或J导丝、5 Fr短鞘、导引导丝、适配支架植入的8~12 Fr长鞘
	开放入路	标准的股总动脉入路所需的手术刀、电刀、组织剪、血管钳及阻断带
腔内		更换长导丝：Bentson导丝或J导丝、导引导丝
		5 Fr短鞘、8~12 Fr长鞘
		覆膜支架（Viabahn，iCast）

注：使用大鞘时推荐开放入路，在大鞘置入或开放入路阻断股总动脉前需肝素化

1.4 术前准备与风险评估

（1）合并症

1）医源性损伤常见于受到致命损伤、需紧急中心静脉置管的患者。

2）危险因素包括肥胖、急诊穿刺及缺少超声引导下的穿刺[11]。

3）锁骨下动脉创伤性损伤可能是患者全身多发伤的临床表现之一。

（2）如置管导致了医源性损伤，勿立即拔出导管。

如患者还受到其他的致命性伤害，可一直保留导管在位，直至患者情况足够稳定可进行相应修复为止[8]。

（3）伴有活动性出血的创伤性损伤需紧急修复。

（4）手术开始

1）正确识别患者、伤侧及手术入路。

2）确保导丝、鞘管及支架可用。

3）中心静脉置管导致的医源性损伤，鞘管仍留在原位，故需确认支架植入时移除鞘管的相应预案。

1.5 禁忌证

禁忌证包括，无名动脉分叉处损伤、支架植入将覆盖椎动脉或其他主要动脉分支、导丝无法通过损伤部位、主动脉毛糙或明显的血管腔内血栓时不可采用股动脉入路（因有脑卒中风险，此时可考虑肱动脉入路）、严重肾功能不全患者（有造影剂肾病风险）。若腔内治疗存在禁忌证，则可能需行开放手术。可以直接切开显露锁骨下动脉；更近端无名动脉损伤则需行胸廓切开术或正中胸骨切开术，此外，胸腔镜下手术修复已有相关报道[12]。

1.6 手术解剖

手术解剖，见图7.1。

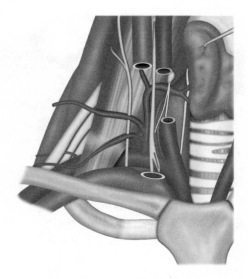

图7.1　锁骨下动静脉解剖关系
锁骨下动脉位于前斜角肌后方，而锁骨下静脉位于前斜角肌前方。两者都位于锁骨后。

1.7　体位

患者仰卧位，显露双侧腹股沟，如计划为肱动脉入路，则需显露手臂。

1.8　麻醉

穿刺部位局部浸润麻醉。除非患者已全麻插管，否则应给予镇静麻醉监护。

2　手术过程

2.1　入路

19 G穿刺针腹股沟区穿刺股总动脉，或超声引导下穿刺肱动脉。使用较大的鞘管时，需进行标准的股总动脉或肱动脉显露，并做一个切口以确保导丝导管顺利通过。

2.2　步骤

手术步骤，见图7.2~图7.8。

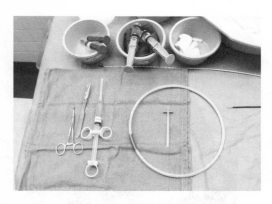

图7.2　穿刺器械

穿刺点局部浸润麻醉。19 G穿刺针穿刺腹股沟区股总动脉。然后透视下根据髂骨的显影通过Bentson导丝或J导丝。置入5 Fr短鞘前，有时需用11号刀片对皮肤做一个小切口。

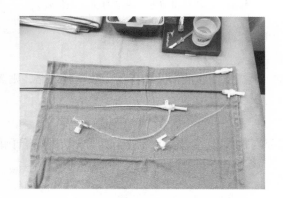

图7.3　股总动脉入路所需的不同尺寸鞘管

沿着Bentson导丝或J导丝，将19 G穿刺针替换为5 Fr短鞘。沿5 Fr短鞘导入导引导丝至降主动脉近端。将5 Fr短鞘更换为8~12 Fr长鞘（图中黑色），从而导入支架或对预定位置进行造影。

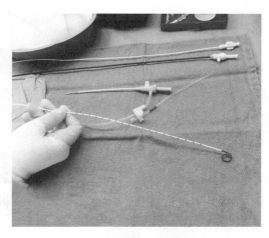

图7.4　使用猪尾巴导管进行造影

沿长鞘导入导丝和猪尾巴导管进行造影，明确锁骨下动脉损伤部位（猪尾巴导管，如上图所示）。它还可用来确定所需植入的支架尺寸。

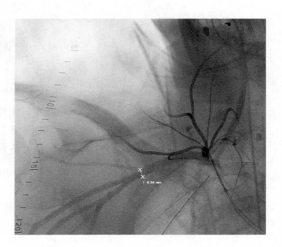

图7.5　造影证实右锁骨下动脉损伤（白色标记点为支架拟植入位置）

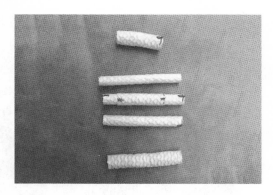

图7.6　可用于覆盖损伤部位的覆膜支架（Viabahn, iCAST）（需及时拆除原有的鞘管）

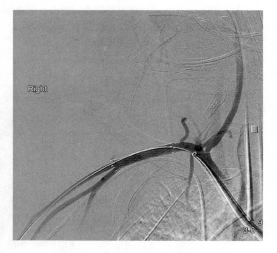

图7.7　释放支架及造影

一旦支架成功植入到位，应即刻造影排除造影剂外渗或内漏等状况。

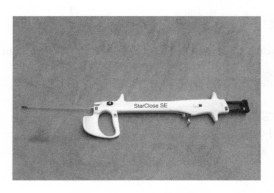

图7.8 Starclose血管闭合器

封堵穿刺部位。若股总动脉存在严重粥样硬化
病变，应在移除鞘管后，手动压迫穿刺点上方
10~15分钟。若穿刺部位无明显粥样硬化，则可
按说明使用相应的股动脉闭合装置，如Starclose、
Perclose或Mynx。

3 术后

3.1 支架植入可能导致的并发症

支架植入可能导致的并发症包括，技术失败、覆盖椎动脉（后循环脑卒中）、近弓部操作导丝导管引发卒中、造影剂肾病、切开显露股动脉会导致腹股沟感染风险升高、支架内再狭窄或闭塞、支架移位或断裂、肢体缺血事件、支架感染。

3.2 术后结果

腔内修复医源性锁骨下动脉损伤技术成功率很高，手术相关并发症率及死亡率很低[8-10]。小数量的病例研究亦证实覆膜支架腔内修复创伤性穿透性损伤同样安全有效，可明确控制出血，封堵假性动脉瘤、撕裂伤和动静脉漏[6]。DuBose等对1990—2012年间发表的文献进行Meta分析发现：无腔内修复相关死亡，160例患者中仅1例出现了新发神经系统损伤（操作过程中发生脑卒中）[7]。

3.3 出院随访

短期随访结果效果确切：一项平均随访时间达70个月的Meta分析证实覆膜支架的通畅率为84.4%[7]。其他病例系列研究发现通畅率相近，且无显著的并发症[1-2,5-6,8-9]。目前文献报道主要为回顾性分析或小型的病例系列研究。覆膜支架腔内修复术的远期疗效尚不明确。

3.4 专家电子邮箱

邮箱地址：michelle.kosovec@gmail.com或robert.cuff@spectrumhealth.org

3.5 网络资源/参考文献

《血管外科杂志》：www.jvascsurg.org
血管外科学会网址：www.vascularweb.org

参考文献

[1] Guilbert MC，Elkouri S，Bracco D，et al. Arterial trauma during central venous catheter insertion：case series，review and proposed algorithm[J]. J Vasc Surg，2008，48(4)：918-925.

[2] Yamagami T，Yoshimatsu R，Tanaka O，et al. A case of iatrogenic subclavian artery injury successfully treated with endovascular procedures. Ann Vasc Dis，2011，4(1)：53-55.

[3] Kirkwood ML，Wahlgren CM，Desai TR. The use of arterial closure devices for incidental arterial injury[J]. Vasc Endovasc Surg，2008，42(5)：471-476.

[4] Tran V，Shiferson A，Hingorani AP，et al. Use of the StarClose device for closure of inadvertent subclavian artery punctures[J]. Ann Vasc Surg，2009，23(5)：688

[5] Cayne NS，Berland TL，Rockman CB，et al. Experience and technique for the endovascular management of iatrogenic subclavian artery injury[J]. Ann Vasc Surg，2010，24(1)：44-47.

[6] Cohen JE，Rajz G，Gomori JM，et al. Urgent endovascular stent-graft placement for traumatic penetrating subclavian artery injuries[J]. J Neurol Sci，2008，272(1-2)：151–157.

[7] DuBose JJ，Rajani R，Gilani R，et al. Endovascular management of axillo-subclavian arterial injury：a review of published experience[J]. Injury，2012，43：1785-1792.

[8] Kosovec MC，Mansour MA，Chambers CM，et al. Treat-ment of iatrogenic arterial injury during placement of a central venous line. [Abstract]. Society for Clinical Vascular Surgery 42nd Annual Symposium，Carlsbad，CA，Mar 18–22，2014.

[9] Rocha L，Dalio M，Joviliano E，et al. Endovascular approach for peripheral arterial injuries[J]. Ann Vasc Surg，2013，27(5)：587-593.

[10] Abi-Jaoudeh N，Turba U，Arslan B，et al. Management of subclavian arterial injuries following inadvertent arterial puncture during central venous catheter placement[J]. J Vasc Int Radiol，2009，20：396-402.

[11] Pikwer A，Acosta S，Kölbel T，et al. Management of inadvertent arterial catheterization associated with central venous access procedures[J]. Eur J Vasc Endovasc Surg，2009，38(6)：707-714.

[12] Tam J，Atasha A，Tan A. Video-assisted thoracic surgery repair of subclavian artery injury following central venous catheterization：a new approach[J]. Interact Cardiovasc Thorac Surg，2013，17：13-15.

译者：林长波，唐骁
审校：尹黎，沈健，刘震杰，董智慧

测试

问题1. 以下哪项不是支架植入可能发生的并发症（　　　）

 a. 支架移位或断裂

 b. 后循环脑卒中

 c. 大脑中动脉分布区域脑卒中

 d. 肺栓塞

 e. 肢体缺血事件

问题2. 锁骨下动脉位于（　　　）

 a. 前斜角肌前方，锁骨下静脉后方

 b. 前斜角肌前方，锁骨下静脉前方

 c. 前斜角肌后方，锁骨下静脉前方

 d. 前斜角肌后方，锁骨下静脉后方

问题3. ICU中一名患者中心静脉置管后，监护显示为动脉波形。下列哪项不是腔内修复锁骨下动脉损伤的禁忌证（　　　）

 a. 损伤后到发现间隔了数天

 b. 主动脉毛糙病变时采用股动脉入路

 c. 损伤部位靠近椎动脉近端

 d. 肾功能不全

 e. 导丝未能通过病变段

答案：　1.d　　2.d　　3.a

第八章 颈动脉体瘤切除术

Shonda Banegas, Jason D Slaikeu

1 术前准备

1.1 适应证与禁忌证

适应证：所有确诊的颈动脉体瘤均应切除；所有复发的颈动脉体瘤，如果可能均应切除。

禁忌证：患者一般情况差，不能耐受手术。

1.2 循证证据

颅神经损伤发生率最高可达50%，这其中70%~80%的临床症状可在术后第1年明显缓解。Shamblin分级越高，脑卒中发生率和血管重建率越高。近期研究表明，术前栓塞不能改善颅神经损伤、手术时间、脑卒中、死亡率及术后住院时间。仅8%~12%的肿瘤为恶性。

1.3 手术器械

双极电凝镊：适合沿神经解剖（图8.1）；超声刀：便于外膜下解剖的超声刀聚焦手柄（图8.2）；可用于旁路移植的人工血管，及适用于各种动脉损伤修补的补片（图8.3）。

1.4 术前准备与风险评估

必要的术前评估包括：术前完整评估颅神经；实验室评估以确定肿瘤分泌功能：检测血清儿茶酚胺、尿肾上腺素和VMA（香草基杏仁酸）含量；在

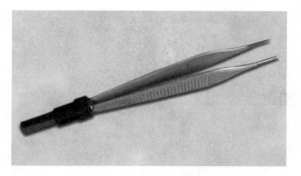

图8.1　双极电凝镊

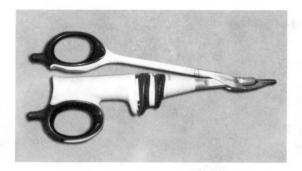

图8.2　超声刀聚焦手柄/速结扎装置

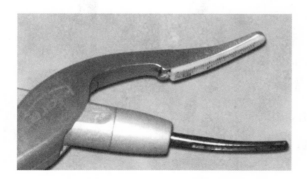

图8.3　超声刀刀头放大图

鼻气管插管下行下颌骨半脱位；Shamblin分级可预测术中出血量及血管重建率（表8.1，图8.4）。

表8.1 Shamblin分级与风险评估

Shamblin分级	风险
Shamblin Ⅰ 型	出血量少，较易切除
Shamblin Ⅱ 型	瘤体较大，与动脉粘连较多，需小心切除
Shamblin Ⅲ 型	瘤体直接包绕动脉或神经，血管重建率极高

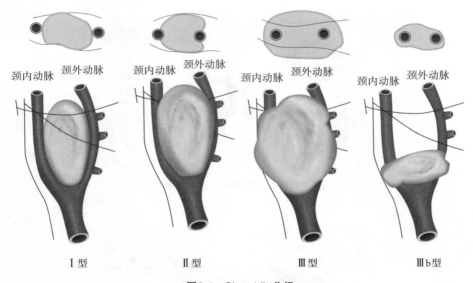

图8.4 Shamblin分级

1.5 术前核查

术前核查，见表8.2。

表8.2 术前检查表

入手术室	手术开始	出手术室
备血；安置体位；准备 α 受体阻滞药，以备患者血压升高；手术所需器械完备；影像学资料完备	再次明确颈动脉体瘤切除手术方案，包括可能的血管重建；术前给予抗生素，以备血管重建	瘤体及所有切除的淋巴组织均应送病理检查；患者苏醒后行神经系统检查

1.6　决策流程

注意以下两方面的相关病史：①功能性肿瘤相关症状：高血压、心动过速、心悸；②肿瘤压迫相关症状：声音嘶哑、颈部疼痛、喘鸣、构音障碍、吞咽困难、吞咽疼痛、下颌僵硬、咽喉疼痛。

家族史包括家族相关性肿瘤史、与琥珀酸脱氢酶突变相关的疾病等，可能导致功能性及多病灶的病变。

1.7　要点与难点

该项技术的要点与难点，见表8.3。

表8.3　要点与难点

要点与难点	详解
要点	①使用双极电凝镊及超声刀仔细解剖，细致止血；
	②在切除瘤体前，识别并控制近端血管；
	③颈部淋巴结标本可用来鉴别转移性肿瘤
难点	①随着肿瘤体积的增大，解剖上的变异将更加复杂，而肿瘤与周围组织结构的关系也更为密切；
	②若行术前栓塞，与切除术的间隔时间不应超过2~3天；
	③在血管外膜下解剖分离瘤体，勿损伤血管中膜

1.8　手术解剖

需识别的重要结构：颈总动脉、颈内动脉和颈外动脉；舌下神经、迷走神经、喉上神经和舌咽神经（图8.5）。

1.9　体位

体位有仰卧位、显露颈肩部、颈过伸、头偏向对侧。

1.10　麻醉

若病变位置较高，拟行下颌骨半脱位，则需预先行经鼻气管插管。

2　手术过程

2.1　切口

胸锁乳突肌前缘斜切口，切口在下颌角和腮腺下方1 cm处向后弯曲。

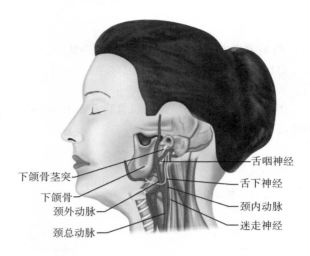

下颌骨茎突
下颌骨
颈外动脉
颈总动脉

舌咽神经
舌下神经
颈内动脉
迷走神经

图8.5　颈动脉解剖示意图

2.2　步骤

切开皮肤后，沿皮下组织及颈阔肌进行分离，解剖至胸锁乳突肌后，将胸锁乳突肌及颈内静脉横向牵引至外侧。丝线结扎所有进入肿瘤的颈内静脉内侧分支，但保留未穿入瘤体的分支。用丝线或超声刀结扎并切除视野内的淋巴组织并送检。识别颈外动脉及所有给瘤体供血的相应分支，超声刀或丝线结扎。分离舌下神经，并将其从瘤体上小心分离下来。使用双极电凝有助于分离并减少出血。从侧面识别迷走神经，并根据其走行确认与肿瘤前部的位置关系，沿颈内动脉将肿瘤解剖至最优范围。从内侧/背侧向前解剖分离，这样可准确识别出喉上神经，并将其置于动脉后方。将所有神经从瘤体上分离下来后，即可沿血管外膜下将肿瘤从颈动脉上分离，此时使用超声刀可很好地控制出血。向颈动脉球部方向解剖分离。如果肿瘤与血管包绕过于紧密，可考虑直接切除血管后行补片或血管旁路术重建，若无重建或修补条件，亦可直接结扎颈内或颈外动脉。

2.3　缝合

冲洗伤口，确切止血。然后，另做一小切口，放置7 Fr扁平 Jackson-Pratt 引流管，缝合固定，用3-0可吸收缝线缝合颈阔肌。最后，皮内缝合关闭皮肤切口。

3　术后

3.1　并发症

最常见并发症：神经损伤、脑卒中或短暂性脑缺血发作（TIA）、出血（动脉重建术后发生率较高）。

较少见并发症：感染、心脏病（患者通常较年轻和健康）、压力感受器衰竭综合征（仅在双侧切除后出现，极少见）。

3.2　术后结果

Shamblin Ⅰ级和Ⅱ级的肿瘤切除术后死亡率最低。大多数颅神经损伤是由于牵拉所致，可随时间推移缓解。在接受外科手术的患者中，高达94%的患者的肿瘤可得到长期控制。

3.3　出院随访

1年复查1次，确认肿瘤有无复发。最终病理报告若提示为恶性，则需行全身PET检查。双侧、家族性或肿瘤不完全切除的患者需终身随访。

3.4　专家电子邮箱

邮箱地址：jason.slaikeu@spectrumhealth.org

3.5　网络资源/参考文献

《血管外科杂志》：www.jvascsurg.org

参考文献

[1] Kruger A，Walker P，Foster W，et al. Important observations made managing carotid body tumors during a 25-year period[J]. J Vasc Surg，2010，52(6)：1518-1524.

[2] Power A，Bower T，Kasperbauer J，et al. Impact of preoperative embolization on outcomes of carotid body tumor resections[J]. J Vasc Surg，2012，56(4)：979-989.

[3] Vogel T，Mousa A，Dombrovskiy V，et al. Carotid body tumor surgery：management and outcomes in the nation[J]. Vasc Endovascular Surg，2009，43(5)：457-461.

[4] Zhang W，Cheng J，Li Q，et al. Clinical and pathological analysis of malignant carotid body tumor：a report of nine cases[J]. Acta Otolaryngol，2008，43(8)：591-595.

译者：林长波，唐骁
审校：尹黎，吕广战，董智慧

测试

问题1. Shamblin 分级可用来预测（　　　）

  a. 术中出血

  b. 颅神经损伤风险

  c. 需血管重建

  d. 以上皆是

问题2. 颈动脉体瘤的血供来自于（　　　）

  a. 颈总动脉

  b. 颈内动脉

  c. 颈外动脉

  d. 椎动脉

问题3. 颈动脉体瘤切除术后最常见的并发症是（　　　）

  a. 颅神经损伤

  b. 脑卒中

  c. 出血

  d. 感染

1.d　　2.c　　3.a

答案：

72

第二部分

胸主动脉

第九章　胸主动脉瘤修复术

Basel Ramlawi, Michael J Reardon

1　术前准备

1.1　适应证

症状性胸主动脉瘤（TAA）无论大小均有手术指征，症状包括主动脉相关的疼痛、周围器官压迫或严重的主动脉功能不全（图9.1）。无症状患者但合并退行性TAA、慢性主动脉夹层、壁间血肿、穿透性溃疡、真菌性动脉瘤或假性动脉瘤、升主动脉或主动脉窦部直径≥5.5 cm等，均应考虑手术治疗。合并主动脉瓣双瓣畸形、先天动脉中膜发育不全、胸主动脉疾病家族史者，应在动脉瘤较小时（直径为4.0~5.0 cm，视情况而定）择期手术治疗以避免夹层形成或动脉瘤破裂。

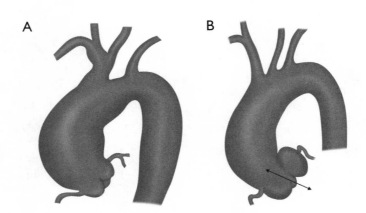

图9.1　症状性胸主动脉瘤
（A）升主动脉瘤；（B）升主动脉瘤伴主动脉功能不全。

　　动脉瘤生长速度>0.5 cm/年者，即使直径<5.5 cm也应考虑手术干预。升主动脉或主动脉根部直径>4.5 cm/年者进行其他心脏手术时，应考虑同时行主动脉根部修复或升主动脉置换（图9.2）。TAA或胸主动脉夹层患者的一级亲属推荐行主动脉影像学检查。如果TAA或夹层患者的一级亲属患有TAA，其二级亲属也建议行影像学检查（图9.3）。

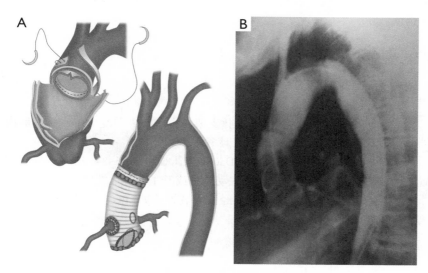

图9.2　升主动脉瘤修复术联合冠状动脉再植

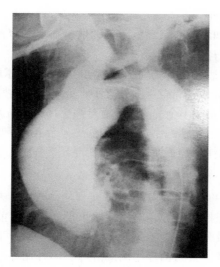

图9.3　升主动脉瘤数字减影血管造影术

1.2 循证证据

升主动脉瘤自然病程的研究显示动脉瘤最大径超过6 cm的并发症发生风险特别高。与动脉瘤直径<4.0 cm的患者相比，动脉瘤直径5.5~5.9 cm的患者年破裂风险增大11倍，直径>6 cm者的风险增大27倍。直径>6 cm动脉瘤每年发生夹层或死亡复合终点事件的风险为15.6%。升主动脉直径达到6 cm时发生破裂或夹层的累积风险为34%。手术干预的推荐详见2010年胸主动脉疾病的诊疗指南。

1.3 手术器械

（1）标准心脏手术器械包；

（2）体外循环器械；

（3）同时行开放手术和胸主动脉支架修复术时需要复合手术室，腔内治疗器械包括软导丝、硬导丝、导管、球囊等；

（4）主动脉置换用的不同口径Dacron人工血管（26~34 mm），以及腋动脉置管用的8 mm Dacron人工血管（主动脉弓或升主动脉远端修复时用）；

（5）主动脉弓部修复时需要神经监测装置（如EEG、经颅多普勒、脑氧监测仪等）。

1.4 术前准备与风险评估

术前准备：全主动脉和包括髂股动脉入路的CT影像，或心脏序列的动态主动脉核磁共振影像（CMR的应用价值日益凸显）；经胸心脏超声评估主动脉瓣形态（三尖瓣或二尖瓣）、心导管或冠脉CT检查（低危患者可行冠脉CT）。心内科会诊和术前心脏高危因素评估、肺功能检查、神经系统和外周血管的全面体检、肝肾功能的血液检查。

风险评估：低危患者行升主动脉或主动脉根部修复术的死亡风险通常<5%（图9.4）；累及主动脉弓部需要去分支手术或胸腹主动脉瘤修复术的患者发生死亡、脑卒中和肾功能不全的风险显著升高（10%~20%）（图9.5）。围术期危险因素包括高龄、主动脉钙化、脑卒中病史（合并肾、肝、肺部疾病）、需要替换长段主动脉、伴随心脏疾病、凝血功能异常和肥胖。

1.5 术前核查

术前要保证血压控制良好、停用抗血小板药物。术前还要进行心脏高危因素评估、主动脉及分支血管（颈动脉、椎动脉、锁骨下动脉和内脏动脉）的影像学评估。此外，要与治疗组的麻醉师、体外循环治疗师和护士核对手术方案。

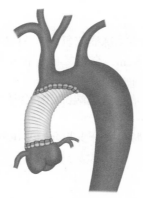

图9.4　冠状动脉窦上方升主
动脉置换

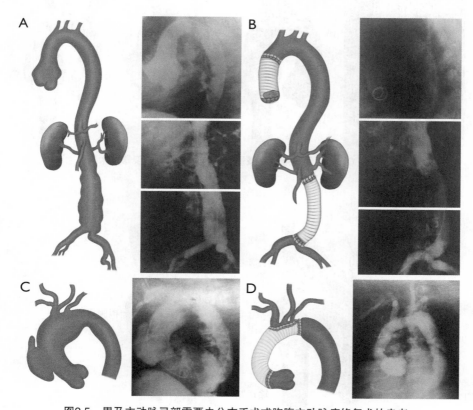

图9.5　累及主动脉弓部需要去分支手术或胸腹主动脉瘤修复术的患者

（A）升主动脉瘤和降主动脉瘤；（B）Dacron人工血管修复升主动脉瘤，管状Dacron人工血管修复肾下型腹主动脉瘤；（C）升主动脉瘤和主动脉弓动脉瘤；（D）去分支技术+人工血管与头臂动脉、左颈总动脉和左锁骨下动脉吻合。

1.6 决策流程

当有以下指征时，行胸主动脉瘤修复：① 有症状（胸痛）；② 满足直径标准（三叶式主动脉瓣时>5.5 cm，合并二叶式主动脉瓣或主动脉疾病家族史时>5.0 cm）；③ 进行其他心脏手术时直径>4.5 cm。

胸主动脉腔内修复术已成为近远端锚定区合适（>2 cm）的降主动脉病变的首选（图9.6A~B）。

主动脉弓修复可采用动脉弓去分支联合TEVAR的复合手术获得良好的预后（图9.7）。

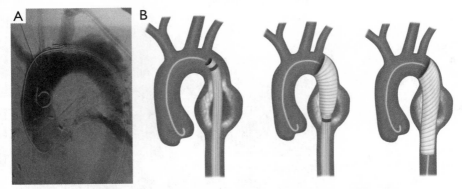

图9.6 降主动脉瘤数字减影血管造影及腔内支架修复术

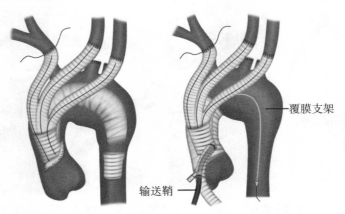

图9.7 升主动脉和主动脉弓部动脉瘤去分支技术联合TEVAR治疗

1.7　要点与难点

该项技术的要点与难点，见表9.1。

表9.1　要点与难点

要点与难点	详解
要点	①主动脉弓部和远端升主动脉疾病操作时首选腋动脉插管下体外循环，因为心脏停搏时操作更从容，也有利于颅内血供的正向灌注； ②务必控制主动脉近远端和分支血管； ③确定病变部位或右冠脉吻合前应充盈右心室及主动脉，这样可避免右颈动脉扭曲； ④如果行主动脉弓去分支技术的复合手术，近端吻合口应尽量靠近升主动脉的近心端（靠近窦管交界处）以获取腔内修复充足的近端锚定区； ⑤彻底排气对脑保护非常重要； ⑥鱼精蛋白对抗后多数针眼渗血会停止；主动脉薄弱处额外缝扎将会导致更多出血；局部外科密封胶可作为有效的辅助止血手段
难点	①冠脉再植（改良Bentall术）时谨防冠脉开口处出血，因为远端主动脉吻合口一旦完成，检查该处出血点非常困难； ②降主动脉缩窄手术时谨防较大侧支血管出血

1.8　体位

升主动脉和主动脉弓操作需患者平卧位，开胸入路（图9.8）。降主动脉或胸腹主动脉操作需患者右侧卧位（左侧抬高），左手放于头上方，暴露左侧腹股沟区。这有助于从椎体和胸骨间显露左半胸及腹部。腹股沟区显露是以备体外循环插管之需。

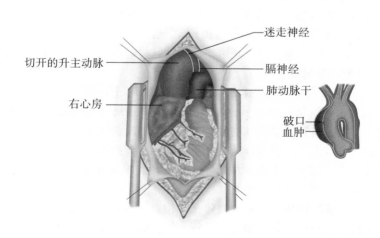

切开的升主动脉

右心房

迷走神经

膈神经

肺动脉干

破口
血肿

图9.8　正中开胸后心包悬吊

1.9　麻醉

　　所有操作均需全麻。开胸或胸腹联合切口需插双腔气管导管；累及长段主动脉的降主动脉手术需留置脑脊液引流管。可为术后镇痛留置高位硬膜外导管。

2　手术过程

2.1　切口

　　所有升主动脉和主动脉弓部操作均需胸骨正中切口（图9.8）。右侧三角胸肌间沟处5 cm腋窝切口，为主动脉弓或高位升主动脉动脉瘤手术时锁骨下动脉插管（通过8 mm Dacron人工血管）。基于降主动脉瘤病变具体位置，在T6~T8肋间隙选用完全后外侧开胸入路。对于胸腹联合切口（腹膜后入路），切口可沿腹直肌延伸至脐周。

2.2　步骤

　　胸骨正中劈开，悬吊心包，插入胸骨牵引器。腋动脉插管时，在三角胸肌间沟处作5 cm切口，沿胸大肌肌纤维走行分离，在插管处横断胸小肌。该处动脉即可显露，牵拉锁骨下动脉时需谨慎以防止其回缩或损伤臂丛神经。静注肝素（5 000 IU），纵向切开动脉，使用5-0或6-0聚丙烯缝线与8 mm Dacron人工血管吻合。人工血管与体外循环机的动脉端连接。

　　全身肝素化（活化凝血时间>480 s），体外循环插管。一般来说，通过右心房插管两步化静脉插管可完成静脉引流。如果没有做腋动脉插管，对升主动脉和根部手术常在主动脉弓部水平做动脉插管。顺行和逆行插入心脏停搏导管。通过右上肺静脉插入左室引流管，体外循环即可开始。如果在循环停搏下操作，需冷却至18℃，持续大约30 min。这也可通过EEG和脑电双频指数监测，以确保脑保护。循环停搏开始，行主动脉弓部水平的远端吻合口缝合（使用4-0或3-0聚丙烯缝线）。

　　阻断无名动脉，通过腋动脉插管开始颅内正向灌注，开始的流速为10 mL/(kg·min)。每15 min行心脏停搏液灌注，可通过冠脉开口插管或逆向冠脉窦灌注。人工血管与主动脉吻合，人工血管阻断，恢复全身循环，患者开始恢复常温。修剪人工血管为合适长度（过长会导致扭曲），近端吻合口作在窦管交界处水平，如果是主动脉根部手术（如改良Bentall或主动脉瓣置换术），该操作在复温过程中完成（图9.9）。

　　移除主动脉阻断钳，心脏缺血停止；检查缝线处，处理出血点；停止体外循环，鱼精蛋白对抗，移除插管和导管。经食管心超检查确保主动脉瓣和心室功能。放置纵隔引流管，常规关胸。

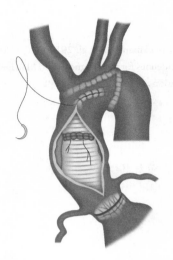

图9.9　升主动脉和主动脉弓修复

3　术后

3.1　并发症

　　胸主动脉修复的最严重并发症是出血（术中）、脑卒中和心梗（围术期）。循环停搏时常导致凝血功能障碍，可通过输注血制品逆转。可通过充分排气、减少循环停搏时间、增加灌注压、去除潜在钙化碎屑、使用脑灌注和监测技术减少脑卒中的发生率。累及较长降主动脉的动脉瘤修复术截瘫发生风险显著增高。脊髓动脉移植和脑脊液引流可改善预后。

3.2　术后结果

　　使用目前常用的技术修复胸主动脉瘤的疗效满意，并发症较少。孤立的升主动脉和主动脉根部动脉瘤修复术后死亡、脑卒中或心梗的风险<5%。累及主动脉弓部需要心脏停搏时的风险会增大（死亡或重大不良事件的发生率为5%~15%）。

3.3　出院随访

　　开放胸主动脉瘤修复患者需要术后30天门诊随访，以后每半年或1年影像学随访评估其他主动脉节段。复合手术和腔内修复术后需要密切随访（3~6个月），观察动脉瘤腔改变和有无内漏。

网络资源/参考文献

[1]   Hiratzka LF，Bakris GL，Beckman JA，et al. 2010 ACCF/AHA/AATS/ACR/ASA/SCA/SCAI/SIR/STS/SVM Guidelines for the Diagnosis and Management of Patients with Thoracic Aortic Disease[J]. Circulation，2010，121：e266-e369.

[2]   CTSNet.org

译者：郭宝磊，司逸
审校：尹黎，许海林，董智慧

测试

问题1. 64岁男性，既往体健，偶然发现升主动脉瘤，无不适症状，直径为5.6 cm，动脉瘤位于主动脉窦和近端弓部之间（4.5 cm），在主动脉弓部直径变为3.6 cm。心超提示合并二叶式主动脉瓣。该患者的最佳处理是（　　　　）

　　a. 控制血压（药物治疗）
　　b. 升主动脉置换
　　c. 升主动脉和主动脉根部置换
　　d. 循环停搏下主动脉根部、升主动脉和半弓置换
　　e. 循环停搏下主动脉根部、升主动脉和全弓置换

1. c

答案：

第十章　胸主动脉创伤腔内修复术

Ali Azizzadeh, Sapan S Desai, Kristofer M Charlton-Ouw, Anthony L Estrera, Hazim J Safi

1　术前准备

1.1　适应证与禁忌证

　　胸主动脉创伤腔内修复术的适应证与禁忌证见表10.1，其中，创伤性主动脉损伤（TAI）分级见图10.1[1]。

1.2　循证证据

　　2011年血管外科协会（SVS）基于前期研究的Meta分析对胸主动脉损伤腔内修复的临床指南达成共识[2]。基于较低级别的循证证据，委员会发现"相比较于开放手术或药物治疗，TEVAR术后远期生存率较好，可降低脊髓缺血、肾功能损伤、移植物感染和全身感染的风险"[2]。2011年基于139项研究7 768例患者的系统综述显示，SVS报道相比较TEVAR治疗，非手术和开放手术治疗

表10.1　适应证与禁忌证

适应证		
药物治疗	Ⅰ级损伤：	内膜撕裂不伴有外部轮廓异常
胸主动脉腔内修复（TEVAR；急诊或择期）	Ⅱ级损伤：	壁间血肿伴有外部轮廓异常
	Ⅲ级损伤：	假性动脉瘤
TEVAR（急救）	Ⅳ级损伤：	完全破裂
禁忌证		
①解剖因素不合适，如损伤部位位于升主动脉或跨过弓部，锚定区不足		
②对镍钛合金过敏		

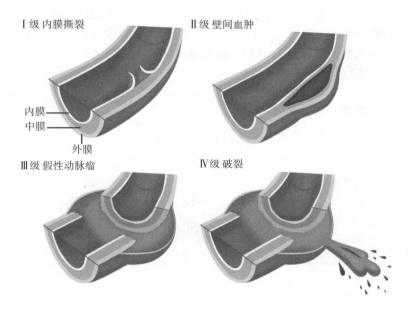

Ⅰ级 内膜撕裂　　　　　　　　　　Ⅱ级 壁间血肿

内膜
中膜
外膜

Ⅲ级 假性动脉瘤　　　　　　　　　Ⅳ级 破裂

图10.1　创伤性主动脉损伤分级（改编自Azizzadeh等）

术后的早期死亡率显著升高（非手术为46%、开放手术为19%、TEVAR为9%，*P*<0.01）[3]。由美国创伤外科协会开展的一项前瞻性多中心研究中，18个中心共纳入193例患者，开放手术组的死亡率为23.5%，TEVAR治疗组的死亡率仅为7.2%（*P*=0.001）[4]。目前已获批应用于创伤性主动脉的支架见图10.2。

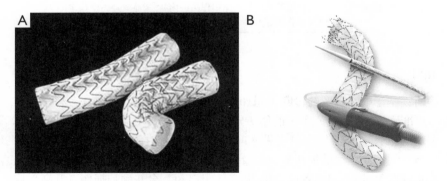

A　　　　　　　　　　　　　　　B

图10.2　目前已获批应用于创伤性主动脉的支架包括（A）C–TAG（Gore公司，Flagstaff，AZ）和（B）Valiant（Medtronic公司，Santa Rosa，CA）支架

1.3　手术器械

手术室需配备移动式或固定式影像透视设备，充足的穿刺针、导丝、导管、鞘管和球囊、造影剂。腔内支架（基于CT主动脉的测量结果选择），支架放大率选择是基于厂家的用法说明书（IFU），覆膜支架可处理穿刺点并发症。需要行血管内超声。

1.4　术前准备与风险评估

术前准备与风险评估，见表10.2。

表10.2　术前准备与风险评估

低风险	高风险
①损伤严重评分为低分；②足够的近远端锚定区；③满意的血管入路条件；④无严重心血管疾病；⑤无肾脏疾病	①损伤严重评分为高分；②需要左侧锁骨下动脉覆盖，重建或不重建；③锚定区不足需要辅助干预操作；④严重心血管疾病；⑤肾脏疾病

1.5　术前核查

术前核查的步骤和有关项目见表10.3。

表10.3　术前核查

入导管室	手术开始	出导管室
①患者平躺于透视床上；②C臂机、造影剂、放射技师和供应物；③剑突至膝关节消毒	①计划主动脉造影，拟行血管内超声或TEVAR；②拟行左锁骨下动脉（LSCA）重建；③拟行辅助的血管入路操作（腔内或腹膜后插管）	①最后完整造影未见Ⅰ型或Ⅲ型内漏；②下肢动脉搏动满意；③血流动力学稳定

1.6　核对

诊断：基于CTA影像的诊断（图10.3）；创伤分级决定治疗方案和预后；IVUS可更准确描述CTA辨别不清的创伤分级[5]；腔内修复时需行传统血管造影。

手术时机：多脏器创伤患者手术时机和方案的选择需基于个体的血流动力学状态、创伤性主动脉损伤分级以及合并创伤的症状和严重性。如果条件允许，需要延迟手术的TAI患者应该服用β受体阻滞药。合并颅脑损伤者升高平均动脉压可更获益，此时应尽可能、尽早修复主动脉。

LSCA覆盖[6-7]：TAI患者选择性行LSCA重建是安全的，LSCA重建的指征见表10.4。

Ⅰ级损伤　　Ⅱ级损伤　　Ⅲ级损伤　　Ⅳ级损伤

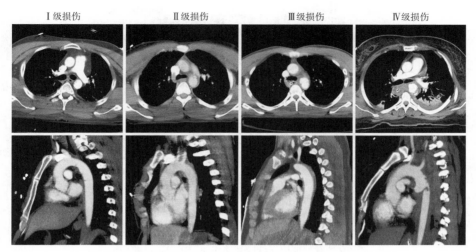

图10.3　创伤性主动脉损伤的CT血管造影

表10.4　LSCA重建指征

术前	术后
①左侧内乳动脉是冠脉搭桥的桥血管；②左侧椎动脉止于小脑下后动脉；③右椎动脉狭窄或闭塞；④左椎动脉优势；⑤左上肢有血透入路；⑥脊髓保护（存在截瘫高危风险者有相对指征）	①左上肢有"间歇性运动障碍"或静息痛的缺血表现；②椎–基底系统功能不全

1.7　要点与难点

该项技术的要点与难点，见表10.5。

表10.5　要点与难点

要点与难点	详解
要点	①胸主动脉支架释放前需要给予超硬导丝一些向前的作用力，以确保支架顺着主动脉大弯侧准确定位，弓型较陡时更应注意（图10.4）； ②对于一些弓型较陡的患者，有意覆盖锁骨下动脉时支架近端应尽可能选择在相对较直的主动脉区，以避开弓部3区的"无人区"，获取小弯侧满意的锚定区； ③3D血管重建有助于支架选择和是否覆盖或重建左锁骨下动脉； ④血管扩张药局部动脉内给药，无菌润滑剂有助于髂动脉或小动脉置管，年轻患者更易发生血管痉挛
难点	①支架系统导入后，释放前需进一步造影确认合适的位置。必要时可对支架进行微调；主刀医生释放支架时，助手需紧握导丝和支架系统并固定在"锁死"的位置（主刀医生和助手的位置互换后亦如此）； ②大部分支架近端锚定区满意者不建议行支架内球囊后扩张； ③支架尺寸过大会导致内漏形成和植入失败

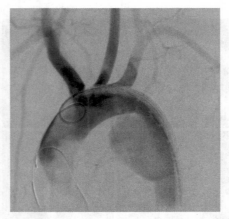

图10.4　女性，17岁，创伤性主动脉损伤Ⅲ级
支架释放前应保持硬导丝向前的张力，以确保支架沿大弯侧处于合适的位置。

1.8　手术解剖

升主动脉起自心包，在主动脉根部发出左右冠脉，走行约5 cm后发出主动脉弓上分支。弓部包含主动脉弓部及其发出的头臂动脉、左颈总动脉和左锁骨下动脉。降主动脉起自LSCA远端，走行至膈肌水平，近T12椎体处穿过主动脉裂孔移行为腹主动脉。胸主动脉近端锚定区可分为0~4区[8-9]。主动脉弓部和降主动脉近端常存在各种先天血管变异，包括牛角弓、纺锤型主动脉、主动脉导管憩室、支气管–肋间动脉（图10.5）。

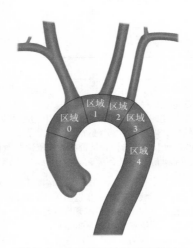

图10.5　主动脉弓的近端附着区

1.9 体位

平卧位，显露胸骨角至膝关节水平。Ⅳ级创伤患者需胸腔穿刺引流需要经胸入路，辅助的腹膜后穿刺引流需要经腹膜后入路。

1.10 麻醉

对TAI患者行TEVAR术推荐全麻插管。

2 手术过程

2.1 切口

股动脉穿刺或切口显露均可，主要基于患者血管解剖条件和术者的经验。

2.2 步骤

左前斜位，利用标记诊断导管做诊断性主动脉弓部造影。注意颅内血管和主动脉弓血管解剖均应评估，以评判是否需要覆盖或重建LSCA。多器官创伤患者的抗凝应使用减量的肝素化（0.5 mg/kg）。从股动脉导入胸主动脉支架系统，随后造影评估损伤部位及主动脉弓分支与支架的关系。微调支架系统后，可视情况重新造影评估。支架释放需严格按照支架的IFU进行，完整的主动脉造影以确保支架释放满意及是否存在内漏。如果存在支架移位，可选择性行球囊后扩张。应用鱼精蛋白逆转肝素（图10.6）。

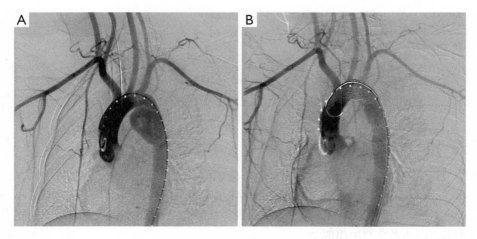

图10.6　女性，17岁，（A）创伤性主动脉损伤Ⅲ级的诊断性血管造影和（B）TEVAR术后造影

2.3　缝合

标准的经皮关闭切口或逐层关闭腹股沟切口，推荐使用2枚Proglide（ABBOTT）血管缝合器关闭穿刺点。使用带缝线的乳胶管止血，与Rummel技术相似[10]（图10.7）。

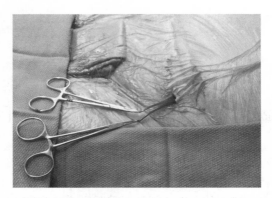

图10.7　乳胶管经皮关闭穿刺点与Rummel技术类似

3　术后

3.1　并发症

术后并发症，见表10.6。

表10.6　术后并发症

常见并发症	其他并发症
①入路血管损伤；②支架异位（主要是小弯侧异位）；③内漏	①脑卒中；②支架受压；③肾功能衰竭；④呼吸功能衰竭；⑤神经功能缺损（截瘫）；⑥支架移位；⑦支架释放不良；⑧夹层逆撕；⑨死亡

3.2　术后结果

我们中心15年中338例TAI患者的早期死亡率为41%[11]；TEVAR的死亡率为4%，而开放手术的死亡率为17%；TEVAR术后1年和5年的生存率分别为92%和87%，而开放手术的1年和5年生存率分别为76%和75%；TEVAR的费用高于开放手术，但两者总费用相似[12]。

3.3　出院随访

术后患者应在创伤ICU监护，所有创伤治愈后可安排出院。术后1个月门诊随访CTA检查，每年门诊随访CTA评估远期并发症（图10.8）。

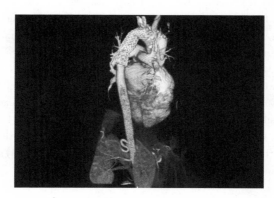

图10.8　图10.6中患者TEVAR术后1年随访CTA提示损伤的主动脉已修复

3.4　专家电子邮箱

邮箱地址：Ali.Azizzadeh@uth.tmc.edu

参考文献

[1]　Azizzadeh A，Keyhani K，Miller CC，et al. Blunt traumatic aortic injury：initial experience with endovascular repair[J]. J Vasc Surg，2009，49(6)：1403-1408.

[2]　Lee WA，Matsumura JS，Mitchell RS，et al. Endovascular repair of traumatic thoracic aortic injury：clinical practice guidelines of the Society for Vascular Surgery[J]. J Vasc Surg，2011，53(1)：187-192.

[3]　Murad MH，Rizvi AZ，Malgor R，et al. Comparative effectiveness of the treatments for aortic transaction：a systematic review and meta-analysis[J]. J Vasc Surg，2011，53(1)：193-199.e1-21.

[4]　Demetriades D，Velmahos GC，Scalea TM，et al. Operative repair or endovascular stent graft in blunt traumatic thoracic aortic injuries：results of an American association for the surgery of trauma multicenter study[J]. J Trauma，2008，64：561-70；discussion 570-571.

[5]　Azizzadeh A，Valdes J，Miller CC，et al. The utility of intravascular ultrasound compared to angiography in the diagnosis of blunt traumatic aortic injury[J]. J Vasc Surg，2011，53(3)：608-614.

[6]　Matsumura JS，Lee WA，Mitchell RS，et al. The Society for Vascular Surgery Practice Guidelines：management of the left subclavian artery with thoracic endovascular aortic repair[J]. J Vasc Surg，2009，50(5)：1155-1158.

[7] Antonello M，Menegolo M，Maturi C，et al. Intentional coverage of the left subclavian artery during endovascular repair of traumatic descending thoracic aortic transection[J]. J Vasc Surg，2013，57(3)：684-690.

[8] Balm R，Reekers JA，Jacobs MJHM. Classification of endovascular procedures for treating thoracic aortic aneurysms[M]. In：Jacobs MJHM，Branchereau A (Eds). Surgical and Endovascular Treatment of Aortic Aneurysms. New York：Futura Publishing Company；2000：19-26.

[9] Mitchell RS，Ishimaru S，Ehrlich MP，et al. First international summit on thoracic aortic endografting：roundtable on thoracic aortic dissection as an indication for endografting[J]. J Endovasc Ther，2002，9(Suppl 2)：II98-105.

[10] Furlough CL，Desai SS，Azizzadeh A. Adjunctive technique for the use of ProGlide vascular closure device to improve hemostasis[J]. J Vasc Surg，2014，60(6)：1693-1694.

[11] Estrera AL，Miller CC，Salinas-Guajardo G，et al. Update on Blunt thoracic aortic injury：15-year single-institution experience[J]. J Thorac Cardiovasc Surg，2013，145：S154-S158.

[12] Azizzadeh A，Charlton-Ouw KM，Chen Z，et al. An outcome analysis of endovascular vs. open repair of blunt traumatic aortic injuries[J]. J Vasc Surg，2013，57(1)：108-114.

译者：郭宝磊，司逸

审校：尹黎，楼建耀，董智慧

测试

问题1. 25岁男性，胸主动脉钝性伤（假性动脉瘤，3级），损伤位于LSCA远端1 cm，目前血流动力学稳定，下列最适合的处理是（　　　　）

    a. 择期TEVAR+左颈动脉—锁骨下动脉旁路术

    b. 急诊TEVAR覆盖LSCA

    c. 急诊TEVAR不覆盖LSCA

    d. 左侧开胸开放手术修复

问题2. 下列哪项是钝性胸主动脉损伤最常见的发生部位（　　　　）

    a. 主动脉峡部

    b. 升主动脉

    c. 主动脉弓部

    d. 降主动脉

问题3. 下列哪种情况行TEVAR术是合理的（　　　　）

    a. 假性动脉瘤

    b. 导管憩室

    c. 纺锤型主动脉

    d. 内膜片

答案：　1.b　　2.a　　3.a

93

第十一章　胸主动脉瘤腔内修复术

Allan W Tulloch, David Rigberg

1　术前准备

1.1　适应证

　　适应证包括胸主动脉瘤>5.5 cm或6个月内增大0.5 cm及以上；胸痛和（或）由胸主动脉瘤引起的其他不适；胸主动脉瘤破裂；有症状的主动脉穿透性溃疡或壁间血肿；外伤性胸主动脉横断；急性B型主动脉夹层伴终末脏器缺血；慢性B型主动脉夹层伴动脉瘤退行性改变。

　　患有结缔组织疾病的患者[马方综合征（Marfan's syndrome）、埃勒斯-当洛斯综合征（Ehlers-Danlos syndrome）等]是TEVAR的相对禁忌证，应考虑开放性手术修复，除此之外，胸主动脉腔内修复术（TEVAR）的禁忌证很少。

1.2　循证证据

　　TEVAR最早主要应用于不能耐受开放手术的患者，它的优势包括创伤小，不需动脉阻断，失血少，降低了终末器官缺血的发生，术后恢复更快。在对比TEVAR和开放手术的临床研究中发现，TEVAR手术更加安全，术后心、肺及血管的并发症更少，但神经系统并发症与开放手术相当。越来越多的证据加快了腔内治疗外伤性主动脉横断的应用，并且在B型主动脉夹层的治疗中越来越广泛[1-3]。

1.3　手术器械

　　胸主动脉瘤腔内修复术所需要的手术器械包括超声探针（开窗用）、动脉切开闭合器（4个）、4 Fr微穿刺针及鞘、弯头超滑导丝及导管、猪尾导管、硬导引导丝、Volcano腔内超声导管（推荐）及胸主动脉支架及配套输送系统。

1.4　术前准备

CTA、MRA至关重要：支架安全的植入和固定需要近端和远端至少2 cm的锚定区，当锚定区较短或瘤颈成角使支架会覆盖分支血管时，TEVAR术前一般先行主动脉弓部分支动脉的旁路重建手术（尤其是左锁骨下动脉）。为使得腔内治疗输送系统的顺利通过，所经血管直径要>8 mm，越大的输送系统需要的血管直径越大。当股动脉过细或钙化严重时，备选入路包括髂动脉、肾下腹主动脉或升主动脉，术中缝合8~10 mm的ePTFE人工血管。血管弯曲会使支架推送性降低，从而需要第二根牵张导丝来加强稳定，或者肱动脉切开，拉出导丝，形成牵张导丝，从而来推送支架的输送系统。

风险评估：所有患者术前均应评估风险等级，主要是心脏风险及并发症。局部麻醉优于全身麻醉。

脑脊液引流：胸主动脉被广泛覆盖时、已行主动脉瘤腔内修复术（endovascular aneurysm repair，EVAR）时、髂动脉人工血管通路或左锁骨下动脉被覆盖时可以进行脑脊液引流。

肾功能不全：有肾功能不全的患者应告知其造影剂的肾脏毒性，以及造影剂肾病的潜在发生风险。

1.5　术前核查

术前核查，见表11.1。

表11.1　术前核查

入手术室	手术开始前	出手术室前
①团队介绍；②对所有成员简述手术步骤；③回顾实验室检查及术前评估	①确认患者；②明确手术关键步骤；③解决关键问题；④明确血液状态；⑤预防性使用抗生素	①讨论手术过程；②术后护理计划

1.6　要点与难点

该项技术的要点与难点，见表11.2。

表11.2　要点与难点

要点与难点	详解
要点	①近远端瘤颈至少2 cm锚定区；②支架尺寸要大于动脉瘤直径10%~15%，防止Ⅰ型内漏及支架移位的发生；③除非紧急情况，否则左锁骨下动脉被覆盖时需要与颈动脉建立旁路。先前利用左内乳动脉做冠状动脉旁路移植术的患者更应注意[4]
难点	①支架移植物在血管内位置不佳会导致支架移位；②严重钙化的股动脉需要借助人工血管旁路；③血管的高度扭曲可能需要从肱动脉入路进入，从上方拉动支架

1.7　手术解剖

主动脉弓上分支包括无名动脉、左颈总动脉及左锁骨下动脉。很多从胸主动脉发出的脊髓动脉尤其是根大动脉未标出，后者多起自T8~L1的肋间或腰动脉，被覆盖后会增加截瘫发生率（图11.1）。

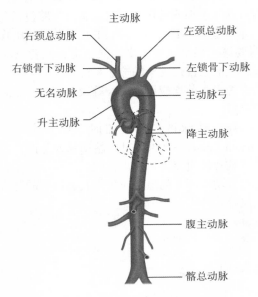

图11.1　胸主动脉解剖学

1.8　体位

患者术中取仰卧位，双侧腹股沟区及腹部消毒铺巾。如果需要肱动脉入路，手臂也应消毒铺巾。左臂可以外展伴轻度旋转，以便更好地暴露主动脉弓。

1.9　麻醉

根据术前风险评估，麻醉可选择全麻、区域麻醉或局部麻醉。由于可能发生动脉的穿孔或撕裂，因此需要术中进行连续动脉压监测。此外，特别是在植入移植物时，严格的血压控制可以使它更好地释放。术中应避免低血压，因为可能加剧由移植物覆盖相关动脉引起的脊髓缺血。建立静脉通道，一般情况下两个大口径外周通路已足够。

2　手术过程

2.1　切口

经皮由微穿刺针在多普勒超声引导下完成穿刺，见图11.2。注意选择最小斑块的区域进入腹股沟韧带下方的股总动脉。之后置入4 Fr的鞘，并进行透视检查以确定位置正确。一旦经皮通路建立，4 Fr的鞘交换为6 Fr，两个动脉切开闭合器也会在2点和10点钟方向置入以便为之后做准备。或者也可在股动脉处做一开放切口，器械可经股动脉直接进入。当股血管太细使输送系统不能顺利进入时，就需要放置人工血管。一个8 mm的PTFE移植物会缝在髂动脉甚至是肾下主动脉。某些情况下，支架也可能会通过人工血管经升主动脉顺行释放。左颈总动脉通路也是可行的。

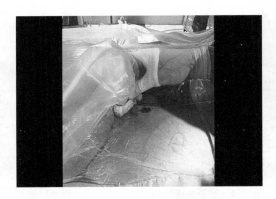

图11.2　超声引导下利用4 Fr微穿刺针穿刺股总动脉

2.2　步骤

通路建立后，导入超滑导丝及导管。患者进行肝素化抗凝处理。硬导丝送入主动脉弓，导入猪尾导管进行主动脉造影。推荐左前斜位。在近端及远端锚定区应用血管内超声确定左锁骨下动脉开口与动脉瘤或者夹层间的距离。在确认锚定区的大小及其与重要结构的解剖关系后，选择合适的移植物并换大鞘。收缩压降到100 mmHg，输送系统到达预定位置。为获得更高释放精确度，在支架放置的过程中可给予腺苷。释放完成，导入球囊使支架与动脉壁完整贴合并再次进行血管造影。完全侧位可以看清远端锚定区（图11.3）。

2.3　缝合

如何关闭切口取决于手术入路。经皮入路的术前血管闭合器已预置，手术

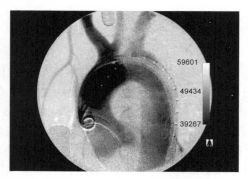

图11.3　左前斜位主动脉弓
本例中主动脉弓在已行颈—锁旁路搭桥术后，
左锁骨下动脉被支架覆盖。

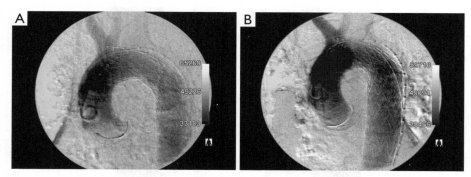

图11.4　对于开放切口，可在直视下进行动脉修补

结束后移除导丝及鞘管后拉紧缝合线即可。如上述过程仍不能止血，则必须进行股动脉切开以修补血管。开放性切口可在直视下修补血管（图11.4）。

3　术后

3.1　并发症

术后最常见并发症：周围血管损伤（14%）、急性肾损伤（14%）、内漏（9%）、脑卒中（4%）、偏瘫（3%）。

术后较少见并发症：心肌梗死、肠系膜缺血、主动脉食管瘘和主动脉支气管瘘。

3.2　术后结果

预期结果：5年内96%死亡率原因为非动脉瘤相关、5年内97%为无动脉瘤破裂、5年内97%为无中转开放手术、5年内再次腔内治疗率为14%。

3.3　出院随访

术后1周内进行日常生活活动能力评定；术后1周内再次行CTA检查，评估内漏情况；术后2周评估切口愈合与症状是否缓解；6~12个月进行CTA检查，之后每年随访并行影像学检查。

3.4　专家电子邮箱

邮箱地址：drigberg@mednet.ucla.sdu

3.5　网站资源与参考文献

（1）http://www.vascularweb.org-practice guidelines
（2）http://www.escardio.org-practice guidelines

参考文献

[1] Greenburg RK, Lu Q, Roselli E, et al. Contemporary analysis of descending thoracic and thoracoabdominal aneurysm repair: a comparison of endovascular and open techniques. [J] Circulation, 2008, 118: 808-817.

[2] Matsumura JS, Cambria RP, Dake MD, et al. International controlled clinical trial of thoracic endovascular aneurysm repair with the Zenith TX2 endovascular graft: 1-year results[J]. J Vasc Surg, 2008, 4: 247-257.

[3] Lee AW, Matsumura JS, Mitchell RS, et al. Endovascular repair of traumatic thoracic aortic injury: clinical practice guidelines of the Society for Vascular Surgery[J]. J Vasc Surg, 2011, 53: 187-192.

[4] Matsumura JS, Lee WA, Mitchell RS, et al. The society for vascular surgery practice guidelines: management of the left subclavian artery with thoracic endovascular aortic repair[J]. J Vasc Surg, 2009, 50: 1155-1158.

译者：刘斐，司逸
审校：尹黎，黎佳，董智慧

测试

问题1. 以下关于进入股动脉错误的是（　　　）

    a. 进入股动脉可以借助超声引导

    b. 必须在股动脉分叉点以上进入股动脉

    c. 两个动脉闭合器建议放在2点钟及10点钟方向

    d. 必须要在腹股沟韧带以上进入

问题2. TEVAR术中关于脑脊液引流正确的是（　　　）

    a. 部分左锁骨下动脉将被全覆盖的情况下，建议进行脑脊液引流

    b. 如果术后患者出现肢体无力、麻木、偏瘫则应进行脑脊液引流

    c. 在开放性或腔内治疗术前，预测患者会出现术中脊髓缺血的患者都可进行脑脊液引流

    d. 以上都正确

问题3. 下列关于TEVAR术术前计划正确的是（　　　）

    a. 为使导管顺利通过，股血管直径至少要达到6 mm

    b. 锚定区必须要达到1.5 cm以上

    c. 如果入路血管弯曲或者钙化，需要肱动脉切开通路辅助器械进入

    d. 只要有计划地覆盖左锁骨下动脉，就无须先进行颈—锁动脉旁路手术

问题4. 下列病例中符合TEVAR适应证的是（　　　）

    a. 20岁男性，摩托车车祸后导致埃勒斯－当洛斯综合征式低血压，输液有效。CTA结果提示左锁骨下动脉远端的主动脉横断

    b. 70岁女性，在进行良性肺结节的胸部CT检查中，发现一直径5 cm胸主动脉瘤

    c. 58岁男性，慢性稳定性B型主动脉夹层，血压稳定且没有症状

    d. 84岁男性，有一5 cm胸主动脉瘤，6个月前CTA显示为4.4 cm

    e. a，d患者均符合

问题5. TEVAR术后最常见的并发症是（　　　）

   a. 截瘫

   b. 心肌梗死

   c. 休克

   d. 周围血管损伤

第十二章　B型夹层开窗术治疗内脏缺血

S Sadie Ahanchi, Jonathan A Higgins, Jean M Panneton

1　术前准备

1.1　适应证

伴有分支血管累及的主动脉夹层，即灌注不良综合征的患者。

1.2　循证证据

主动脉夹层的患者超过1/3伴有分支血管的闭塞，并与早期死亡及严重并发症密切相关。开窗的目的是在夹层内膜片上建立一个通道，使得血液从假腔流入真腔，假腔的压力得以减轻，之前闭塞的血管得以再通。开放手术或微创腔内手术均可完成开窗手术[1-5]。

1.3　手术器械

开放修补：特制撑开器或者类似的腹部撑开器用于暴露术野、自体血回输系统、开胸手术器械（弯剪、长持针器、长钳等）、无创性动脉夹（如fogarty hydragrip夹）、毛毡条或纱布、术中超声设备。

腔内修补：具备透视设备的杂交手术室、血管内超声设备、血管内圈套器、再入式导管或Uchida针、可调角度的鞘、腔内器械（鞘、导管、球囊等）、胸主动脉支架（大直径自膨式支架）、压力传感器及无菌管、压力注射器。

1.4　术前准备与风险评估

术前准备：①术前CT扫描胸腹盆腔；②内脏多普勒B超检查；③腹主动脉与髂动脉多普勒彩超检查。

　　风险评估与危险分级在不断发展变化，以下患者手术风险应引起重视：①动态真腔分支血管受压，伴有轻度末端器官缺血迹象；②静态真腔分支血管受压，伴有中度末端器官缺血迹象；③静态真腔分支血管受压，伴有血栓形成或严重末端器官缺血并发症；④内脏血管或肾动脉受累；⑤远端主动脉栓塞；⑥破裂；⑦末端器官缺血可表现为脊髓、肾脏、肠系膜以及下肢缺血；⑧主动脉夹层开窗手术的危险因素包括不稳定性心脏病、呼吸功能不全、肾衰竭、主动脉手术史、主动脉切除及修补史等。

1.5　术前核查

　　术前核查，见表12.1。

表12.1　术前核查

入手术室	手术开始	出手术室
①确认患者身份；②核对知情同意书；③获取交叉配型血液制品	①明确患者体位，以及手术所需要的器械设备；②确认患者及手术相关步骤；③预防性给予抗生素	①手术名称及伤口分级；②器械计数；③移植物列表；④听取汇报

1.6　决策流程

　　决策流程，见图12.1。

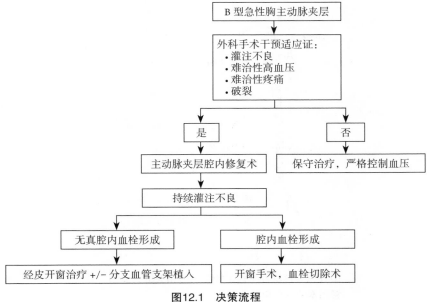

图12.1　决策流程

1.7 要点与难点

该项技术的要点与难点，见表12.2。

表12.2 要点与难点

要点与难点	详解
要点	①对主动脉夹层疑似缺血性并发症的早期发现和治疗是降低发病率和死亡率的关键； ②消毒铺巾时包括所有的四肢以及颈部、胸部及腹部； ③当进行腔内开窗术时，切开显露股动脉和肱动脉，以确保安全置入必要的用于腔内修复的大鞘管； ④通过在真腔和假腔之间预置中心静脉导管来测量压力梯度，可以帮助量化不良灌注的严重程度和开窗技术的成功； ⑤如主动脉移植物按计划植入但缺血时间延长，应考虑远端主动脉灌注情况及其他辅助措施（如全身性低温、硬膜外冷却、脑脊液引流、体感和运动诱发电位监测）
难点	①如出现技术故障并需要开放式手术挽救患者时，避免在非杂交手术室中进行腔内修复； ②采用开放式修复时，避免主动脉阻断时间过长； ③在急性切开主动脉的手术中，面临的挑战之一是处理极其脆弱的主动脉壁。在处理过程中有夹钳引起的损伤、缝合线撕裂、出血等风险。在近端缝合线处的主动脉壁内侧和外侧利用一些辅助物（例如毡条、ePTFE垫片、具有涤纶管移植物的主动脉条带，外膜倒置或血液黏合剂）可以帮助稳定吻合

1.8 手术解剖

手术解剖，见图12.2、图12.3。

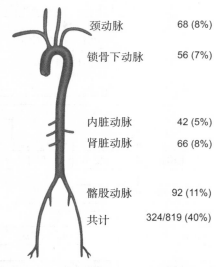

颈动脉	68 (8%)
锁骨下动脉	56 (7%)
内脏动脉	42 (5%)
肾脏动脉	66 (8%)
髂股动脉	92 (11%)
共计	324/819 (40%)

图12.2 自发性急性主动脉夹层相关的分支血管闭塞的分布和发生率[6]

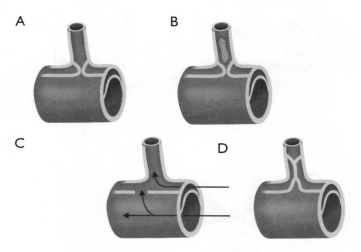

图12.3　主动脉分支血管闭塞的机制

最常见的机制是：（A）由假腔增大导致真腔压缩引起的闭塞，称为动态阻塞；（B）继发性血栓形成可使侧支闭塞复杂化，称为静态阻塞，其预后不良；（C）内膜片阻塞血液进入动脉；（D）夹层累及分支动脉并导致狭窄超出开口。

1.9　体位

显露下颌骨到膝，肱动脉和股动脉进行无菌准备。无论开放手术及腔内修复，患者处于仰卧位。腹膜后开放手术，将患者置于折刀式侧卧位，最高45°（见图12.4）。

1.10　麻醉

常规进行气管插管和全身麻醉。如果计划暴露胸腔内的主动脉，可使用双腔气管插管或支气管镜阻断左主支气管以帮助暴露主动脉。动脉置管使得瞬时评估血压变化成为可能，并且可以在需要时进行血气采样。应在静脉中放置几个大口径（16号）导管，以便充分控制液体和输血。如果计划覆盖或置换长段主动脉，建议进行脑脊液引流。Foley导尿管用于导尿，中央静脉通路，取暖毯帮助患者保温，血液加温器，自体血回输装置。

2　手术

2.1　切口

开放性修复：从剑突到耻骨联合做正中切口。腹膜后或胸腹联合切口从

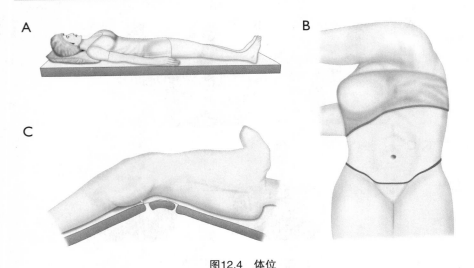

图12.4 体位
（A）标准仰卧位；（B）将左肩旋转45°暴露内脏动脉；（C）腹膜后开放手术体位。

第4、第5或第9肋间隙横向入路（取决于所需的主动脉暴露范围），向内侧延伸至耻骨联合。如果仅为内脏血管开窗术，考虑第8或第9肋间隙；如果近端胸主动脉需要置换，考虑第4肋间隙。

腔内修复：通过横切口切开股动脉或肱动脉。

2.2 步骤

手术步骤，见图12.5~图12.8。

（1）开放性经腹开窗手术

如果主动脉直径>4.0 cm，则根据需要进行标准主动脉置换，并植入分支血管。经腹膜后暴露腹主动脉及其分支，可直接观察肠缺血和再灌注情况。当要进行肾下腹主动脉人工血管置换时，向头侧延伸的动脉横向切开术比纵向动脉切开术更具优势。如果假腔或主动脉分支血管内充满血栓，椎旁纵向主动脉切开术可以更好地显示腹腔干、肠系膜上动脉和肾动脉开口，也易于进行血栓清除术。

内脏动脉区有血栓形成时，可考虑腹腔干水平以上的内膜片切除。如果没有血栓形成或直接分支血管受累的证据，则在肾下腹主动脉开窗，可使远端下肢、近端肾脏和内脏血管获得足够的血液灌注。

经腹膜后开窗。如果主动脉直径>4.0 cm，则根据需要进行标准主动脉置换，并植入分支血管。该技术的改进版为"剪裁式主动脉成形术"，旨在避免大部分内膜移除的情况下利用人工血管移植物置换胸主动脉。腹膜后入路，在膈肌水平处进行主动脉阻断，在左肾动脉下方进行广泛的纵向主动脉切开术。广泛切除夹层的隔膜以连接真假腔。主动脉切开处以Teflon支撑带"城墙样"连续缝合关闭以形成直径为2.5~3 cm的主动脉腔。如果夹层累及髂动脉，可植入分支支架以确保血液无阻碍地流向下肢。

（2）腔内开窗术

通路建立和鞘置入后，进行主动脉造影。腔内超声系统用于整个主动脉成像，并通过证实弓部血管开口于真腔来区别真假腔。在真假腔之间测量压力梯度，以便评估灌注不良的严重程度以及治疗是否成功。在腔内超声的引导下，通过同一个鞘将一根导丝放入假腔中，并将另一根导丝放入真腔（两根导丝位于闭塞血管的近侧）。将Rosch-Uchida导引器插入真腔并移除导丝，并快速推进套管针以穿破动脉夹层瓣膜。可使用腔内超声引导下的回返式导管穿刺隔膜。在腔内超声和荧光镜引导下将硬导丝置于假腔中。

使用从8 mm~14 mm的不同尺寸球囊连续扩张开窗窗口。应通过腔内超声成像和（或）压力梯度的测量来评估真假腔的后期平衡。用于开窗或扩大开窗

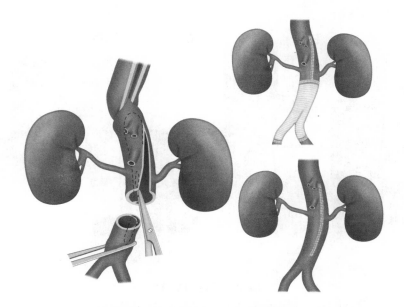

图12.5 开放性主动脉开窗术的示意图
肾下主动脉横断后纵向延伸切除假腔与真腔之间的隔膜（左）。在肾动脉
周围开窗术后，利用人工血管移植物（右上）进行肾下主动脉置换或在没
有移植物置换的情况下进行闭合（右下）。

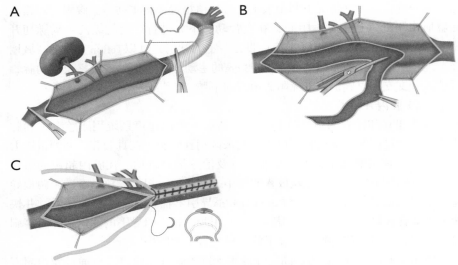

图12.6　剪裁式主动脉成形手术的示意图

（A）通过腹膜后入路，进行左后外侧主动脉切开术；（B）主动脉夹层的内膜广泛切除，贴壁的内膜留在原位；（C）主动脉闭合主要使用聚四氟乙烯支撑以加固变薄的外膜。

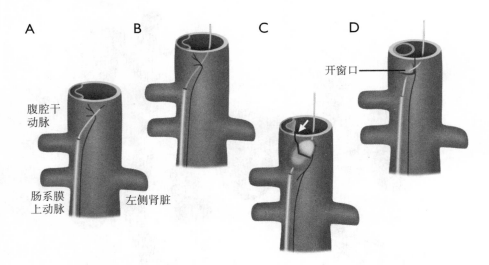

图12.7　腔内开窗技术

（A）开窗针穿过真假腔之间隔膜；（B）导丝通过开窗针从真腔进入假腔；（C）用14 mm球囊对窗口进行扩张；（D）开窗口形成。信息源自Patel H et al.[7]。

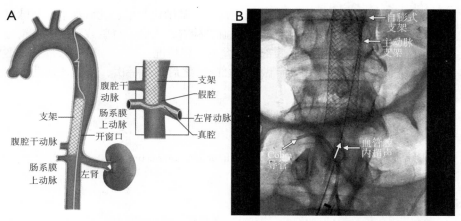

图12.8　（A）主动脉真腔中金属裸支架植入示意图；（B）与降主动脉内自膨式金属裸支架的造影图像。腔内超声探头及Cobra导管同时可见

的其他技术还包括利用圈套器抓捕从上肢跨越开窗部分至腹股沟处的硬导丝，或使用双导丝/单鞘的"推进"技术。通常在开窗术后，能够以标准的方式在降主动脉真腔内放置支架。如果有证据表明分支血管持续受损，则可通过真腔向血管内放置自膨式支架。

2.3　缝合

缝合的标准是闭合开放手术或腔内修复后的血管。

3　术后

3.1　并发症

最常见并发症包括偏瘫、脑卒中、再次介入手术和肾衰竭。

较少见的并发症包括心肌梗死、呼吸衰竭、肠系膜缺血、下肢缺血和逆行性主动脉夹层。

3.2　术后结果

手术死亡率为10%~70%。

3.3　术后治疗和出院随访

围术期：入住血管外科监护病房；连续动脉压力监测；使用Foley导尿管

监测尿量；实验室检查数值：全血细胞计数、基础代谢率、乳酸水平、动脉血气、肝功能检查和肌红蛋白水平；神经血管检查；内脏、肾脏或下肢多普勒检查；出院前行CTA评估胸部、腹部和骨盆的重建情况。

出院随访：两年内每6个月做一次CTA，之后每年一次，用以评估动脉瘤形成和主动脉重塑。

3.4 专家电子邮箱

邮箱地址：pannetjm@emvs.edu；ssahanch@sentara.com

3.5 网站资源

（1）http://www.vascularweb.org
（2）http://www.aortarepair.com/type-b-aortic-dissection. html

参考文献

[1] Oderich GS，Panneton JM. Acute aortic dissection with side branch vessel occlusion：open surgical options[J]. Semin Vasc Surg，2002，15(2)：89-96.

[2] Panneton JM，Teh SH，Cherry KJ Jr，et al. Aortic fenestration for acute or chronic aortic dissection：an uncommon but effective procedure[J]. J Vasc Surg，2000，32(4)：711-721.

[3] DiMusto PD，Williams DM，Patel HJ，et al. Endovascular management of type B aortic dissections[J]. J Vasc Surg，2010，52 (4 Suppl)：26S-36S.

[4] Williams DM，Lee DY，Hamilton BH，et al. The dissected aorta；percutaneous treatment of ischemic complications-principles and results[J]. J Vasc Interv Radiol，1997，8：605-625.

[5] Rasmussen T E，Panneton J M．Ischemic complications of distal aortic dissections: open surgical or endovascular management? [J]. Perspect Vasc Surg, 2001, 14(2):0057-0072.

[6] Cambria RP，Brewster DC，Gertler J，et al. Vascular complications associated with spontaneous aortic dissection[J]. J Vasc Surg 7：1988，199-209.

[7] Patel H，Williams D. Endovascular therapy of malperfusion in acute type B aortic dissection[J]. Op Tech Thor Cardiovasc Surg，2009，14：2-11.

译者：刘斐，司逸
审校：尹黎，张良，董智慧

测试

问题1. 主动脉夹层开窗术最常见的适应证是（　　　）

   a. B型主动脉夹层

   b. 灌注不良综合征

   c. A型主动脉夹层

   d. 不可控的高血压

问题2. 以下哪项不能用于主动脉开窗治疗（非主动脉动脉瘤）（　　　）

   a. 经腹纵向主动脉开窗术

   b. 腹膜后主动脉成形术

   c. 腔内开窗术

   d. 假腔支架植入术

问题3. 主动脉夹层伴内脏灌注不足和分支血管血栓形成应采用以下方法治疗（　　　）

   a. 主动脉置换

   b. 内脏支架植入术

   c. 开放手术开窗

   d. 腔内开窗术

第三部分

腹主动脉

第十三章　腹主动脉瘤修复术：经腹入路

Charles Bailey

1　术前准备

1.1　适应证和禁忌证

（1）适应证

1）症状性腹主动脉瘤

症状性腹主动脉瘤出现破裂或先兆破裂迹象；出现血栓形成或栓塞并发症；压迫周围组织器官并出现相应症状；主动脉消化道瘘或主动脉下腔静脉瘘导致的先兆出血。

2）无症状性腹主动脉瘤

无症状性腹主动脉瘤最大直径>5.5 cm；直径半年增加超过0.5 cm或一年内超过1 cm。

（2）禁忌证

因严重心肺并发症无法耐受气管插管[1-3]。

1.2　循证证据

已有的两项随机临床试验，美国退伍军人事务部动脉瘤监测及治疗试验，以及英国小动脉瘤试验，比较了在直径4.0~5.5 cm的动脉瘤中行密切监测与早期治疗的差异。在这两项试验中，行早期修复的患者和行密切监测直到出现症状性动脉瘤或动脉瘤直径>5.5 cm再行动脉瘤修复术的患者，二者的生存率没有显著差异。

英国小动脉瘤试验的数据显示女性是动脉瘤破裂的独立危险因素，提示女性腹主动脉瘤患者的手术治疗标准应为>5 cm[4-6]。

1.3　手术器械

（1）一般开腹器械；

（2）各种血管阻断钳；

（3）人工血管；

（4）Bookwalter、Omni 或 Thompson 牵开器（图13.1）；

（5）Bovie 电刀；

（6）Cell Saver 自体血回输系统。

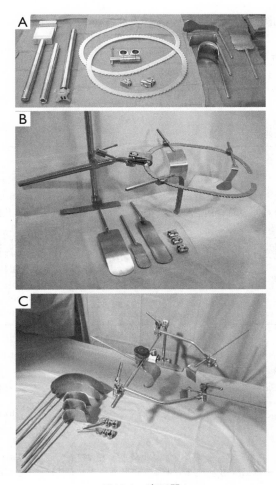

图13.1　牵开器

（A）Bookwalter 牵开器；（B）Omni 牵开器；

（C）Thompson 牵开器。

1.4 术前准备与风险评估

术前准备包括：术前胸腹及盆腔CT平扫；双下肢血管超声以评估是否存在股–腘动脉瘤；心肺风险评估（详见表13.1）。

1.5 术前核查

术前应用β受体阻滞药以降低心血管事件风险，其他术前核查的事项见表13.2。

1.6 决策流程

决策流程见图13.2。

1.7 要点与难点

该项技术的要点与难点，见表13.3。

表13.1　心肺风险评估

低风险	中等风险	高风险
①年龄<80岁；②美国心脏病学会术前心血管风险评估无或低风险：异常心电图、心律失常、脑血管事件史，心功能低、未控制的高血压；③非炎症性肾下腹主动脉瘤	①年龄超过80岁；②美国心脏病学会术前心血管风险评估中等风险：轻度心绞痛、心梗病史或心电图可见病理性Q波、心衰病史或代偿性心衰、糖尿病、肾功能不全或COPD，FEV1>1 L/s；③肾旁、肾上或炎性腹主动脉瘤	①年龄超过80岁；②美国心脏病学会术前心血管风险评估高风险：不稳定冠脉综合征（急性或近期发作的心梗，不稳定或严重心绞痛）、失代偿性心衰、严重心律失常（高度房室传导阻滞、症状性室性心律失常、心律未控制的室上性心律失常）、心瓣膜病；③吸氧依赖性COPD，且FEV1<1 L/s；④Pugh-Child分级B或C级肝衰竭

表13.2　术前核查

入手术室	手术开始	出手术室
①确认患者、手术方式、部位、知情同意书；②麻醉师再次行心肺风险评估；③复核过敏反应，确认已应用β受体阻滞药；④确认已有足够的静脉通路、血流动力学监测设备以及足够的血制品	①手术参与者自我介绍及明确分工；②术者、麻醉师及护士再次确认患者、手术部位及手术方式正确；③术者明确关键步骤、手术时间以及预计失血量；④麻醉师明确患者相关问题；⑤确保切开60分钟内给予合适的抗生素	①护士确认手术方式、器械、止血海绵、缝针数量及手术标本标签正确；②术者、麻醉师及护士共同明确术后治疗措施

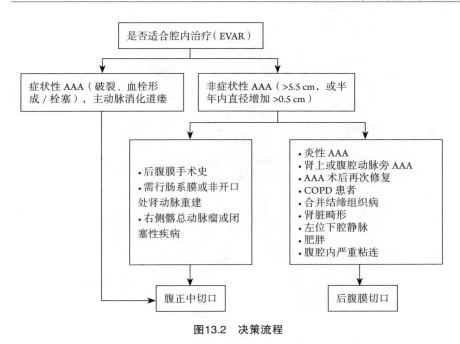

图13.2　决策流程

表13.3　要点与难点	
要点与难点	详解
要点	①合并血管畸形时采用后腹膜入路可能更合适； ②如果侧支静脉循环完整的话，可以在汇入腔静脉水平将左肾静脉分离出来以更好地暴露近端主动脉； ③在瘤腔内结扎肠系膜下动脉，从而远离乙状结肠和左半结肠的侧支血管； ④缝合近端吻合口处的后腹膜； ⑤在开放远端阻断时按压股动脉可以让一些小碎屑流入盆腔的血液循环
难点	①如果近端阻断位置在肾动脉上方，要避免阻断钳的位置移动； ②不论在近、远端吻合口，都要避免将移植物吻合到动脉瘤组织上； ③尽量避免在主动脉分叉及近端髂总动脉处做环形切开，以防损伤静脉、输尿管或副交感神经丛； ④如果是炎性动脉瘤，不应将动脉瘤和十二指肠分离开来； ⑤当腹腔血管有堵塞或盆腔侧支循环不佳时应重建肠系膜下动脉

1.8　手术解剖

手术解剖见图13.3。

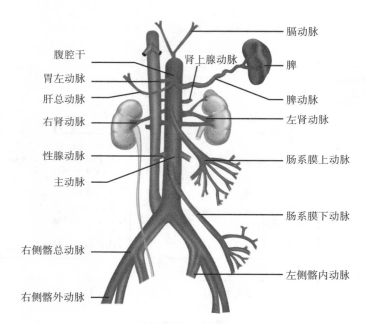

腹腔干
胃左动脉
肝总动脉
右肾动脉
性腺动脉
主动脉
右侧髂总动脉
右侧髂外动脉
肾上腺动脉
膈动脉
脾
脾动脉
左肾动脉
肠系膜上动脉
肠系膜下动脉
左侧髂内动脉

图13.3　手术解剖示意图

主动脉是胸腹腔脏器的主要血供来源。其经横膈膜的主动脉裂孔进入腹腔，并于后腹膜下方沿胸椎前缘下行。动脉瘤可以在腹主动脉的任何一个节段发生，并可以按照其近端的部位被进一步分为肾下、肾周、肾旁或内脏旁动脉瘤。

1.9　体位

手术体位见图13.4。

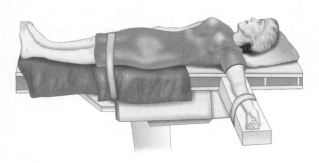

图13.4　体位

患者取仰卧位，一侧或双上肢内收。如果是破裂腹主动脉瘤可以留出双上肢以留置静脉或动脉通路。

1.10 麻醉

（1）对于破裂腹主动脉瘤，应在全麻前完成建立动静脉通路，接心电监护以及消毒铺巾的准备；

（2）对于择期动脉瘤修复术，可考虑采用硬膜外麻醉以减少手术应激以及对心血管功能的需求；

（3）患者如合并冠心病或心瓣膜病，可以利用肺动脉导管辅助监测；

（4）阻断主动脉前进行全身肝素化（50~100 IU/kg），同时定时监测活化凝血时间（activated clotting time，ACT）；

（5）在腹腔动脉或下肢动脉循环重新开放后要注意避免低体温、酸血症和低容量血症。

2 手术

2.1 切口

手术切口见图13.5。

2.2 手术步骤

手术步骤见图13.6~图13.10。

2.3 缝合

缝合见图13.11。

3 术后

3.1 并发症

手术后最常见的并发症包括心血管并发症（心梗，心律失常）、呼吸系统并发症（肺水肿、胸腔积液、呼吸机依赖）、肾脏并发症（急性肾小管坏死）、缺血性结肠炎和切口疝；较少见的并发症是移植物感染或血栓形成、脊髓缺血和主动脉肠瘘形成。

3.2 术后结果

择期手术5年生存率为75%，10年生存率为45%。破裂腹主动脉瘤行急诊手术，围术期死亡率为50%。经腹和经腹膜后入路的择期腹主动脉瘤修复术的主要结局没有显著性差异。

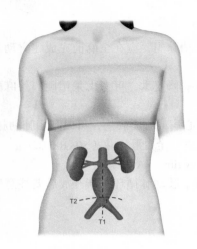

图13.5　手术切口

经腹入路进行的腹主动脉瘤修复术既可以通过标
准的腹正中切口（T1），也可以通过腹主动脉分
叉上方的脐上横切口（T2）。

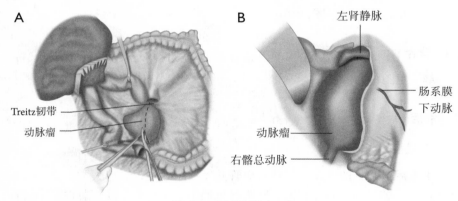

图13.6　手术步骤（一）

（A）后腹膜的解剖示意图。经腹部正中切口进入腹膜腔，首先探查腹腔以排除其他病变，
同时暴露动脉瘤。将大网膜及横结肠翻向头端，分离Treitz韧带以便于推开小肠。将腹腔脏
器用湿纱布垫包裹推至术野外或右上方。然后从主动脉分叉开始，向胰腺下缘于动脉瘤表面
剪开后腹膜。注意结扎动脉瘤表面扩张的静脉和增大的淋巴结。（B）暴露肾上主动脉。在
左肾静脉水平暴露近端瘤颈，髂总动脉水平暴露远端瘤颈。在肠系膜下静脉内侧切开近端瘤
颈，十二指肠靠外侧有利于关腹时用来包裹移植物。在髂总动脉近端切开远端瘤颈时要注意
避免对输尿管、髂静脉及副交感神经造成医源性损伤。损伤左侧髂总动脉前方的上腹下神经
丛可能会导致术后逆行射精。

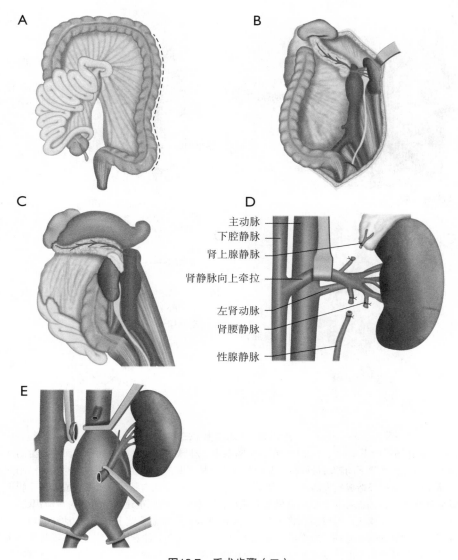

A

B

C

D

主动脉
下腔静脉
肾上腺静脉
肾静脉向上牵拉
左肾动脉
肾腰静脉
性腺静脉

E

图13.7　手术步骤（二）

（A）左侧内脏向内翻转。如果动脉瘤累及肾动脉开口以上的腹主动脉，就可以行经腹左侧内脏内向翻转来获取更好的手术野。首先沿Toldt白线分离外侧腹膜的附着处。（B及C）左侧内脏内向翻转。将左侧结肠及结肠左曲游离后，即可将后腹膜整体从左侧腰部肌肉上分离。然后将胃大弯、脾以及胰体、胰尾向内侧翻转以暴露内脏动脉水平的腹主动脉。左肾既可以向内翻转，也可以保留在后腹膜下方。（D）左肾静脉转位。将左肾静脉游离，并结扎肾上腺、腰以及生殖腺静脉属支，可以更好地暴露肾下腹主动脉。少数情况下，肾静脉可以被拉向主动脉后方，甚至环绕主动脉。（E）游离并离断左肾静脉。如果经肾上腺、腰及生殖腺静脉属支形成的侧支循环完整，可在靠近左肾静脉汇入下腔静脉处离断左肾静脉。

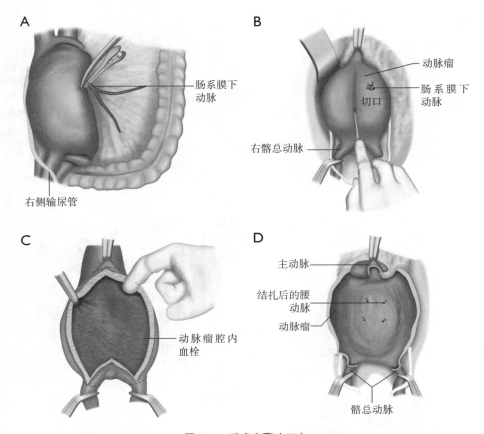

图13.8 手术步骤（三）

（A）结扎肠系膜下动脉（IMA）。在找出肠系膜下动脉后，可以在动脉瘤表面将其游离并离断。结扎肠系膜下动脉时最好在切开动脉瘤壁后从瘤壁内侧结扎，从而减少对左半结肠和乙状结肠侧支循环造成损失的概率。如果影像学检查提示存在内脏动脉闭塞，或者肠系膜下动脉迂曲增粗，那么在腹主动脉瘤修复后应该行肠系膜下动脉重建术。重建时可应用Carrel补片法，借由正常主动脉壁组织将肠系膜下动脉缝合到人工血管壁上。（B）动脉瘤切开。在阻断主动脉或髂总动脉前需行全身肝素化（50~100 IU/kg）。注意阻断钳应夹在没有粥样斑块的主动脉及髂总动脉上，以减少血管损伤及斑块破裂掉落导致栓塞的概率。应先上远端阻断钳，以防止上近端阻断钳时可能导致的栓塞。切开瘤壁时从主动脉分叉开始，向上最远到近端阻断钳远端1 cm的地方。然后在切口近端改做横切口，最后呈"T"字型切口。不论是上阻断钳时还是作吻合时都不应该在有动脉瘤累及的组织上操作，以防远期动脉瘤形成。（C）清除瘤体内血栓。切开瘤壁后以钝性分离的方式将瘤体内血栓清除掉。（D）结扎腰动脉。通常的腰动脉在瘤体内会有返血。此时应该用2-0的丝线对其开口行"8"字缝扎。同样的，主动脉分叉水平的骶骨动脉若有返血，也应以同法缝扎。

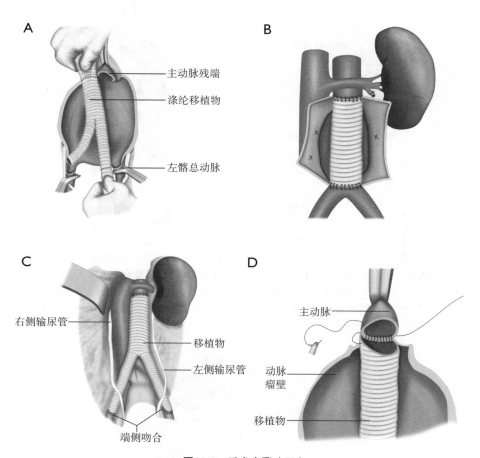

图13.9　手术步骤（四）

（A）确定移植物的尺寸。在确定移植物尺寸前最好要先测量主动脉的尺寸。注意在将移植物和主动脉比对以修剪出时，要将移植物拉直。如果使用的是分叉性人工血管，那么修建时应该多保留主体部分。（B）直筒型人工血管。如果髂总动脉既无扩张也无闭塞性疾病，那么直筒型人工管是更好的选择。在做远端吻合时注意要包含双侧髂总动脉开口。（C）分叉型人工血管。分叉型人工血管的髂支应该以端侧吻合的方式吻合到髂动脉上。注意髂支通过的隧道应该打在输尿管下方，否则可能会压迫输尿管引起炎症反应从而导致严重的输尿管狭窄以及肾积水。（D）近端主动脉吻合口。近端主动脉应该在肾动脉水平做吻合，以预防尚且正常的肾下腹主动脉继续发生退变。吻合时采用3-0聚丙烯缝线作连续缝合，为了确保缝合的强度，主动脉后壁最好能缝两层。如果主动脉组织太脆的话，可以加用特氟龙或者涤纶的垫片。近端吻合结束后，将人工血管阻断，然后缓慢开放主动脉近端阻断以观察缝合是否完整，以及是否需要加固。

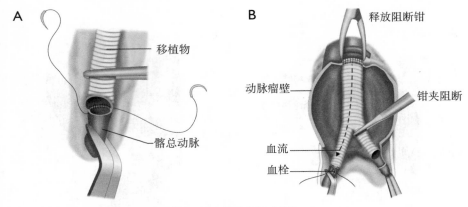

图13.10　手术步骤（五）

（A）远端吻合。如果远端吻合口在远端主动脉上，要注意吻合时包含双侧髂动脉。若远端吻合口不在主动脉，那么髂动脉要优于股动脉，因为其感染和假性动脉瘤形成率更低。当髂动脉有严重的粥样硬化乃至闭塞，或动脉瘤累及髂动脉时，可以选择股动脉进行吻合。

（B）冲洗髂支。第一侧髂支吻合快结束时应该开放近端阻断以将可能的血栓或斑块碎屑冲洗干净。吻合完成后应该缓慢开放远端阻断以免因血管活性物质导致低血压。开放阻断后还可以压迫股动脉从而让残余的栓子进入盆腔血流循环。做对侧吻合时也应遵循同样的步骤。

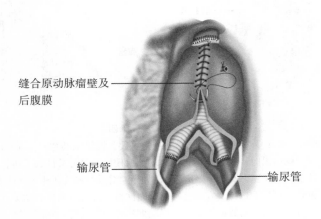

图13.11　关闭切口

关闭切口前要检查降结肠和乙状结肠有无缺血。如果存在肠缺血表现，可以考虑重建肠系膜下动脉。关闭切口时需缝合原动脉瘤壁及后腹膜并包裹人工血管。关闭腹部切口时按常规方法即可，即肌膜/肌层—皮下—皮肤的顺序。关腹时既要牢固又要注意组织的血供，因为开放腹主动脉瘤修复的患者往往有发生腹壁切口疝的倾向。

3.3 出院随访

术后1个月第一次随访；术后1年行影像学检查；其他并发症终身药物治疗。

3.4 专家电子邮箱

邮箱地址：mshames@health.usf.edu

3.5 网络资源/参考文献

（1）www.vascularweb.org
（2）www.ncbi.nlm.nih.gov
（3）www.usfvascularsurgery.com

参考文献

[1] Eagle KA，Berger PB，Calkins H，et al. American College of Cardiology/American Heart Association Guideline Update for Perioperative Cardiovascular Evaluation for Noncardiac Surgery-Executive Summary[J]. Circulation，2002，105：1257-1267.

[2] Cronenwett JL，Johnston KW. Rutherford's Vascular Surgery[M]. 7th ed.Philadelphia: Saunders，2010.

[3] Lederle FA，Wilson SE，Johnson GR，et al. For the Aneurysm Detection and Management (ADAM) Veterans Affairs Cooperative Study Group. Immediate repair compared with surveillance of small abdominal aortic aneurysms[J]. N Engl J Med，2002，346：1437-1444.

[4] Moore WS. Vascular and Endovascular Surgery：A Comprehensive Review[M]. 7th ed. Philadelphia: Saunders，2006.

[5] The UK Small Aneurysm Trial Participants：Mortality results for randomized controlled trial of early elective surgery or ultrasonographic surveillance for small abdominal aortic aneurysms[J]. Lancet，1998，352：1649-1655.

[6] The United Kingdom Small Aneurysm Trial Participants：Long term outcomes of immediate repair compared with surveillance of small abdominal aortic aneurysms[J]. N Engl J Med，2002，346：1445-1452.

译者：刘轶凡，董智慧
审校：尹黎，徐芳芳，董智慧

测试

问题1. 腹主动脉瘤的手术指征不包括（　　　　）

   a. 瘤体最大直径>5.5 cm

   b. 瘤体半年内增大超过0.5 cm

   c. 瘤体半年内增大超过1 cm

   d. 动脉瘤破裂

问题2. 哪种情况下优先选择经腹入路（　　　　）

   a. 急性腹主动脉瘤破裂且血流动力学不稳定

   b. 6.5 cm的肾下腹主动脉瘤，同时需要非开口处的肾动脉重建

   c. 6.0 cm的肾下腹主动脉瘤，双侧髂外动脉闭塞

   d. 以上都是

问题3. 能协助暴露肾下腹主动脉瘤上极的术式不包括（　　　　）

   a. 分离Treitz韧带及后腹膜

   b. 左侧内脏内向翻转

   c. 切断横结肠系膜

   d. 在肾静脉汇入腔静脉处将其切断

问题4. 在暴露肾下腹主动脉瘤上极时未能观察到明显的左肾静脉说明（　　　　）

   a. 先天性左肾静脉缺如

   b. 肾静脉解剖畸形

   c. 还需要继续暴露瘤颈

   d. 需要暴露并游离下腔静脉

问题5.哪种情况下需要重建肠系膜下动脉（　　　　）

   a. 腹腔干及肠系膜上动脉严重闭塞

   b. 关腹时观察到结肠颜色灰暗

   c. 肠系膜下动脉迂曲增粗

   d. 以上所有

第十四章　腹主动脉瘤修复术：腹膜后入路

Charles Bailey, Murray Shames

1　术前准备

1.1　适应证与禁忌证

　　症状性腹主动脉瘤包括：出现破裂或先兆破裂迹象；出现血栓形成或栓塞并发症；压迫周围组织器官并出现相应症状；主动脉消化道瘘或主动脉下腔静脉瘘导致的先兆出血。

　　无症状性腹主动脉瘤：最大直径>5.5 cm；直径半年增加超过0.5 cm或一年内增加超过1 cm。

　　禁忌证包括因严重心肺并发症无法耐受气管插管[1]。

1.2　循证证据

　　已有的两项随机临床试验，美国退伍军人事务部动脉瘤监测及治疗试验，以及英国小动脉瘤试验，比较了直径在4.0~5.5 cm的动脉瘤中，密切监测与早期治疗的差异。在这两项试验中，行早期修复的患者和行密切监测直到出现症状性动脉瘤或动脉瘤直径>5.5 cm再行动脉瘤修复术的患者，二者的生存率没有显著差异。

　　英国小动脉瘤试验的数据显示女性是动脉瘤破裂的独立危险因素，提示女性腹主动脉瘤患者的手术治疗标准应为>5 cm。

　　与经腹入路相比，前瞻性随机对照研究显示经腹膜后入路手术的患者具有更短的住院时间以及更低的麻痹性肠梗阻发生率，而围术期心血管事件的发生率无明显差异[2-9]。

1.3　手术器械

（1）一般开腹器械；

（2）血管阻断钳包；

（3）人工血管；

（4）Bookwalter、Omni 或Thompson牵开器（图14.1）；

（5）Bovie电刀；

（6）Cell Saver自体血回输系统。

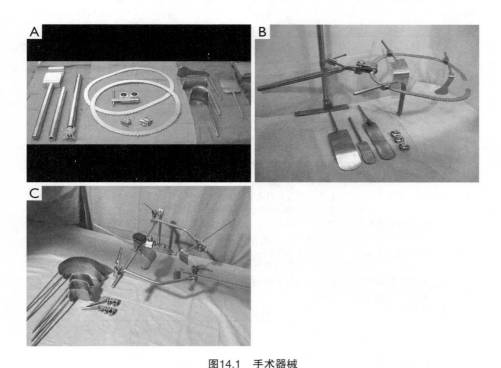

图14.1　手术器械

（A）Bookwalter牵开器；（B）Omni牵开器；（C）Thompson牵开器。

1.4　术前准备与风险评估

术前准备包括：①术前胸腹及盆腔CT平扫；②双下肢血管超声以评估是否存在股–腘动脉瘤；③心肺风险评估（表14.1）。

表14.1　风险评估

低风险	中等风险	高风险
①年龄<80岁； ②美国心脏病学会术前心血管风险评估无或低风险：异常心电图、心律失常、脑血管事件史、心功能低、未控制的高血压[1]； ③非炎症性肾下腹主动脉瘤	①年龄>80岁； ②美国心脏病学会术前心血管风险评估中等风险：轻度心绞痛、心梗病史或心电图可见病理性Q波、心衰病史或代偿性心衰、糖尿病、肾功能不全 ③COPD，FEV1>1 L/s； ④肾旁、肾上或炎性腹主动脉瘤	①年龄>80岁； ②美国心脏病学会术前心血管风险评估高风险：不稳定冠脉综合征（急性或近期发作的心梗、不稳定或严重心绞痛）、失代偿性心衰、严重心律失常（高度房室传导阻滞、症状性室性心律失常、心律未控制的室上性心律失常）、心瓣膜病； ③吸氧依赖性COPD，且FEV1<1 L/s； ④Pugh-Child分级B或C级肝衰竭

1.5　术前核查

术前应用β受体阻滞药以降低心血管事件风险。其他术前核查见表14.2。

表14.2　术前核查

入手术室	手术开始	出手术室
①确认患者、手术方式、部位、知情同意书； ②麻醉师再次行心肺风险评估； ③复核过敏反应，确认已应用β受体阻滞药； ④确认已有足够的静脉通路、血流动力学监测设备以及足够的血制品	①手术参与者自我介绍及明确分工； ②术者、麻醉师及护士再次确认患者、手术部位及手术方式正确； ③术者明确关键步骤、手术时间以及预计失血量； ④麻醉师明确患者相关问题； ⑤确保切开后60 min内给予合适的抗生素	①护士确认手术方式、器械、止血海绵、缝针数量及手术标本标签正确； ②术者、麻醉师及护士共同明确术后治疗措施

1.6　决策流程

决策流程见图14.2。

1.7　要点与难点

该技术的要点与难点，见表14.3。

1.8　手术解剖

手术解剖见图14.3。

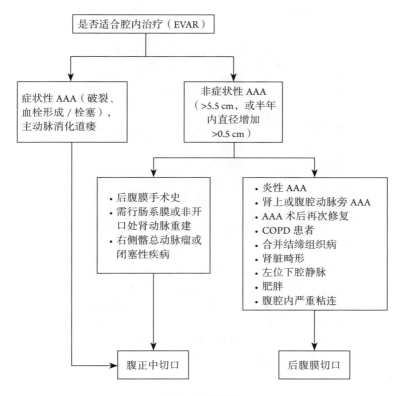

14.2 决策流程

表14.3 要点与难点	
要点与难点	详解
要点	①经腹膜后入路中合适的患者体位对主动脉暴露很重要； ②合并肾血管畸形时采用后腹膜入路可能更合适； ③为了暴露内脏动脉区的主动脉，可以考虑切断左膈脚； ④使用分叉性人工血管时注意髂支隧道要打在输尿管下方； ⑤左肾动脉重建既可采用 Carrel 补片，也可以使用人工血管原位移植
难点	①如果近端阻断位置在肾动脉上方，要避免阻断钳的位置移动； ②不论在近、远端吻合口，都要避免将移植物吻合到动脉瘤组织上； ③尽量避免在主动脉分叉及近端髂总动脉处做环形切开，以防损伤静脉、输尿管或副交感神经丛； ④如果是炎性动脉瘤，不应将动脉瘤和十二指肠分离开来； ⑤注意避免损失切口处的肋间神经以防术后切口疝

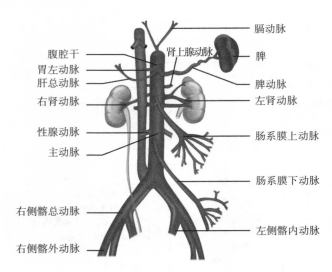

膈动脉

腹腔干

肾上腺动脉

脾

胃左动脉

肝总动脉

脾动脉

右肾动脉

左肾动脉

性腺动脉

肠系膜上动脉

主动脉

肠系膜下动脉

右侧髂总动脉

左侧髂内动脉

右侧髂外动脉

图14.3　手术解剖示意图

主动脉是胸腹腔脏器的主要血供来源。其经横膈膜的主动脉裂孔
进入腹腔，并于后腹膜下方沿胸椎前缘下行。动脉瘤可以在腹主
动脉的任何一个节段发生，并可以按照其近端的部位被进一步分
为肾下、肾周、肾旁或内脏旁动脉瘤。

1.9　体位

手术体位见图14.4。

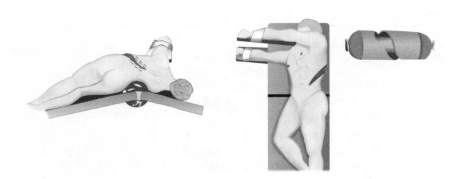

图14.4　体位

一个真空抽吸、自塑形的泡沫垫和一张可以灵活调节的手术台对于保持患者体位稳
定十分重要。在气管插管、中心静脉置管以及心电监护连接完成后，患者呈右侧卧
位。肩部与身体呈45°，左上肢伸展固定，躯干稍弯曲，使髋部及以下与手术台平
行，同时垫高肾区，从而使左侧肋缘与髂嵴之间尽可能展开。

1.10　麻醉

（1）插管完成后，注意检查静脉通路以及心电监护，以避免被右侧卧位影响；

（2）一般而言，即便在经后腹膜入路修复Ⅳ型胸腹主动脉瘤的情况下，也无须使用双腔气管导管；

（3）患者如合并冠心病或心瓣膜病，可以利用肺动脉导管辅助监测；

（4）阻断主动脉前进行全身肝素化（50~100 IU/kg），同时定时监测活化凝血时间；

（5）在腹腔动脉或下肢动脉循环重新开放后要注意避免低体温、酸血症和低容量血症。

2　手术过程

2.1　切口

手术切口见图14.5。

2.2　步骤

手术步骤见图14.6 ~ 图14.8。

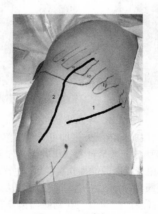

图14.5　手术切口

手术切口始于第10肋间并向内延伸，平脐水平止于腹直肌外缘。以电刀逐层切开腹外斜肌、腹内斜肌及腹横肌。如需更好暴露盆腔的话也可向下切开部分腹直肌。切开腹横筋膜后，可以见到腹后膜及腹腔器官，向内上方推开腹腔器官及后腹膜即可进入腹膜后间隙。这种手术入路能在暴露肾下腹主动脉的同时暴露左侧髂外动脉远端以及右侧髂总动脉中部。

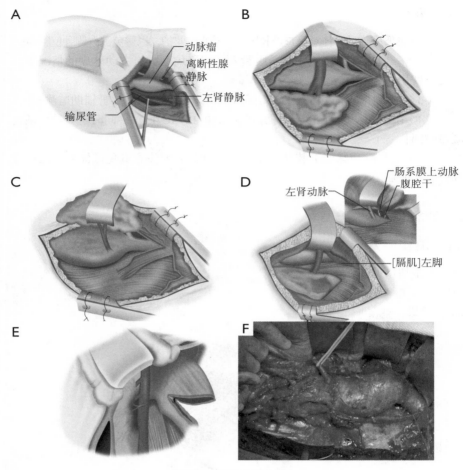

图14.6　手术步骤（一）

（A）暴露肾下腹主动脉。将后腹膜向内上方推即可看到左侧腰肌。沿肾筋膜和后腹膜间的无血管区剪开。注意沿左侧髂动脉分叉至肾盂找出并游离左侧输尿管。在游离输尿管时可以包含其周围组织及脂肪，以免造成医源性损伤。（B）左肾后置。沿肾筋膜和后腹膜间的无血管区剪开后，即可将位于腹膜后间隙中的左肾后置，从而完全暴露出左肾静脉，以及肾脏水平的主动脉。（C）左肾前内侧移位。在动脉瘤累及肾脏水平主动脉，需要行肾动脉重建，或为进一步暴露腹腔干近端主动脉做准备时，可以将左肾向前内侧移位。此时应结扎性腺、肾上腺、肾及腰静脉以免在移位时造成医源性损伤。（D）暴露腹腔干近端主动脉。经后腹膜入路可以将腹腔干近端腹主动脉暴露至降主动脉水平。首先将膈肌与后腹膜钝性分离开，当向内分离至主动脉附近时可以用电刀离断左膈脚以扩大主动脉裂孔，并暴露出腹腔干近端的主动脉。（E）暴露内脏动脉。在向内上方推开后腹膜及内脏器官，切断左膈脚并游离开主动脉表面的淋巴组织以及结缔组织后即可很轻松地游离并控制内脏动脉。（F）腹膜后主动脉的暴露。这张术中的照片显示的是经腹膜后入路暴露主动脉，以及切断膈脚以控制腹腔干水平以上的主动脉。游离并套带的是左肾动脉，以备之后行左肾动脉重建。

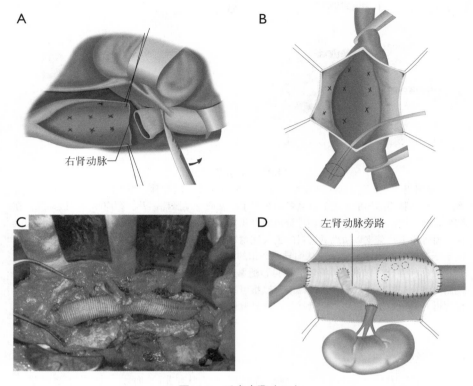

右肾动脉

左肾动脉旁路

图14.7 手术步骤（二）

（A）切开瘤壁。阻断主动脉或髂动脉前需行全身肝素化（50~100 IU/kg）。注意阻断钳应夹在没有粥样斑块的主动脉及髂动脉上，以减少血管损伤及斑块破裂掉落导致栓塞的概率。应先上远端阻断钳，以防止上近端阻断钳时可能导致的栓塞。切开瘤壁时从主动脉分叉开始，向上最远到远端阻断钳远端1 cm的地方。然后在切口近端改做横切口，最后呈"T"字型切口。不论是上阻断钳时还是作吻合时都不应该在有动脉瘤累及的组织上操作，以防远期动脉瘤形成。切开瘤壁后以钝性分离的方式将瘤体内血栓清除掉。返血的腰动脉，骶正中动脉及肠系膜下动脉应以"8"字缝合法用丝线从瘤体内部缝扎。（B）球囊阻断髂动脉。以腹膜后入路暴露以及控制右侧髂总动脉可能比较困难，此时可以用球囊来阻断右髂动脉。（C）直筒型人工血管。在确定移植物尺寸前最好要先测量主动脉的尺寸。注意在将移植物和主动脉比对以修剪出足够长度的移植物时，要将移植物拉直。首先从近端开始作吻合，注意避免吻合在已形成动脉瘤或已有瘤样扩张的组织上，以免造成远期动脉瘤形成。使用3-0的聚丙烯缝线作连续缝合，吻合后壁时可以缝合两层以使吻合更加牢固。如果主动脉组织太脆还可以加用特氟龙或涤纶补片。近端吻合完成后，阻断人工血管并短暂开放近端阻断以观察吻合是否可靠，如果需要可以继续加固。这张术中照片显示的是以直筒型人工血管行腹主动脉瘤修复，同时以主动脉壁做成Carrel补片行肾动脉移植。（D）左肾动脉旁路。左肾动脉重建也可以采用原位血管旁路的方法。首先在原肾动脉上剪出一个斜面，然后修剪出适当尺寸的人工血管（直径一般为6 mm），再与肾动脉作端侧吻合。

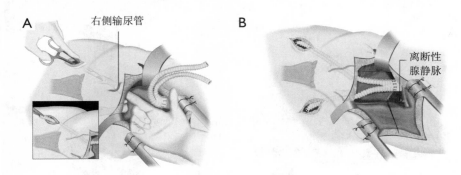

图14.8　手术步骤（三）

（A）分叉型人工血管。远端吻合时优先选择髂动脉而非股动脉，因为髂动脉吻合口的感染率和假性动脉瘤的形成率更低。若髂动脉严重闭塞或有动脉瘤累及，则应吻合在股动脉。在髂外动脉及股动脉的前方，以钝性分离的方式打通供髂支通过的隧道。可以从股动脉切口处伸入血管钳牵拉髂支以协助其通过隧道。注意髂支通过的隧道应该打在输尿管下方，否则可能会压迫输尿管引起炎症反应从而导致严重的输尿管狭窄以及肾积水。（B）远端股动脉吻合。股动脉吻合口以常规方法吻合即可，通常使用5-0或6-0的聚丙烯缝线作连续缝合。第一侧髂支吻合快结束时应该开放近端阻断以将可能的血栓或斑块碎屑冲洗干净。吻合完成后应该缓慢开放远端阻断以免因血管活性物质导致低血压。

2.3　缝合

　　采用腹膜后入路时，无法观察降结肠及乙状结肠的血供。如果需要的话，可以切开后腹膜以观察肠子的血供。如果在分离膈肌脚的过程中打开过胸腔，需要在关闭切口时放置胸管。注意应缝合动脉瘤壁以包裹人工血管。关闭切口时可以将手术台恢复原位，抽走腰部的垫子以便作缝合。外侧的腹壁应作两层间断缝合。内层包括腹横筋膜以及腹内斜肌、腹外斜肌单独缝合。关腹时既要牢靠又要注意组织的血供，因为开放腹主动脉瘤修复的患者往往有发生腹壁切口疝的倾向。

3　术后

3.1　并发症

　　术后最常见并发症包括：心血管并发症（心梗、心律失常）、呼吸系统并发症（肺水肿、胸腔积液、呼吸机依赖）、肾脏并发症（急性肾小管坏死）、缺血性结肠炎和切口疝。

　　术后较少见的并发症包括：移植物感染或血栓形成、脊髓缺血和主动脉消化道瘘形成。

3.2　术后结果

择期手术5年及10年生存率分别约为75%及45%；住院时间更短，术后麻痹性肠梗阻发生率更低。

3.3　出院随访

术后1个月第一次随访；术后1年行影像学检查；其他并发症终身药物治疗。

3.4　专家电子邮箱

邮箱地址：mshames@health.usf.edu

3.5　网络资源/参考文献

（1）　www.vascularweb.org
（2）　www.ncbi.nlm.nih.gov
（3）　www.usfvascularsurgery.com

参考文献

[1]　Eagle KA, Berger PB, Calkins H, et al. American College of Cardiology/American Heart Association Guideline Update for Perioperative Cardiovascular Evaluation for Noncardiac Surgery-Executive Summary[J]. Circulation, 2002, 105: 1257-1267.

[2]　Cambria RP, Brewster DC, Abbott WM. Transperitoneal versus retroperitoneal approach for aortic reconstruction: a randomized prospective study[J]. J Vasc Surg, 1990, 11(2): 314-325.

[3]　Cronenwett JL, Johnston KW. Rutherford's Vascular Surgery[M]. 7th ed. Philadelphia: Saunders, 2010.

[4]　Darling RC III, Shah DM, McClellan WR. Decreased morbidity associated with retroperitoneal exclusion treatment for abdominal aortic aneurysm[J]. J Cardiovasc Surg (Torino), 1992, 33(1): 65-69.

[5]　Lederle FA, Wilson SE, Johnson GR, et al. For the Aneurysm Detection and Management (ADAM) Veterans Affairs Cooperative Study Group. Immediate repair compared with surveillance of small abdominal aortic aneurysms[J]. N Engl J Med, 2002, 346: 1437-1444.

[6]　Moore WS. Vascular and Endovascular Surgery, A Comprehensive Review[M]. 7th ed. Philadelphia: Saunders, 2006.

[7]　Sicard GA, Reilly JM, Rubin BG, et al. Transabdominal versus retroperitoneal incision for abdominal aortic surgery: report of a prospective randomized trial[J]. J Vasc Surg, 1995, 21(2): 174-181.

[8]　The UK Small Aneurysm Trial Participants: mortality results for randomized controlled trial of early elective surgery or ultrasonographic surveillance for small abdominal aortic

aneurysms[J]. Lancet, 1998, 352: 1649-1655.

[9]　The United Kingdom Small Aneurysm Trial Participants: long term outcomes of immediate repair compared with surveillance of small abdominal aortic aneurysms[J]. N Engl J Med, 2002, 346: 1445-1452.

译者：刘轶凡，董智慧
审校：尹黎，须欣，董智慧

测试

问题1. 下列哪一个不是经腹膜后入路行腹主动脉修复的相对适应证（　　　）

  a. 左位下腔静脉

  b. 尿路或肠造口

  c. 炎性动脉

  d. 动脉瘤破裂

问题2. 下列哪一项更适合采用经腹膜后入路（　　　）

  a. 急性主动脉破裂合并血流动力学不稳定

  b. 肥胖症患者合并腹部中线上的肠造口

  c. 患者有左侧腹膜后肿瘤切除史

  d. 7 cm的肾下腹主动脉瘤合并主动脉消化道瘘

问题3. 对比经腹途径，腹膜后入路有何优势（　　　）

  a. 更短的住院时间

  b. 术后麻痹性肠梗阻发生率更低

  c. 更少的呼吸系统并发症

  d. 以上都是

问题4. 腹膜后入路的缺点包括（　　　）

  a. 可能损伤切口处的肋间神经，造成切口疝

  b. 无法直接探查腹膜腔内容物

  c. 无法游离右髂总动脉的远端

  d. 以上都是

问题5. 下列哪一项在行分叉性人工血管移植术时是必要的（　　　）

  a. 将髂支上多余的部分剪掉

  b. 先行远端吻合再行近端吻合

  c. 在输尿管下方作隧道

  d. 采用经闭孔旁路术以防止作腹股沟切口

第十五章　主双股旁路术

Lindsay Gates, Jeffrey Indes

1　术前准备

1.1　适应证

主双股旁路术的适应证为泛大西洋协作组织共识（TASC）C/D级缺血性静息痛或下肢组织破溃的主髂闭塞性疾病。

1.2　循证证据

两个大型Meta分析结果显示主双股旁路术的30天并发症和死亡率为4%[1]。几个单中心研究发现30天死亡率为1%[2-3]。60岁以上患者5年累积通畅率约为96%，年轻的和主动脉直径较细的患者更易出现远期的移植物闭塞[1,4]。

1.3　手术器械

（1）血管外科手术器械包，包含各类血管阻断钳；

（2）自动固定的腹腔牵开器，例如Omni、Bookwalter、Balfour（图15.1）；

（3）腹部大切口手术器械包；

（4）涤纶或PTEE分叉型移植物；

（5）电刀；

（6）自体血回收系统。

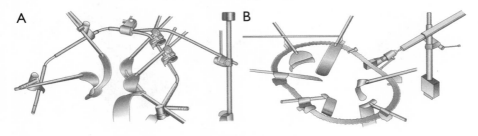

图15.1　自动固定的腹腔牵开器

（A）Omni牵开器；（B）Bookwalter牵开器。

1.4　术前准备与风险评估

术前准备包括腹部、盆部和双下肢的CT血管成像，评估并改善心肺功能。

风险评估见表15.1。

表15.1　风险评估

低风险	中等风险	高风险
①年龄＜80岁； ②没有或轻度ACC（美国心脏协会）围术期心血管风险提高的临床危险因素，包括异常的EKG、心律失常、脑血管意外史、心功能容量低、难治性高血压； ③与年龄相称的多器官功能状态； ④不吸烟	①年龄＞80岁； ②中度ACC临床危险因素，包括轻度心绞痛、既往的EKG提示心肌梗死或病理性Q波、心衰代偿期或心衰病史，糖尿病、肾功能不全； ③COPD	①年龄＞80岁； ②重度ACC临床危险因素，包括不稳定型冠脉综合征（急性或近期的心肌梗死、不稳定型或重度心绞痛）、心衰失代偿期、严重的心律失常（高度房室传导阻滞、有症状的室性心律失常、难治性室上性心动过速）、心脏瓣膜病； ③COPD伴FEV1<1 L/s，或氧依赖性； ④肝功能衰竭Child-Pugh B或C级[5]

1.5　术前核查

术前核查的详细步骤和内容，见表15.2。

1.6　决策流程

决策流程见图15.2。

表15.2　术前核查

入手术室	手术开始	出手术室
①确认患者、手术部位、手术方式和手术知情同意书； ②麻醉师再次评估心肺风险； ③回顾过敏史； ④确保足够的静脉通路、血流动力学监测设备以及足够的血制品	①所有手术室的工作人员、手术团队和麻醉团队介绍自己和承担的职责； ②外科医生、麻醉师和护士再次确认患者身份、手术部位和手术方式； ③麻醉师再次检查术中需要特别关注的患者情况； ④确认器械消毒； ⑤切开前60 min内给予合适的抗生素	①护士确认手术操作完成，核对器械/纱布/针的数量，检查手术标本标签； ②外科医生、麻醉师和护士复核术后管理要点

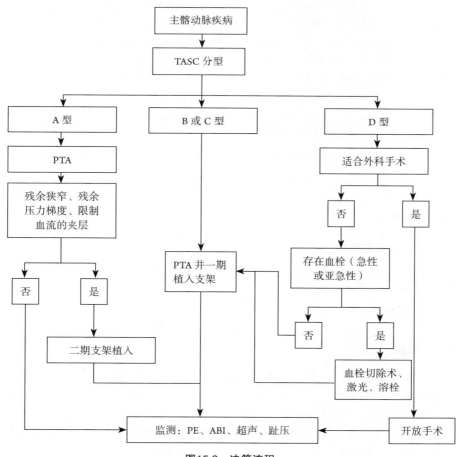

图15.2　决策流程

1.7 要点与难点

该项技术的要点与难点，见表15.3。

表15.3 要点与难点

要点与难点	详解
要点	①若血栓或严重的钙化导致主动脉或髂动脉的阻断困难，可采用腔内球囊扩张阻断血流；
	②如伴行的静脉与动脉紧密相连，必要时在腔静脉处离断左肾静脉以充分暴露近端主动脉；
	③对于不对称性斑块，应将软斑块与硬斑块对夹以降低栓塞和阻断损伤的风险；
	④近端行端端吻合：近端残余病变行内膜剥脱以获得较好的流入道，减少湍流；
	⑤若髂外动脉闭塞，应行端侧吻合维持肠系膜下和髂内动脉的前向血流；若只有主动脉或髂总动脉闭塞，建议行端端吻合；
	⑥切勿残留病变的股总动脉，应切除病变的动脉，将移植物吻合至股深动脉开口保证流出道的通畅
难点	①术前影像学评估注意是否存在血管异常解剖（比如副肾动脉）；
	②尽可能避免移植物与炎性主动脉组织吻合；
	③避免过多游离主动脉分叉和左侧髂动脉近端的前方组织，因为该区域分布调节男性勃起和射精的自主神经；
	④如果近端移植物过度前突，或无组织覆盖在其表面，可能会导致十二指肠后部穿孔

1.8 手术解剖

手术解剖见图15.3。

1.9 体位

手术体位见图15.4。

1.10 麻醉

建立足够的静脉通道，监测动脉血压，术前给予抗生素；对可接受的患者行硬膜外置管麻醉；大部分患者需行气管插管全身麻醉；冠脉粥样硬化或瓣膜病患者应用肺动脉导管辅助监测生命体征。主动脉阻断前予以全身肝素化（50~100 IU/kg），监测患者活化凝血时间及凝血功能。避免低温、酸中毒和低血容量，防止重建内脏或下肢动脉后潜在的血流动力学并发症。

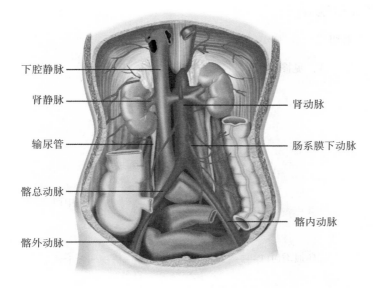

下腔静脉

肾静脉

输尿管

髂总动脉

髂外动脉

肾动脉

肠系膜下动脉

髂内动脉

图15.3　手术解剖示意图

肾下腹主动脉的起点毗邻第2腰椎上缘，向下延伸至平第4腰椎的腹主动脉分叉部。成对的腰动脉从主动脉后部发出，肠系膜下动脉作为这一段唯一的分支动脉从腹主动脉的左前方发出。性腺血管和输尿管在椎骨旁间隙与腰肌伴行向下跨髂血管前方进入盆部。

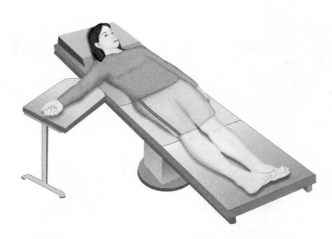

图15.4　手术体位

2 手术过程

2.1 手术切口

手术切口，见图15.5。

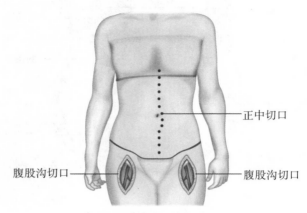

正中切口

腹股沟切口

腹股沟切口

图15.5 手术切口

2.2 手术步骤

手术步骤，见图15.6~图15.8。

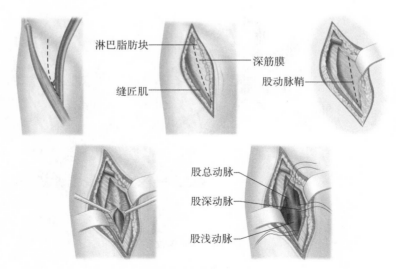

淋巴脂肪块

深筋膜

缝匠肌

股动脉鞘

股总动脉

股深动脉

股浅动脉

图15.6 手术步骤（一）

沿双侧腹股沟髂前上棘至耻骨结节中1/3切开皮肤和皮下组织，探查股总动脉、股深动脉和股浅动脉，并将其从周围组织中完全游离出来。

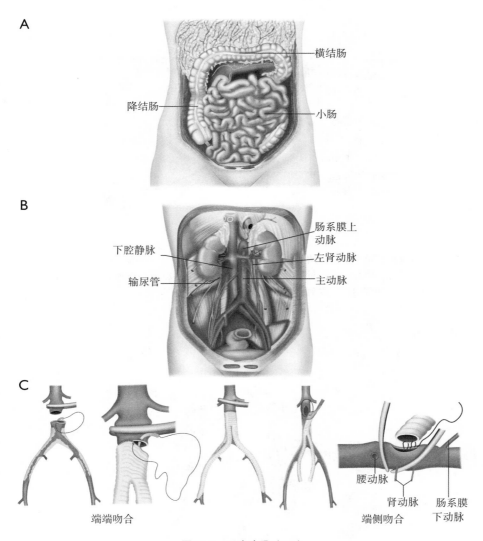

图15.7　手术步骤（二）

（A）从剑突下至耻骨上，腹正中切口进入腹腔，先行腹腔探查，触诊胃部确认鼻胃管在位。将横结肠向上翻起，离断屈氏韧带移动十二指肠，用腹腔牵开器将小肠固定在右侧。（B）切开主动脉表面的后腹膜，继续向近端探查至左肾静脉，游离主动脉至左肾静脉下缘，准备阻断，远端继续向下切开后腹膜至腹主动脉分叉水平。（C）建立双侧股总动脉至主动脉分叉的通道，注意通道要建立在髂血管的前方，但是要在输尿管的后方。左侧的通道经过乙状结肠系膜后方时，适度地向后靠一点。用光滑的主动脉阻断钳将湿胶带或烟卷引流条穿过通道做标记。随后注射肝素（存在肝素诱导性血小板减少症患者使用直接凝血酶抑制药）全身抗凝（75~100 IU/kg）。5分钟后，近端在左肾静脉下缘阻断主动脉，远端平肠系膜下动脉水平阻断。如果进行端端吻合，在近端阻断处下方横断主动脉，离断的主动脉前后两层对吻缝合。如果行端侧吻合，则纵向切开主动脉2~3 cm后行近端吻合。

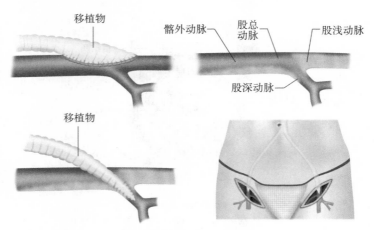

图15.8 手术步骤（三）

将分支型移植物的左右两只腿穿过各自的通道。阻断股总动脉、股深动脉和股浅动脉。股总动脉纵行切开，若存在明显的股浅动脉病变则延伸至股深动脉，后行端侧吻合。股动脉返血，前向血流充盈移植物。

2.3 缝合

缝合，见图15.9。

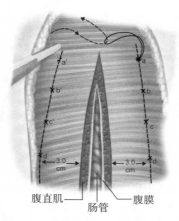

图15.9 缝合

关闭切口前评估远端灌注。鱼精蛋白中和肝素（最佳剂量1 mg鱼精蛋白中和100 IU循环肝素）。关闭近端吻合口和十二指肠后方的主动脉表面的后腹膜。如果没有足够的后腹膜遮盖十二指肠后方的吻合口，可用大网膜隔绝移植物与小肠。移除腹腔撑开器，关闭腹部筋膜和皮肤，随后逐层关闭腹股沟切口。

3　术后

3.1　并发症

术后并发症分为早期并发症和远期并发症，见表15.4。

表15.4　术后并发症	
早期并发症	远期并发症
①心血管并发症；②急性肾衰竭；③性功能障碍；④出血；⑤切口感染；⑥切口开裂；⑦下肢缺血；⑧移植物血栓；⑨肠道缺血	①移植物血栓；②移植物感染；③动脉肠道瘘；④吻合口假性动脉瘤

3.2　术后结果

术后5年通畅率为80%~96%，95%的患者诉术后症状缓解或完全缓解，5年后症状缓解率降至80%。

3.3　出院随访

术后2~3周随访评估切口状况，定期超声检查监测移植物的通畅情况，终身药物治疗合并症。

3.4　专家电子邮箱

邮箱地址：Jeffrey.indes@yelu.edu

3.5　网络资源/参考文献

（1）www.vascularweb.org

（2）www.mcbi.nim.nih.gov

（3）Cronenwett JL，Johnston KW. Rutherford's Vascular Surgery[M]. 7th ed. Philadelphia，PA：Saunders，2010.

（4）Moore WS. Vascular and Endovascular Surgery，A Comprehensive Review[M]. 7th ed. Philadelphia：Saunders，2006.

参考文献

[1]　Onohara T，Komori K，Kume M，et al. Multivariate analysis of long-term results after aortobifemoral bypass in patients with aortoiliac occlusive disease[J]. J Cardiovasc Surg，2001，42：381.

[2]　DeVries SO，Hunink MGM，et al. Results of aortic bifurcation grafts for aortoiliac occlusive

disease: a meta-analysis[J]. J Vasc Surg, 1997, 26: 558-569.

[3]　McDaniel MD, Macdonal PD, Haver RA, et al. Published results of surgery for AIOD[J]. Ann Vasc Surg, 1997, 11: 425.

[4]　Reed AB, Conte MS, Donaldson MC, et al. The impact of patient age and artic size on the results of aortobifemoral bypass grafting[J]. J Vasc Surg, 2003, 37: 1219-1225.

[5]　Fleisher L, Beckman J, Brown K, et al. American College of Cardiology/American Heart Association Guideline Update for Perioperative Cardiovascular Evaluation for Noncardiac Surgery——Executive Summary[J]. Circulation, 2002, 105: 1257-1267.

译者：周旻，石赟
审校：尹黎，顾政，董智慧

测试

问题1. 进行主双股旁路术时，决定进行端侧吻合的主要依据是（　　　）

　　a. 钙化的主动脉

　　b. 闭塞的肠系膜下动脉

　　c. 血栓延伸至肾动脉

　　d. 保护主动脉前向血流

问题2. 进行主双股旁路术时，决定进行端端吻合的主要依据是（　　　）

　　a. 钙化的主动脉

　　b. 闭塞的肠系膜下动脉

　　c. 血栓延伸至肾动脉

　　d. 保护主动脉前向血流

问题3. 分叉型移植物两只腿建立通道时，应该选择什么通路（　　　）

　　a. 皮下

　　b. 穿过腹股沟韧带

　　c. 输尿管解剖学下方

　　d. 输尿管解剖学上方

答案：　　1.d　　2.c　　3.c

151

第十六章　主髂动脉血管成形术

Lindsay Gates, Jeffrey Indes

1　术前准备

1.1　适应证

存在影响活动的间歇性跛行、静息痛和（或）组织破溃的主髂动脉疾病患者，以及TASC A和B级主髂动脉疾病和部分TASC C级患者可以行主髂动脉血管成形术。

1.2　循证证据

经皮血管成形术后4年一期通畅率为58%~86%[1]，经皮腔内血管成形术（PTA）的并发症发生率为3%~7.9%[1-2]，对吻髂动脉支架治疗主动脉分叉病变3年一期通畅率为78%，二期通畅率为98%[2-3]。

1.3　手术器械

（1）固定或可移动的显影设备；

（2）穿刺针和导丝；

（3）0.035英寸导丝；

（4）Lunderquist导丝；

（5）猪尾巴造影导管；

（6）各种类型鞘；

（7）各种类型球囊和自膨式支架；

（8）对于难以通过的病变还需准备各种类型导丝和导管。

1.4 术前准备与风险评估

术前准备包括超声、CT血管造影，有时需传统的血管造影，进行心肺功能风险评估（见表16.1）以及相关并发症的药物治疗。

表16.1 风险评估		
低风险	中等风险	高风险
①年龄<80岁； ②没有或轻度ACC（美国心脏协会）围术期心血管风险提高的临床危险因素，包括异常的EKG、心律失常、脑血管意外史、心功能能容量低、难治性高血压； ③无吸烟史	①年龄>80岁； ②中度ACC临床危险因素，包括轻度心绞痛、既往的EKG提示心肌梗死或病理性Q波、心衰代偿期或心衰病史、糖尿病、肾功能不全； ③COPD且FEV1>1 L/s； ③扭曲或高度钙化的血管	①年龄>80岁； ②重度ACC临床危险因素，包括不稳定型冠脉综合征（急性或近期的心肌梗死、不稳定型或重度的心绞痛）、心衰失代偿期、严重的心律失常（高度房室传导阻滞、有症状的室性心律失常、难治性室上性心动过速）、心脏瓣膜病[4]； ③氧依赖性COPD且FEV1<1 L/s； ④Child-Pugh B或C级肝衰竭； ⑤并发症（年龄、吸烟、冠脉疾病、COPD、慢性肾病）； ⑥扭曲、高度钙化的血管、动脉闭塞

1.5 术前核查

术前核查的详细内容，见表16.2。

表16.2 术前核查		
入手术室	手术开始	出手术室
①确认患者和拟行的术式； ②确认心肺风险评估已完成； ③复核过敏反应和药物史； ④复核患者INR和血小板水平以及肾功能； ⑤确保足够的静脉通路及血流动力学检测设备	①工作人员自我介绍和手术中承担的角色； ②术者和护士再次确认患者和手术方式； ③明确手术关键步骤； ④必要时围术期予以抗生素； ⑤确认器械均已备齐	①术者和护士确认手术操作完成，核对器械数量，以及造影剂用量和透视时间

1.6 决策流程

决策流程，见图16.1。

1.7 要点与难点

该技术的要点与难点，见表16.3。

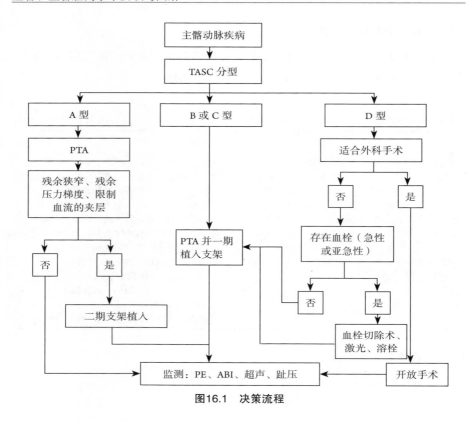

图16.1　决策流程

表16.3　要点与难点	
要点与难点	详解
要点	①几何学不匹配是指主髂动脉支架成形术后主动脉管腔（支架植入的部分包括病变和无病变段）与支架的最终形态之间的不适合（图16.2）。导致这种不匹配的因素包括主动脉的解剖和形态（直形vs倒锥形），远端主动脉的解剖，以及动脉粥样硬化病变的形态和程度[3]。 ②可以采取一些措施来减小对吻支架与主动脉壁之间的死腔，包括选择合适的大号支架确保尽可能填充死腔。采用节段式管腔顺应性镍钛合金支架更易达到效果。在使用网状支架如Wallstent或球扩式支架的情况下，当支架选择合适时会出现与双筒形相反的镜面D形（图16.3）[3-4]。 ③主要有两种支架重建方式：对接型和交叉型（图16.4A）。主髂动脉重建的方式应当根据每个患者病变的形态个体化制定。比如，对于单侧或双侧髂总动脉开口狭窄，采用自膨式或球扩式支架（局部短段病变）对接型重建分叉病变。 ④当病变累及远端主动脉或髂动脉病变累及远端主动脉，使用一体式主动脉支架系统时尽可能紧邻主动脉分叉，低于肾动脉水平释放，以避免影响未来开放手术治疗的可能（图16.4B）
难点	①在使用交叉型支架时，植入的成对支架与远端主动脉之间的几何学不匹配存在巨大隐患，因为血流紊乱会促进血栓形成和/或加重内膜增生[1-3]

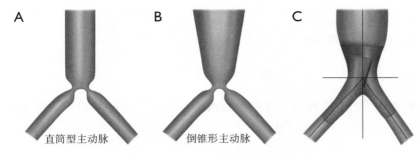

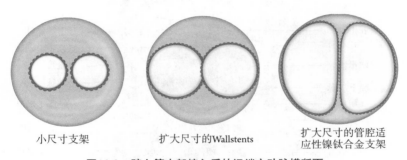

图16.2　不同主动脉解剖形态的示例

（A）双侧髂总动脉狭窄的直筒型主动脉；（B）倒锥形主动脉；（C）植入的支架和主动脉壁之间的几何学不匹配。

图16.3　髂血管支架植入后的远端主动脉横断面

左图显示植入小尺寸的支架使支架与主动脉壁之间存在明显的空隙；中间图显示扩大尺寸的Wallstents或球扩式支架呈双筒型，可见支架与主动脉壁之间仍存在一定的缝隙；右图显示扩大尺寸的管腔适应性镍钛合金支架，呈镜面D型，进一步减少死腔，使管腔直径最优化。

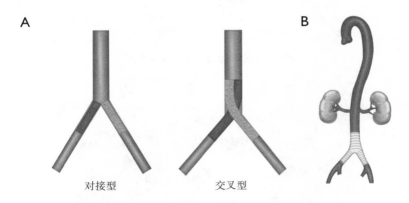

图16.4　支架形态

（A）两个主要的髂总动脉支架形态：对接型（左一）和交叉型（左二）；（B）一体式支架移植物系统可用于髂血管病变累及远端主动脉部分。

1.8 手术解剖

手术解剖，见图16.5。

1.9 体位

手术时，患者仰卧位，双侧腹股沟消毒铺巾，方便双侧股动脉入路，见图16.6。

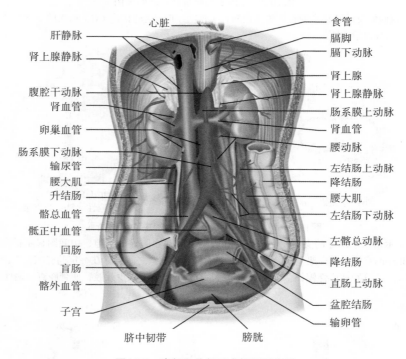

图16.5 腹部和盆部手术解剖示意图

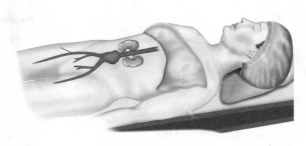

图16.6 手术体位

1.10 麻醉

大部分患者采用局麻，静脉予以镇静药，以及动脉内血压监测。

2　手术过程

2.1　手术切口

手术切口平股骨头水平，Seldinger穿刺针逆向穿刺一侧股动脉建立血管入路，导入 0.035英寸导丝在透视引导下向上进入主动脉。如果一侧髂总动脉闭塞，应考虑对侧导入造影导管以便在腔内治疗前对病变进行完整的评估（一侧髂总动脉治疗的同时需保护对侧髂总动脉）（图16.7）。

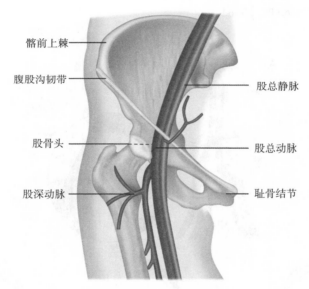

髂前上棘
腹股沟韧带
股总静脉
股骨头
股总动脉
股深动脉
耻骨结节

图16.7　腹股沟解剖

髂前上棘至耻骨结节的连线为腹股沟韧带。股总动脉在腹股沟韧带的中1/3部位，毗邻股总静脉。术中在股骨头水平进行穿刺。

2.2　步骤

（1）见图16.8A。

1）交换穿刺导管，置入动脉鞘。

2）导丝上行穿过同侧腹股沟，采用导丝导管联合技术跨过病变：
①使用头端成角的导管联合软头导丝跨过病变，然而跟进导管；
②对于病变通过困难的患者，可使用亲水涂层导丝。

3）导管跨过病变后，撤出导丝并抽吸，返血确认导管头端在血管腔内。

在开通闭塞的髂动脉时，导丝可能会进入到内膜下。如此，可以尝试从对侧翻山正向开通血管。一旦亲水导丝穿过病变进入到同侧的髂外动脉或股总动脉，导管跟进跨过病变。

4）进行血管造影。

盆腔上倾斜位可以更好地显示髂动脉分叉。

5）跨病变测压评估病变的严重性。

①方法1：从鞘的分支进压力导管，进行动脉内血压监测（导管需要比鞘小1 Fr）。

②方法2：使用端孔导管，连接动脉内压力监测器，经0.014英寸导丝从近端向远端跨病变撤出。

③如果压力差≥10 mmHg，应当考虑腔内治疗。

（2）见图16.8B、图16.9。

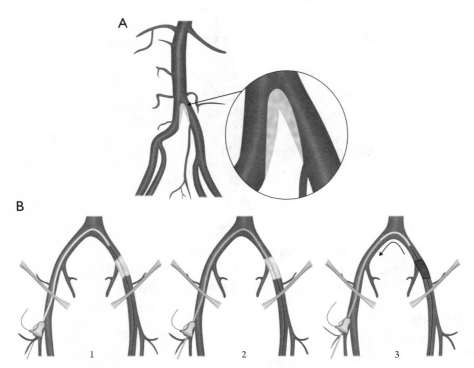

图16.8　（A）左侧髂总动脉高度狭窄和（B）对侧股动脉入路

1，经右侧股总动脉入路，导丝上行跨主动脉分叉穿过左侧髂总动脉病变，动脉鞘（白色）跟进，跨过主动脉分叉进入对侧髂总动脉；2，球囊或支架沿导丝植入，穿过鞘，进入到狭窄的区域，然后扩张/植入；3，移除球囊/支架导管，深红色部分显示病变缓解。

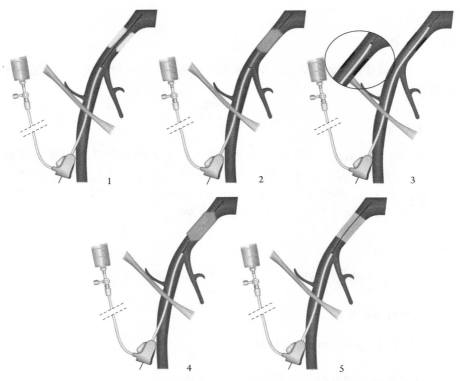

图16.9　经同侧逆向治疗髂总动脉病变

1，经同侧股总动脉入路，导丝跨过病变，导管置于髂外动脉；2，进行球囊扩张血管成形术；3，跨残余狭窄测压评估血流动力学的改变，腔内超声评估残余管腔直径；4，跨病变植入支架；5，支架打开，缓解狭窄。

　　病变评估后，沿导丝导入选择好的球囊，穿过病变中央，球囊扩张直到无残余狭窄。

　　1）通常需要治疗双侧髂动脉病变；可以在对侧重复以上步骤完成。每个病变部位导入一个球囊，同时扩张（对吻型），这样可以双侧均匀扩张，不限制任意一边。

　　2）残余狭窄应植入支架，在很多患者中作为一期治疗方式。支架尺寸的选择应当依据通畅一侧的血管的尺寸。

2.3　缝合

　　一旦没有残余狭窄，可以撤除导丝导管。根据鞘的尺寸，可以使用切口闭合装置或者30 min按压止血。

3 术后

3.1 并发症

术后并发症包括血管夹层、切口破裂、血管痉挛和血栓形成，以及远端栓塞和动脉穿孔。

3.2 术后结果

髂动脉血管成形术4年成功率为44%~65%；PTA选择性支架植入术后17%~21%的患者需要再干预；TASC A和B级病变：10年总通畅率大约为71%，5年保肢率约95%，10年保肢率为87%；TASC C和D级病变，PTA选择性支架植入术后4年一期通畅率为75.5%，3年保肢率约为97%。

3.3 出院随访

出院后，定期超声随访。

3.4 专家电子邮箱

邮箱地址：Jeffrey.indes@yelu.edu

3.5 网络资源/参考文献

（1）www.vascularweb.org

（2）www.mcbi.nim.nih.gov

（3）Cronenwett JL，Johnston KW. Rutherford's Vascular Surgery[M]. 7th ed. Philadelphia：Saunders，2010.

（4）Moore WS. Vascular and Endovascular Surgery，A Comprehensive Review[M]. 7th ed. Philadelphia：Saunders，2006.

参考文献

[1]　Bosch J，Hunink M. Meta-analysis of the results of percutaneous transluminal angioplasty and stent placement for aortoiliac occlusive disease[J]. Radiology，1997，204：87-96.

[2]　Johnston KW. Iliac arteries：reanalysis of results of balloon angioplasty[J]. Radiology，1993，186：207-212.

[3]　Kudo T，Chandra FA，Ahn SS. Long-term outcomes and predictors of iliac angioplasty with selective stenting[J]. J Vasc Surg，2005，42(3)：466-475.

[4]　ACC/AHA task force on practice guidelines. Eagle K，Berger P，Calkins H，et al. American

College of Cardiology/American Heart Association Guideline Update for Perioperative Cardiovascular Evaluation for Noncardiac Surgery-Executive Summary[J]. Circulation, 2002, 105: 1257-1267.

译者：周旻，石赟
审校：李森，董智慧

测试

问题1. 你已经为一个闭塞性病变的患者植入了一个髂总动脉支架，最后一次造影显示有造影剂外渗，接下来应当如何处理（　　）

    a. 植入另一枚裸支架

    b. 在外渗的地方球囊扩张

    c. 转开放手术修复血管

    d. 植入一枚覆膜支架

问题2. 一个患者TASC分级D级，经评估可耐受开放手术，最佳的治疗方式是（　　）

    a. PTA和选择性支架植入

    b. 开放手术

    c. 一期植入支架

    d. 内膜剥脱，PTA加选择性支架植入

问题3. 判断一个狭窄病变是不是血流动力学显著受影响的最准确的方式是（　　）

    a. 超声

    b. 血管造影

    c. CTA

    d. 静息收缩压梯度>10 mmHg

答案：1.d　　2.b　　3.d

162

第十七章　腹主动脉瘤腔内治疗

Neil Moudgill

1　术前准备

1.1　适应证与禁忌证

腹主动脉瘤腔内治疗的适应证为女性患者合并直径>5 cm的肾下主髂动脉瘤，男性患者合并直径>5.5 cm的肾下主髂动脉瘤，以及症状性或破裂的主髂动脉瘤。

腹主动脉瘤腔内治疗的禁忌证包括近远端锚定区长度不足（近端锚定区长度<10 mm），动脉瘤瘤颈角度>60°；严重的髂动脉闭塞；近端瘤颈周围血栓形成；近端锚定区广泛钙化。

1.2　循证证据

荷兰的一项随机对照研究将351例患者随机分配进入开放手术组或腔内治疗组（EVAR）[1]。结果表明，所有患者均满足EVAR适应证，所有动脉瘤最大直径均>5 cm，EVAR组30天死亡率低于开放手术组（1.2% vs 4.6%），两组总体生存率无明显差异（89.7%EVAR vs 89.6%开放手术）。

EVAR1 试验将1 252例合并主髂动脉瘤患者随机分配至EVAR组（626例）和开放手术组（626例）。结果表明，EVAR组30天死亡率显著低于开放手术组（1.8% vs 4.3%），两组总死亡率无明显差异，EVAR组移植物相关并发症发生率更高[2]。

1.3　手术器械

（1）CTA影像资料；

（2）相关参数测量工具；

（3）主体支架及对侧腿支；

（4）近远端袖支；

（5）股动脉穿刺针；

（6）5 Fr 导鞘；

（7）0.035英寸导丝（中等硬度）；

（8）用于选入对侧动脉的亲水性导管；

（9）0.035英寸硬导丝（Amplatz、Meier、Lundquist）；

（10）输送移植物的长鞘；

（11）造影导管；

（12）显示屏；

（13）C臂机；

（14）杂交手术系统；

（15）造影剂；

（16）血管内超声；

（17）主动脉阻断球囊。

1.4 术前准备与风险评估

术前准备与风险评估见表17.1。

1.5 术前核查

术前核查的详细内容，见表17.2。

1.6 决策流程

治疗的决策流程，见图17.1。

（1）通过影像学资料发现动脉瘤。

（2）腹盆腔CTA获得股动脉分叉处影像资料。

表17.1 风险评估

低风险	中等风险	高风险
①无心脏病病史； ②无股动脉相关手术史； ③无肺部病变； ④无肾脏病变	①既往心脏手术史，无新发的心肌缺血； ②既往股动脉手术史； ③轻度肺部病变； ④肾功能位于正常值临界； ⑤年龄>70岁	①严重的心脏疾病； ②严重的肺部疾病； ③肾功能不全，但暂时不需要透析维持； ④破裂动脉瘤需急诊修复； ⑤年龄>80岁

表17.2　术前核查

入手术室	手术开始	出手术室
①确认患者； ②回顾患者病史； ③手术部位标记； ④检查腹股沟区及腹部有无异常； ⑤检查下肢和评估下肢动脉搏动状况并记录基线水平； ⑥入手术室前回顾实验室检查结果	①确认患者、手术部位； ②确认给予抗生素； ③确认相关脏器合并症（心脏、肺、肾脏）； ④确认患者过敏史及手术相关操作不会引起患者过敏反应； ⑤与手术团队确认术中关键步骤及细节； ⑥确认包括内支架等关键道具及人员到位	①回顾术中细节，是否与术前制定的计划有变更； ②咨询麻醉医生，从他们的角度了解关于术后治疗与护理的要点； ③在患者转出手术室前讨论决定术后治疗方案及是否转入监护室

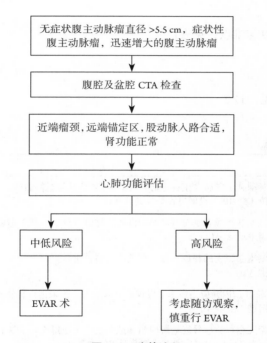

图17.1　决策流程

*，男性患者腹主动脉瘤干预直径为>5.5 cm，女性为>5.0 cm，动脉瘤迅速增大为直径增大速度>1.0 cm/年。

（3）男性患者腹主动脉瘤干预直径为>5.5 cm，女性为>5.0 cm。

（4）评价动脉瘤是否适合腔内治疗：

1）近远端锚定区（直径、角度、血栓分布）；

2）入路血管条件；

3）髂内动脉的位置及动脉瘤是否累及。

（5）评估动脉瘤是否满足腔内治疗适应证：评估患者手术风险、获益及替代治疗方案。

1）术前相关脏器评估（心脏、肺脏、肾脏等）；

2）评估病变是否适合腔内治疗：测量动脉瘤近远端锚定区参数；

3）选择合适的支架。

1.7 要点与难点

该技术的要点与难点，见表17.3。

1.8 手术解剖

手术解剖，见图17.2。

表17.3 要点与难点

要点与难点	详解
要点	①左肾动脉位置通常比右肾动脉要低，C臂机从轻微倾斜的头尾侧（5°~10°）及右前位（5°~10°）投射更容易找到其开口；
	②通过术前影像识别左肾动脉附件的脊柱骨性标志有利于造影导管及支架主体在肾周主动脉定位；
	③对侧支架腿支的释放一般在前位或前斜位进行，这样有利于导丝的选入及支架的推送；
	④IA和IB型内漏应当在术中发现后立即处理，若未进行有效的干预可能会造成动脉瘤进一步增大；
	⑤支架完全释放后最终造影应当在造影剂完全通过支架末端后持续数秒，以判断是否存在瘤腔主要分支血管倒灌形成的内漏
难点	①给解剖条件不合适的患者行支架植入可能会导致支架释放失败、动脉瘤持续增大和其他术中并发症等；
	②选入后释放的对侧腿支的过程很困难；
	③过度使用含碘造影剂及射线透视可能造成肾功能不全和器官组织损伤；
	④髂内动脉的覆盖可能会引起盆腔缺血；
	⑤严重的髂股动脉狭窄可能会造成鞘管植入及支架推送困难，在严重粥样硬化的血管中释放支架甚至会造成血管破裂

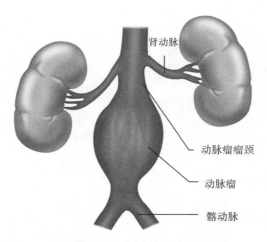

图17.2　手术解剖示意图

肾动脉

动脉瘤瘤颈

动脉瘤

髂动脉

1.9　体位

患者仰卧于透视台，双手置于身体两侧，见图17.3。

1.10　麻醉

根据手术和麻醉医生经验和喜好，麻醉方式可采取全麻、腰麻或局麻；没有必要所有患者均行中心静脉置管，但需要足够的静脉通路保证可进行必要的容量复苏；监测动脉血压及尿量，异常结果及时向手术医生反映；全身抗凝，定期监测出凝血，手术医生根据手术情况指导抗凝药物添加；术中应适当暂停数次机械通气。

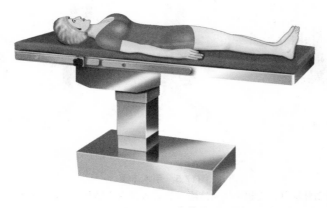

图17.3　手术体位

2　手术过程

2.1　手术切口

手术切口，见图17.4。

2.2　步骤

手术步骤，见图17.5。

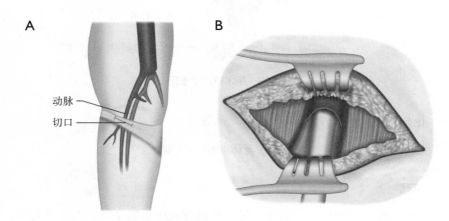

图17.4　手术切口

（A）自腹股沟韧带下方3 cm处作斜行切口；（B）切口下方识别股动脉，血管带控制动脉近远端以备穿刺。

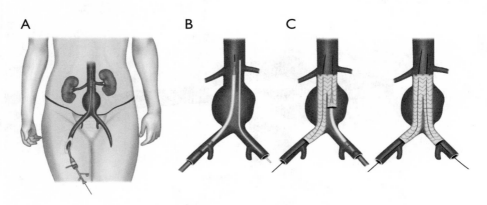

图17.5　手术步骤

（A）双侧股动脉穿刺，支架主体及造影导管置入肾周主动脉；（B）支架主体释放，对侧支架腿支选入；（C）对侧支架腿支释放。

2.3 缝合

切口关闭应至少分4层。使用2-0可吸收缝线缝合深筋膜和皮下层。使用3-0可吸收编织缝线缝合深真皮层。使用4-0皮内缝合，可吸收单丝缝线或皮钉关闭表皮（图17.6）。

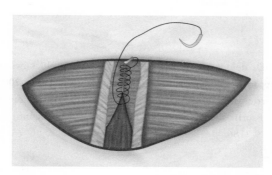

图17.6 缝合
血管缝合后关闭筋膜层，皮下软组织分多层缝合。

3 术后

3.1 并发症

最常见并发症：内漏、局部切口并发症、入路血管损伤、造影剂肾病。
较少见的并发症：脊髓缺血、肠道缺血、缺血性肾病、移植物感染。

3.2 术后结果

术后动脉瘤体积缩小，支架近远端锚定区隔绝良好，EVAR术后双下肢动脉搏动较术前无减弱，肾动脉血流无影响。

3.3 出院随访

2周内外科随访关注手术切口。术后1个月、6个月、12个月之后每年随访一次腹盆腔CTA来评估是否支架移位、内漏以及术后动脉瘤直径变化。

3.4 专家电子邮箱

邮箱地址：nmoudgi@health.usf.edu

3.5 网络资源/参考书籍

（1） Medline Plus：https://medlineplus.gov

（2） Vacular Web. Vascular Treatments[EB/OL]. http://www.vascularweb.org/ vascularhealth/Pages/endovascular-stent-graft.aspx

（3） Cronenwett JL，ohnston KW. Rutherford's Vascular Surgery[M]. 7th ed. Philadelphia：Saunders，2010.

参考文献

[1] Blankensteijn JD，deJong SE，Prinssen M，et al. Two-year outcomes after conventional or endovascular repair of abdominal aortic aneurysms[J]. N Engl J Med，2005，352：2398-2405.

[2] EVAR trial participants. Endovascular aneurysm repair versus open repair in patients with abdominal aortic aneurysm (EVAR 1)：randomized and controlled trial[J]. Lancet，2005，365：2179-2186.

译者：方刚，董智慧
审校：尹黎，董智慧

测试

问题1. 女性肾下腹主动脉瘤干预指征（　　　）

    a. 动脉瘤最大直径>4 cm

    b. 动脉瘤最大直径>5 cm

    c. 动脉瘤内存在附壁血栓

    d. 动脉瘤瘤颈角度>60°

问题2. 下列哪项不是EVAR术中必备材料（　　　）

    a. CTA

    b. 0.035英寸硬导丝

    c. 0.018英寸亲水导丝

    d. 造影导管

问题3. 观察左肾动脉开口的最佳投射角度是（　　　）

    a. 左前斜75°

    b. 头尾侧10°及右前斜5°

    c. 头尾侧10°

    d. 右前斜5°~10°及头尾侧5°~10°

问题4. 在哪个方向释放对侧髂支会造成选入困难（　　　）

    a. 前位

    b. 后位

    c. 横向

    d. 前侧位

问题5.同侧腿支的释放应在哪一项步骤之后（　　　）

    a. 选入对侧髂支

    b. 支架主体在肾周主动脉定位后

    c. 对侧腿支释放后

    d. 选入髂内动脉

第十八章　髂内动脉栓塞术

Neil Moudgill

1　术前准备

1.1　适应证和禁忌证

髂内动脉栓塞术的适应证为主髂动脉瘤累及髂内动脉和孤立性髂内动脉瘤。

髂内动脉栓塞术的禁忌证为既往长段主动脉手术（开放或腔内）、对侧髂内动脉已闭塞以及需行双侧髂内动脉隔绝。

1.2　循证证据

髂内动脉栓塞扩展了动脉瘤腔内治疗的手术适应证[1]。研究回顾性分析了101例患者中133根髂内动脉栓塞的经验，其中，19根髂内动脉采用弹簧栓栓塞，114根采用血管塞。35%患者术后出现臀肌性跛行，16%患者术后出现勃起功能障碍。

EVAR术中髂内动脉栓塞后臀肌性跛行与勃起功能障碍[2]。研究回顾了634例行髂内动脉栓塞的患者，臀肌性跛行在单侧和双侧髂内动脉栓塞患者中发生率分别为31%和35%，17%的患者出现术后勃起功能障碍。

1.3　手术器械

（1）CTA；

（2）穿刺针；

（3）5 Fr 导鞘；

（4）0.035英寸导丝（中等硬度）；

（5）0.035英寸硬导丝（Amplatz，Meier，Lundquist）；

（6）造影导管；

（7）造影剂；

（8）0.035英寸亲水导丝；

（9）Sos-Omni导管；

（10）导引导管；

（11）45 cm、5 Fr导鞘；

（12）弹簧栓或血管塞，见图18.1。

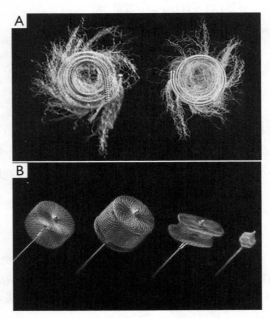

图18.1　（A）弹簧栓和（B）封堵器

1.4　术前准备与风险评估

术前准备与风险评估见表18.1。

表18.1　术前准备与风险评估

低风险	中等风险	高风险
①正常的对侧髂内动脉血流及丰富的盆腔内侧支循环； ②髂股动脉通畅	①盆腔内侧支循环形成较差； ②髂股动脉合并粥样硬化性病变	①既往长段主动脉手术史； ②对侧髂内动脉闭塞

1.5　术前核查

术前核查见表18.2。

表18.2　术前核查

入手术室	手术开始	出手术室
①核对患者身份； ②回顾患者病史； ③手术部位标记； ④检查腹股沟区及腹部有无异常； ⑤检查下肢和评估下肢动脉搏动状况并记录基线水平； ⑥入手术室前回顾实验室检查结果	①确认患者、手术部位； ②确认给予抗生素； ③确认相关脏器合并症（心脏、肺脏、肾脏）； ④确认患者过敏史及手术相关操作不会引起患者过敏反应； ⑤与手术团队确认术中关键步骤及细节； ⑥确认包括内支架等关键道具及人员到位	①回顾术中细节，是否与术前制定的计划有变更； ②咨询麻醉医生从他们角度关于术后治疗与护理的要点； ③在患者转出手术室前讨论决定术后治疗方案及是否转入监护室

1.6　决策流程

发现主髂动脉瘤累及髂内动脉或孤立性髂内动脉瘤以后，首先要进行CTA评估：①观察双侧髂内动脉；②测量动脉瘤；③评估是否可同时保留双侧髂内动脉血流。

若评估后必须栓塞一侧或双侧髂内动脉，则：①与患者交代风险与获益及可行的替代方案；②制定最佳的栓塞方案；③如果需栓塞双侧髂内动脉，计划一期处理或分期。

选择合适的方式和器材完成栓塞：熟悉髂内动脉解剖（开口直径、分支及侧支）；选择合适的器材栓塞髂内动脉近端。

1.7　要点与难点

该技术的要点与难点，见表18.3。

1.8　手术解剖

手术解剖，见图18.2。

1.9　体位

手术体位，见图18.3。

表18.3　要点与难点

要点与难点	详解
要点	①对侧股动脉穿刺是选入髂内动脉进行栓塞的最佳方法，在某些病例中，也可选择左侧肱动脉穿刺；
	②靠近段栓塞髂内动脉可保留髂内动脉供应盆腔的侧支血管，从而减少盆腔缺血的风险；
	③对于髂内动脉瘤，栓塞其每一根侧支血管减少动脉瘤体积增长及破裂的风险；
	④分期进行双侧髂内动脉栓塞可以避免一次性过多造影剂的使用，并且给予时间形成盆腔内侧支循环；
	⑤血管塞在栓塞中较弹簧圈释放更精确
难点	①同时栓塞双侧髂内动脉可能造成急性盆腔缺血；
	②近端髂内动脉的栓塞有一定挑战，应注意避免将栓塞材料释放入髂内动脉开口之外；
	③导丝和导管操作及栓塞的过程中可能会造成髂内动脉破裂；
	④髂内动脉的选入有一定难度，需建立稳定通路；
	⑤栓塞材料数量过少或尺寸不合适可能会造成栓塞结果不满意

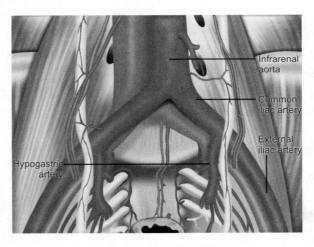

图18.2　手术解剖示意图

图示腹主动脉、髂动脉分叉及髂内动脉分支。Hypogastric artery，髂内动脉；Infrarenal aorta，肾下腹主动脉；Common iliac artery，髂总动脉；External iliac artery，髂外动脉。

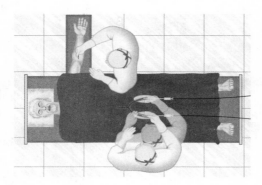

图18.3 体位
患者仰卧于透视台，必要时，左臂90°外展以便穿刺左肱动脉。

1.10 麻醉

麻醉方式可采取全麻或局麻。监测动脉血压，异常结果及时向手术医生反映。全身抗凝，定期监测出凝血，手术医生根据手术情况指导抗凝药物添加。术中应适当暂停数次机械通气。

2 手术过程

2.1 切口

切口及导丝送入，见图18.4。

2.2 步骤

操作步骤，见图18.5。

2.3 缝合

切口关闭应至少分4层。使用2-0可吸收缝线缝合深筋膜和皮下层。使用3-0可吸收编织缝线缝合深真皮层。使用4-0皮内缝合，可吸收单丝缝线或皮钉关闭表皮见图18.6。

3 术后

3.1 并发症

术后最常见并发症为臀肌性跛行、勃起功能障碍和肠道缺血。较少见的并发症为脊髓缺血和会阴部组织坏死。

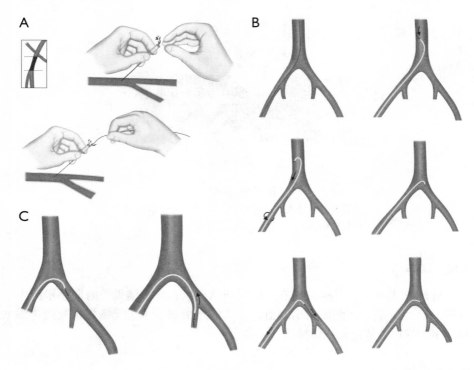

图18.4　切口及导丝送入

（A）股动脉穿刺；（B）导丝导管配合选入对侧髂外动脉；（C）导管导丝选入髂内动脉，沿硬导丝置长鞘入髂内动脉开口。

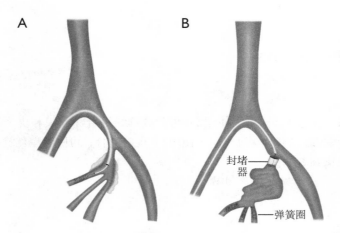

图18.5　操作步骤

（A）弹簧栓置入髂内动脉各分支防止血流倒灌；（B）血管塞或大尺寸弹簧栓置入髂内动脉开口。

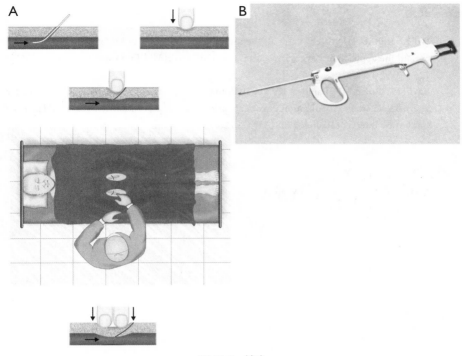

图18.6　缝合

（A）鞘管移除后手指压迫穿刺点；（B）使用血管闭合器关闭血管穿刺点（starclose、Perclose、angioseal、catalyst等）。

3.2　术后结果

　　术后成功地隔绝入髂内动脉血流，无内漏，获得良好的盆腔侧支血管形成。

3.3　出院随访

　　出院后需评估术后穿刺点状况、是否伴随臀肌性跛行及性功能障碍，密切监测是否合并肠道缺血相关症状，随访CTA以确认髂内动脉开口栓塞情况。

3.4　专家电子邮箱

　　邮箱地址：nmoudgi@health.usf.edu

参考文献

[1]   Wu Z, Raithel D, Ritter W, et al. Preliminary embolization of the hypogastric artery to expand the applicability of endovascular aneurysm repair[J]. J Endovasc Ther, 2011, 18(1): 114-120.

[2]   Rayt HS, Bown MJ, Lambert KV, et al. Buttock claudication and erectile dysfunction after internal iliac artery embolization in patients prior to endovascular aortic aneurysm repair[J]. Cardiovasc Intervent Radiol, 2008, 31(4): 728-734.

译者：方刚，董智慧
审校：尹黎，刘震杰，董智慧

测试

问题1. 下列哪种情况不是髂内动脉栓塞适应证（　　　）

  a. 主髂动脉瘤累及近端髂总动脉

  b. 孤立性髂内动脉瘤

  c. 主髂动脉瘤合并一侧髂外动脉严重闭塞性病变

  d. 巨大髂总动脉瘤

问题2. 经同侧股动脉插管更易超选进入髂内动脉（　　　）

  a. 正确

  b. 错误

问题3. 大部分患者在一侧髂内动脉栓塞后会出现哪项症状（　　　）

  a. 臀肌性跛行

  b. 脊髓缺血

  c. 肠道缺血

  d. 以上均不是

第十九章 主动脉腔内修复术（开窗技术，CooK Zenith）

Susan M Shafii, F Ezequiel Parodi

1 术前准备

1.1 适应证

近肾或短瘤颈（<4 mm）腹主动脉瘤>5.5 cm或快速生长（6个月内>5 mm）。

1.2 适用范围

（1）非瘤样扩张肾下瘤颈>4 mm；

（2）动脉直径（外壁至外壁）不大于31 mm且不小于19 mm；

（3）合适的髂动脉和股动脉入路；

（4）瘤颈相对于瘤体长轴的夹角<45°；

（5）瘤颈相对于肾上腹主动脉的夹角<45°；

（6）主体侧髂动脉远端锚定区长度>30 mm，直径范围9~21 mm；

（7）对侧髂动脉远端锚定区长度>30 mm，直径范围7~21 mm。

1.3 禁忌证

对不锈钢、涤纶、镍钛合金、焊料、聚丙烯或黄金过敏的患者；系统性或局部感染有可能增加移植物感染风险的患者；瘤颈及锚定区长度不满足器械使用规定者。

1.4　循证证据

循证证据见参考文献[1-3]。

1.5　术前准备与风险评估

（1）高分辨率计算机断层扫描（HRCT）；

（2）推荐中轴线成像；

（3）Zenith开窗装置准备和定型工作表（图19.1）；

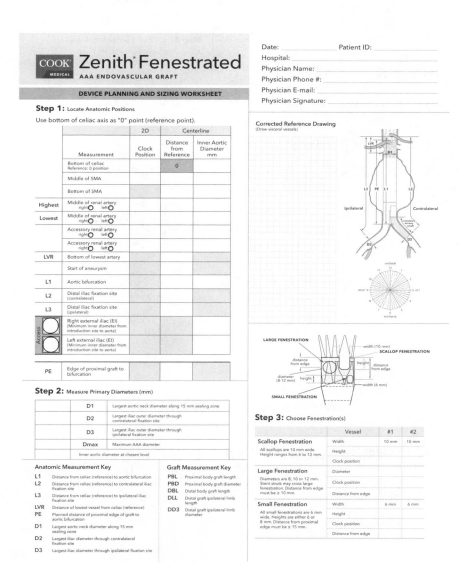

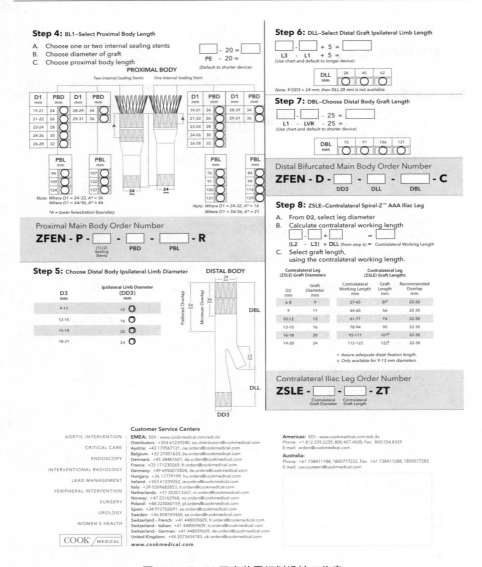

图19.1　Zenith开窗装置规划设计工作表

（4）分析髂–股动脉是否适合装置的输送（推荐左侧）。

1.6　手术解剖

手术解剖，见图19.2。

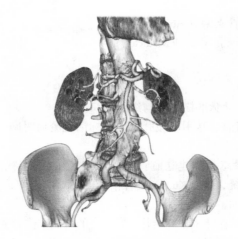

图19.2　手术解剖示意图

1.7　体位

患者平卧位，左臂备用肱动脉入路。

2　手术过程

2.1　切口

双侧腹股沟横切口或纵行切口。

2.2　手术器械

（1）18 G/9 cm经皮穿刺针；

（2）150 cc、0.035英寸 Starter 导丝（Boston Scientific）；

（3）5 Fr、10 cm短鞘（Cook Medical）；

（4）260 cm超滑导丝（Terumo）；

（5）260 cm Lunderquist 导丝（Cook Medical）；

（6）20 Fr、25 cm Check Flo血管鞘（Cook Medical）；

（7）7 Fr、55 cm Ansel-1 长鞘（Cook Medical）2件；

（8）0.035英寸、100 cm猪尾导管（Cook Medical）；

（9）0.035英寸、65 cm KMP导管（Cook Medical）；

（10）0.035英寸、65 cm VS1导管（Cook Medical）；

（11）0.035英寸、65 cm Van Schie 4 导管（Cook Medical）；

（12）0.035英寸、100 cm弧形造影导管（Terumo）；

（13）16~22 Fr、45 cm 扩张器（Cook Medical）；

（14）iCast 血管支架（Atrium）;

（15）32 Coda球囊（Cook Medical）。

2.3 步骤

（1）双侧股总动脉取横切口与纵行切口。

（2）建立入路前静脉用硫酸肝素使目标活化凝血时间>300 s或使用比伐卢定直接抗凝。

（3）于双侧股总动脉建立血管腔内入路，在X线透视下先于胸主动脉植入柔性导丝导管系统，例如Kumpe血管鞘和柔性导引导丝，然后交换硬性操作系统，例如Lunderquist导丝。

（4）选择股/髂动脉（较健康并且较长直的一侧）作为主体装置置入入路。

（5）在对侧经超硬导丝导入20 Fr Check-Flo（Cook）血管鞘。

（6）穿刺20 Fr鞘，植入3个5 Fr短鞘。

（7）通过5 Fr鞘使用KMP/VSI或弧形导鞘和超滑导丝选入一侧肾动脉。将导鞘和导丝留置在肾动脉内，如图19.3。

（8）重复步骤（7）选入另一侧肾动脉。

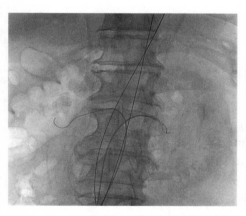

图19.3　通过5 Fr鞘使用KMP/VSI或弧形导鞘和超滑导丝选入一侧肾动脉

（9）在置入主体之前调整其方向，使其标记处于前方。

（10）经腹股沟导入预开窗主体，调整位置，使其前方标记点和预开窗标记与先前开通的肾动脉位置匹配。正侧位透视下确认前方标记点正对前方（图19.4）。

（11）退鞘，半释放该装置使其位于肾动脉水平。可经第三个5 Fr短鞘导入猪尾导管造影在退鞘前后造影。注意此时不要释放触发射线！应将该装置留

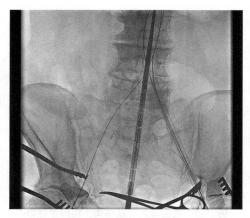

图19.4　透视下调整主体装置的方向，确认标记点正对前方

置于输送系统。

（12）从第三个5 Fr短鞘内导入KMP导鞘和超滑导丝，通过支架底部进入装置内然后通过开窗部分，随后进入肾动脉内。当导鞘完全进入肾动脉中，交换超滑导丝为Rosen导丝。然后将导鞘和5 Fr鞘交换为7 Fr Ansel 155 cm长鞘。将长鞘导入肾动脉内并移除扩张器（图19.5）。

（13）重复步骤（12），将长鞘置入对侧肾动脉。

（14）一旦双侧7 Fr长鞘位于肾动脉内，拉出触发导丝释放肾上支架来完成整个主体装置的释放。然后撤出主体装置里面的输送组件，保留鞘。

（15）通过双侧7 Fr Ansel鞘行选择性肾动脉造影，并植入覆膜型球扩式支架（icast）。重要的是，须保留5 mm左右的支架在主动脉腔内。植入支架后，使用10×2球囊扩张支架（图19.6）。球扩技术将其覆膜部分贴于主动脉支架。将鞘导入肾动脉开口重新捕获球囊。如果此时肾动脉有明显的弯折，可能需要植入一枚自膨式支架来使球扩式支架内的血流变得通畅。

（16）在对侧肾动脉重复步骤（15）。

（17）在肾动脉和内脏动脉水平行主动脉造影来确认支架内血流通畅。

（18）然后行主动脉造影标记主动脉分叉和髂内动脉，为植入分叉型组件作准备。

（19）移除主体装置的鞘，并从同侧植入分叉型支架组件。注意避免这些组件碰撞到肾动脉支架。为避免这点，应保留Ansel鞘直到分叉型支架输送完毕。在释放该支架之前，需要撤出Ansel鞘至髂动脉。

（20）释放分叉型支架，确保和上面的支架有重叠。从另一侧肢体完成髂支支架的植入（图19.7）。

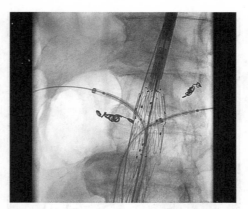

图19.5 长鞘导入肾动脉内，移除扩张器

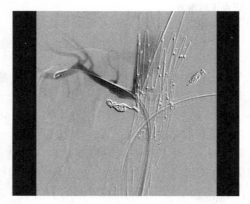

图19.6 通过7 Fr Ansel鞘行选择性肾动脉造影，置入球扩式支架

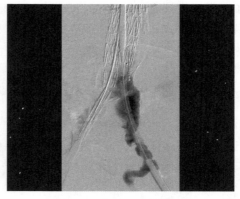

图19.7 使用分叉型装置，确保至少有两段支架重叠，选入对侧肢并延伸髂支

（21）使用32 Coda球囊扩张开窗支架和分叉型支架的重叠部分。

（22）整体主动脉造影（图19.8）。

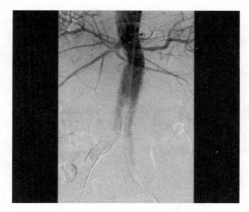

图19.8　完成后行主动脉造影

3　术后

3.1　并发症

术后并发症包括内漏、肾动脉夹层和腹股沟入路损伤。

3.2　出院随访

出院随访包括进行肠系膜/肾动脉超声、主动脉CTA，监测瘤体扩张和内漏，以及腹股沟切口的术后随访。

参考文献

[1]　The Zenith Fenestrated (Cook Medical) AAA Endovascular Graft US clinical study. Non-randomized，multi-center study[EB/OL]. [2014-08-23].Available from Clinicaltrials.gov/show/NCT00875563.

[2]　Scurr JRH，Brennan JA，Gilling-Smith GL，et al. Fenestrated EVAR repair for juxtarenal aortic aneurysm[J]. Br J Surg，2008，95：326-332.

[3]　Kakra H，Michael W. Endovascular repair of juxtarenal aneurysms[J]. Circulation，2012，125：2684-2685.

译者：潘天岳，竺挺

审校：李森，董智慧

第二十章　经闭孔血管旁路术

J Westley Ohman, Patrick J Geraghty

1　术前准备

1.1　适应证与禁忌证

需要绕过股三角的情况包括：①血管移植物的局部感染；②感染的股动脉假性动脉瘤；③下肢缺血且腹股沟放疗史；④广泛的腹股沟撕裂史、复杂的创伤愈合或皮瓣。

经闭孔血管旁路术禁忌证为广泛的腹膜后感染和（或）主-股动脉移植物的弥漫性感染。

1.2　循证证据

在一项Meta分析中，1年和5年的移植物通畅率分别为72.7%±5.0%和56.9%±7.0%；1年和5年生存率分别为80.5%±4.0%和53.3%±7.0%[1-2]。

近期的临床病例报道显示5年移植物通畅率为80%，保肢率为60%。

1.3　手术器械

（1）主动脉和股腘动脉旁路所需要的标准器械；

（2）Kelly-Wick或类似的移植物隧道器；

（3）Omni-Tract或类似的固定拉钩；

（4）有外部支撑环的膨体聚四氟乙烯移植物（ePTFE）。

1.4　术前准备与风险评估

术前需要采用CTA或标准的动脉造影来分析解剖结构。术前风险评估见表20.1。

表20.1　风险评估

低风险	中等风险	高风险
①辐射导致的组织损伤，但无感染证据； ②经皮穿刺继发的感染，但无脓血症	①流入道和（或）流出道的复杂动脉硬化病变； ②感染的主–股动脉移植物	①活动性股动脉出血； ②败血症； ③合并症引起的中高度风险

1.5　术前核查

术前核查的步骤和有关项目见表20.2。

表20.2　术前核查

入手术室	手术开始	出手术室
①无特殊注意	①术前脉搏检查和标记； ②经静脉使用广谱抗生素（覆盖耐甲氧西林的金黄色葡萄球菌和任何已识别的病原体）； ③回顾CT影像，标记预期的感染程度； ④与手术团队沟通术前准备的两个细节（使用含碘的抗菌手术薄膜隔离感染的腹股沟区域，然后在近端和远端贴上薄膜）	①术后脉搏检测

1.6　决策流程

决策流程，见图20.1。

1.7　要点与难点

该项技术的要点与难点，见表20.3。

1.8　手术解剖

手术解剖，见图20.2。

1.9　体位

手术体位，见图20.3。

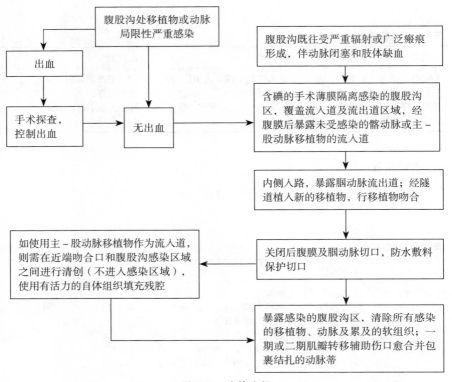

图20.1　决策流程

表20.3	要点与难点
要点与难点	详解
要点	①作为备选方案，对同侧的锁骨下—腋动脉区域进行消毒。如果后腹膜存在污染，可以直接经此路径行腋—腘动脉旁路移植；
	②麻醉诱导后在同侧植入输尿管支架可以帮助手术者识别和保护输尿管，特别是既往盆腔放疗史或主—股动脉移植手术史导致的可能存在的瘢痕粘连的情况；
	③准备打移植物隧道时，触摸闭孔边缘，定位有闭孔血管通过的小筋膜裂孔（闭膜管）。使用一把长Kelly弯钳或扁桃体止血钳从近端（腹膜后）切口穿过闭孔，但不接触闭膜管，以避免损伤其中的血管。通过指尖引导Kelly-Wick隧道器通过已形成的缝隙，再轻柔地推进至腘动脉术区；
	④在行腹股沟清创时，可使用自体静脉补片修复远端股总动脉，以维持从腘动脉流出道至股深动脉的反向血流
难点	需要引起术者高度重视的是，当闭孔旁路源自主—股或髂—股移植物分支的近端清洁段，则需要清除从新的近端吻合口到腹股沟感染区的原移植物，并且在缝合前使用有活力的自体组织填充该区域。在去除腹股沟区域的感染移植物后，需小心清除所有肉眼可见的污染物，然后再从腹股沟下方向腹膜后回撤剩余移植物的残端，这样可以减少近端清洁区域被交叉污染的机会

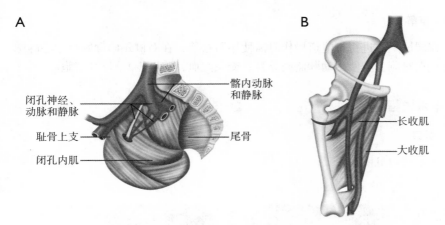

图20.2 手术解剖示意图
（A）半骨盆和其中重要结构；（B）完整的闭孔旁路。

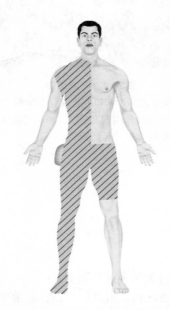

图20.3 手术体位，患者为平卧位
将一条折叠的毯子垫在右侧腹部下来舒展肌
肉，帮助暴露后腹膜。消毒区域包括锁骨下
腋动脉区域。同侧的手臂可外展或包裹起
来。完全消毒同侧下肢。通过外旋髋关节和
弯曲部分膝关节来帮助暴露腘动脉区和闭孔
旁路的隧道区域。

1.10　麻醉

在同侧下肢进行打隧道操作时需使用肌松药；在对侧颈内静脉行中心静脉置管；在对侧上肢使用动脉监测导管；交叉配血，备至少2单位红细胞。

2　手术过程

2.1　切口

手术切口见图20.4。

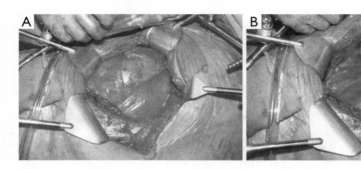

图20.4　手术切口

（A）作腹部斜切口以实现腹膜后入路（切口的近端延伸至腹中线；头端向右）。该切口与肾移植手术类似。作常规的内侧切口暴露腘动脉。（B）将腹膜推向内侧，暴露腰大肌，辨认和保护输尿管。术前植入输尿管支架可起到帮助。

2.2　步骤

手术步骤见图20.5。

2.3　缝合

使用可吸收线连续缝合关闭腹部和腘动脉区。缝合完毕后，使用防水敷料覆盖清洁伤口。随后暴露腹股沟区域进行清创，必要时可行旋转肌皮瓣移植。

3　术后

3.1　并发症

术后常见并发症包括腹股沟区的反复出血、腹股沟区持续的软组织感染、闭孔神经损伤和盆腔脏器损伤（输尿管、膀胱、直肠）。

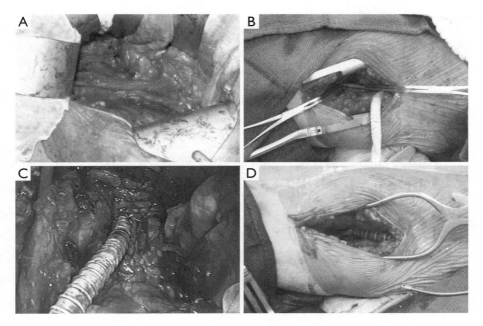

图20.5　手术步骤

（A）从腹膜后暴露主动脉远端和右髂动脉（从患者的胁腹部方向看，左边为头端）。（B）从内侧暴露右腘动脉作为远端吻合口。（C）PTFE移植物已通过闭孔隧道（从骨盆边缘至膀胱直肠向左侧看）。（D）完成远端吻合至腘动脉。（PTFE：聚四氟乙烯）

少见并发症包括由于股深动脉低灌注导致局部大腿组织坏死（间隔坏死）、久坐导致移植物堵塞、新ePTFE移植物或主–股移植物近端感染。

3.2　术后结果

术后达到期望疗效，维持下肢循环，5年通畅率>75%，根除感染，复杂腹股沟伤口成功愈合（尽管常常延迟）。

3.3　出院随访

出院后的随访包括：①伤口护理，可行肌瓣转移覆盖腹股沟；②术后测量踝肱指数；③理疗，评估下肢神经肌肉损伤；④术后30日恢复至术前功能；⑤随访4周，检查术区，重复测量踝肱指数；⑥之后每年随访（或按需）；⑦为使移植物通畅，每日行抗血小板治疗。

3.4 专家电子邮箱

邮箱地址：geraghtyp@wustl.edu

参考文献

[1] Patel A，Taylor SM，Langan EM 3rd，et al. Obturator bypass：a classic approach for the treatment of contemporary groin infection[J]. Am Surg，2002，68(8)：653-8；discussion 658-659.

[2] Sautner T，Niederle B，Herbst F，et al. The value of obturator canal bypass. A review[J]. Arch Surg，1994，129(7)：718-722.

译者：潘天岳，竺挺
审校：李森，董智慧

测试

问题1. 闭孔旁路适用于弥漫性的主–股移植物感染（　　　）

    a. 正确

    b. 错误

问题2. 在下列哪一种情况中，需在闭孔旁路完成前对腹股沟进行处理（　　　）

    a. 腹股沟皮肤坏死，穿刺抽出脓液

    b. 股血管活动性出血

    c. 术前同侧肢体踝肱指数严重降低（<0.3）

    d. 同侧腹股沟曾受过辐射

问题3. 以下哪一项是错误的（　　　）

    a. 腹膜后间隙感染不是闭孔旁路的禁忌证

    b. 腹股沟有感染时，先行旁路手术再行清创是安全的

    c. 一般辐射所致损伤的风险低于移植物感染

    d. 输尿管支架植入可以帮助识别和保护这个结构

问题4. 腹股沟清创后，剩余的软组织无法覆盖血管结扎的残端。合适的处理方法是？（　　　）

    a. 髋关节离断术

    b. 使用聚丙烯网片关闭腹股沟切口

    c. 肌瓣转移来覆盖血管残端

    d. 用磺胺嘧啶银软膏来覆盖血管残端

答案：1.b　2.b　3.a　4.c

第二十一章　髂动脉瘤开放手术治疗

Lindsay Gates, Jeffrey Indes

1　术前准备

1.1　适应证

　　髂动脉瘤开放手术治疗的适应证为孤立性髂动脉瘤直径≥3.5 cm，以及无论直径大小都无法用腔内方法治疗的症状性动脉瘤。

1.2　循证证据

　　相较于较大的动脉瘤（3~5 cm），直径<3 cm的动脉瘤每年增长的速度较慢（11~26 mm/y）[1]。孤立性髂动脉瘤占腹主动脉瘤的0.6%~2.0%，且累及髂总动脉（CIA）的占70%~90%[1-2]。接受急诊开放手术修复髂动脉瘤患者的死亡率平均为28%，而择期治疗患者的死亡率平均为5%[3-4]。

1.3　手术器械

　　（1）开放手术托盘；
　　（2）腹部手术器械；
　　（3）自动牵开器（Bookwalter、Omini等，见图21.1）；
　　（4）头戴照明灯（可调节式）（图21.1C~D）；
　　（5）涤纶或聚四氟乙烯移植物；
　　（6）Bovie电刀；
　　（7）Cellsaver自体血回收机。

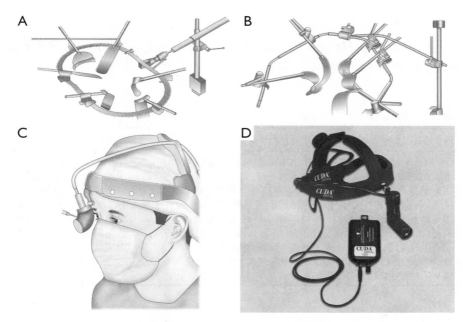

图21.1 自动牵开器（A、B）和头戴照明灯（C、D）

（A）Bookwalter保留牵开器；（B）Omni保留牵开器。

1.4 术前准备与风险评估

术前准备包括：①腹部及盆腔CTA（寻找是否有相关的腹主动脉瘤）；②双下肢动脉多普勒或CTA来评估是否有股腘动脉瘤或疾病；③术前心肺风险评估（见表21.1）。

表21.1 风险评估

低风险	中等风险	高风险
①年龄 <80 岁； ②没有或仅有少量 ACC 临床围术期心血管危险预测因子：不正常的心电图、心律失常、脑血管疾病史、低血容量、不受控制的高血压[5]	①年龄 >80 岁； ②中等风险的 ACC 临床围术期心血管危险预测因子：轻度心绞痛、既往心梗史或心电图可见病理性 Q 波、代偿性或既往心衰、糖尿病、肾功能不全； ③ COPD，且 FEV1>1 L/s； ④无症状的，小动脉瘤（瘤径 <3.5 mm）	①年龄 >80 岁； ②重大 ACC 临床围术期心血管危险预测因子：不稳定冠脉症状（急性或近期心梗、不稳定或严重心绞痛）、失代偿性心衰、明显心律失常（高度房室传导阻滞、症状性室性心律失常、室上性心律失常伴不受控制的心率）、瓣膜病； ③COPD，需要吸氧，且 FEV1<1 L/s ④吸烟者； ⑤感染性或炎性动脉瘤

1.5　术前核查

围术期采用β受体阻滞药可以有效减少心血管相关事件的风险。其他术前核查项目见表21.2。

表21.2　术前核查

入手术室	手术开始	出手术室
①核对患者身份、手术部位、手术方式及知情同意书；②麻醉医师评估患者心肺风险；③回顾患者过敏史及β受体阻滞药的使用情况；④确保准备好充足的静脉通路、良好的血流动力学监测设备及有足够使用的血液制品	①手术组成员自我介绍及职责；②术者、麻醉师及护士三方核查患者的身份、手术部位及相关程序；③术者回顾重要的手术步骤、手术持续时间及预估的失血量；④麻醉学评估任一患者特定的难点；⑤确保设备的无菌性；⑥皮肤切开60 min内确保使用适当的抗生素	①手术室护理人员确认手术方式，清点器械、纱布和针，对所有手术标本进行正确标识；②术者、麻醉师及护理人员制定术后管理原则及要点

1.6　决策流程

决策流程，见图21.2。

1.7　要点与难点

该项技术的要点与难点，见表21.3。

表21.3　要点与难点

要点与难点	详解
要点	①通过使用最小切口及球囊阻断动脉血流来避免相关的医源性损伤；②如果采用体内修复性移植物治疗动脉瘤出血的方案不可行，那么可以在切除动脉瘤近远端的同时建立髂–股或股–股转流（这也是治疗真菌性动脉瘤或污染区域动脉瘤的治疗方案）；③通常通过先显露盲肠和（或）乙状结肠来间接找到右和左髂外动脉，然后沿着血管逐步找到髂内动脉的起始，这样一来可以避免相关的尿道损伤；④在行腹股沟清创时，可使用自体静脉补片修复远端股总动脉，以维持从腘动脉流出道至股深动脉的反向血流
难点	①不能确定输尿管与髂动脉的交叉处；②术中可能引起大量的静脉出血，并且这种在盆腔深部的静脉分支的出血难以控制，因此充分的解剖学暴露是必要的；③一侧髂动脉瘤有病变或堵塞时，处理对侧髂内动脉时易导致髋关节间歇性跛行、缺血性肠炎、神经功能障碍、肠或膀胱功能障碍，以及阳痿

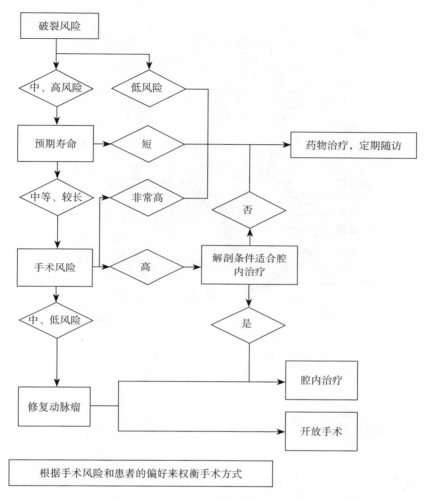

图21.2　决策流程

1.8　手术解剖

髂总动脉起始于腹主动脉分叉处，并沿同侧腰大肌内侧缘向远端延伸。然后，其在骶髂关节处分为髂外动脉和髂内动脉。右侧髂总动脉自左髂总静脉前方交叉而过。髂总静脉位于髂总动脉的后内侧。两侧输尿管横跨髂总动脉分叉前方。髂内动脉自髂总动脉后内侧发出，走行在输尿管后方并与输尿管伴行，之后深入内侧骨盆，并分为前支和后支。髂外动脉侧向延伸直到它穿过腹股沟韧带下方，成为股总动脉（图21.3）。

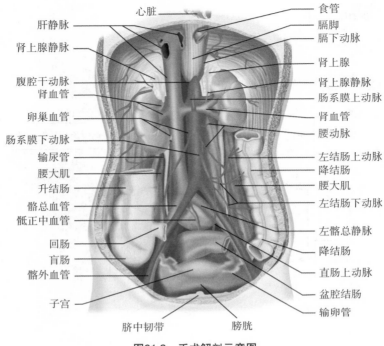

心脏　　　　　　　　　　食管
肝静脉　　　　　　　　　膈脚
肾上腺静脉　　　　　　　膈下动脉
　　　　　　　　　　　　肾上腺
腹腔干动脉　　　　　　　肾上腺静脉
肾血管　　　　　　　　　肠系膜上动脉
卵巢血管　　　　　　　　肾血管
肠系膜下动脉　　　　　　腰动脉
输尿管　　　　　　　　　左结肠上动脉
腰大肌　　　　　　　　　降结肠
升结肠　　　　　　　　　腰大肌
髂总血管　　　　　　　　左结肠下动脉
骶正中血管　　　　　　　左髂总静脉
回肠　　　　　　　　　　降结肠
盲肠　　　　　　　　　　直肠上动脉
髂外血管　　　　　　　　盆腔结肠
子宫　　　　　　　　　　输卵管
脐中韧带　　膀胱

图21.3　手术解剖示意图

1.9　体位

手术取仰卧位，消毒范围从乳头至膝关节平面（图21.4A~B）。

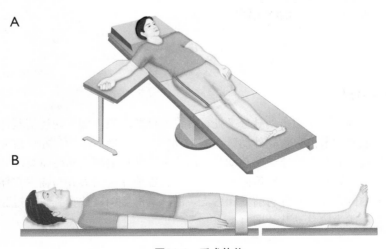

A

B

图21.4　手术体位

1.10 麻醉

开通足够的静脉通路，穿刺置管监测动脉血压及术前使用抗生素；交叉配血，备血至少4个单位；插Foley导尿管；气管插管麻醉；必要时硬膜外置管用于疼痛控制，这将有助于控制术后疼痛，减少手术应激反应以及心血管反应。

2 手术过程

2.1 切口

患者应取仰卧位躺在手术台上，应以标准无菌技术消毒好患者腹部并铺好无菌单。在左下象限或右下象限（取决于病变位置）行曲线切口，从耻骨联合上方1 cm延伸到髂前上棘外侧2~4 cm（图21.5）。

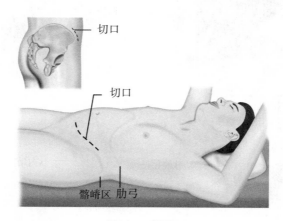

图21.5　切口

2.2 步骤

切开皮下组织。用电灼法将肌肉分开，将腹膜向内侧推开暴露腹膜后间隙。进入腹膜后区域，将髂外动静脉从周围结缔组织中游离出来，注意结扎淋巴管以防止淋巴囊肿形成。男性患者中明确精索至关重要，它可以用血管提拉带悬吊控制，往旁边拉开暴露术野。在女性患者中，圆韧带可以结扎分离以便术野暴露（图21.6A1、A2）。

沿髂动脉向近远端分离，充分暴露髂总动脉至合适长度以便行近端阻断，暴露髂内动脉和髂外动脉至合适长度以便行血管远端阻断。在分离过程中，一定要时刻注意输尿管的位置避免输尿管损伤。

完成手术部位的解剖暴露后，给予患者全身肝素化（通常在75~100 IU/kg），术中监测ACT，维持在200~300 s。患者肝素化后一段时间，用血管阻断钳尽可能在靠近腹主动脉的髂总动脉处阻断（最好是靠近腹主动脉分叉处）。如果由于病变严重不能放置血管钳，那么可使用阻断球囊。纵向切开动脉，自切口向髂总动脉近端置入阻断球囊，当球囊位于远端腹主动脉后开始充气（注意不要阻塞对侧髂支的循环）（图21.6B）。

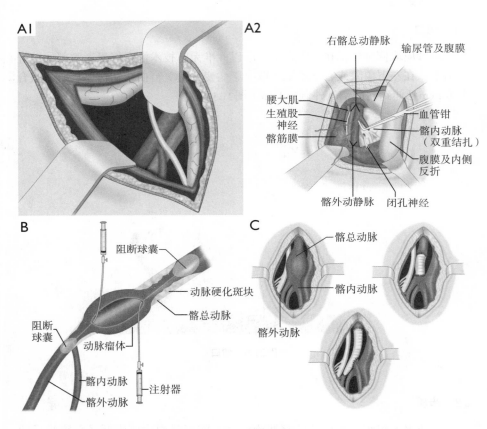

图21.6 暴露术野

（A1）通过左或右下象限的曲线切口暴露髂血管。经腹膜后入路暴露髂外动脉和静脉。当解剖髂血管分叉周围时，必须注意评估输尿管在这个位置注入膀胱的方向。（A2）髂血管解剖的另一种观点。腹膜和输尿管在骨盆内向髂血管剥离时会在内侧反折。生殖–股神经和闭孔神经都靠近髂血管，解剖时应注意防止神经损伤。（B）对于血管近端和远端明显钙化的患者，阻断球囊能够有效阻断血管。（C）髂总动脉瘤的修复，可以采用在髂内动脉起始部上方以移植物原位端端吻合的方式，也可以采用移植物端端吻合，连接髂总动脉及髂外动脉，在移植物上进行髂内动脉单侧吻合从而保留盆腔血供的方式。

　　下一步是将血管阻断钳置于髂外动脉和髂内动脉来阻断远端血管。同样，如果无法控制这些血管，也可以放置阻断气球（图21.6B）。

　　一旦控制好动脉瘤的近远端，便可进行动脉瘤切除、人工血管的植入重建。在近端髂总动脉正常段进行人工血管与髂动脉端端吻合术。完成近端吻合，接着进行远端吻合。根据动脉瘤的解剖结构，可以进行以下远端吻合：①与正常髂总动脉远端行端端吻合；②与髂外动脉的端端吻合（将离断髂内动脉，因此需要确保对侧髂内是通畅的）；③髂总动脉分叉附近髂外动脉与髂内动脉的端侧吻合，灌注髂内动脉。一旦完成远端吻合，释放阻断钳以确保移植物远端有足够的血流（图21.6C）。

2.3　缝合

　　腹部切口经冲洗并逐层缝合。

3　术后

3.1　并发症

　　术后并发症包括动脉栓塞、臀肌跛行、输尿管损伤、术后出血、吻合口瘘和吻合动脉瘤形成。

3.2　术后结果

　　术后30天死亡率为6%~8%[3]，因髂动脉瘤破裂所致的死亡率为30%~50%[2,4]。

3.3　出院随访

　　术后随访2~4周，术后第6个月及第1年需要再次检测，之后需要每年再次检测。如有新的症状则需要做其他检查。

3.4　专家电子邮箱

　　邮箱地址：jeffrey.indes@yale.edu

3.5　网络资源/参考文献

（1）www.vascularweb .org

（2）www.mcbi.nim.nih.gov

（3）Cronenwett JL，Johnston KW. Rutherford's Vascular Surgery[M]. 7th ed. Philadelphia：Saunders，2010.

（4）Moore WS. Vascular and Endovascular Surgery，A Comprehensive Review[M]. 7th ed. Philadelphia：Saunders，2006.

参考文献

[1]　Levi N，Schroeder. Isolated iliac artery aneurysms[J]. Eur J Vasc Endovasc Surg，1998，16：342-344.

[2]　Sandhu R，Pipinos I. Isolated iliac artery aneurysms[J]. Semin Vasc Surg，2005，18(4)：209-215.

[3]　Kasirajan V，Hertzer R，Beven EG，et al. Management of isolated common iliac artery aneurysms[J]. Cardiovasc Surg，1998，6(2)：171-177.

[4]　Patel NV，Long GW，Cheema ZF，et al. Open vs endovascular repair of isolated iliac artery aneurysms：a 12-year experience[J]. J Vasc Surg，2009，49(5)：1147-1153.

[5]　Fleisher L，Beckman J，Brown K，et al. American College of Cardiology/American Heart Association Guideline Update for Perioperative Cardiovascular Evaluation for Noncardiac Surgery——Executive Summary[J]. Circulation，2002，105：1257-1267.

译者：刘浩，董智慧

审校：李森，张丽斌，刘震杰，董智慧

测试

问题1. 下列哪位患者最能从髂动脉瘤开放手术中收益（　　　）

  a. 90岁的COPD患者，现于自家行氧疗，射血分数为20%

  b. 54岁男性，患有高血压

  c. 70岁女性，同时也适合进行腔内治疗

  d. 75岁男性，同时也适合进行腔内治疗

问题2. 在对患者行髂动脉瘤开放手术时，给予患者肝素的最佳时机是（　　　）

  a. 在血管暴露好之后

  b. 在钳夹好动脉之后

  c. 如使用人工血管，应在隧道完成并人工血管就位，阻断血管前

  d. 暴露动脉之前

问题3. 关于髂动脉瘤开放手术，下列哪一项是正确的（　　　）

  a. 永远不需要插Foley导尿管

  b. 动脉通路对于术中检测来说是无益的

  c. 硬膜外麻醉将会有助于术后疼痛控制

  d. 通常不需要大的自持牵引器

1.b   2.c   3.c

答案：

第二十二章　髂动脉瘤的腔内手术治疗

Lindsay Gates, Jeffrey Indes

1　术前准备

1.1　适应证

髂动脉瘤腔内手术治疗的适应证为孤立性髂动脉瘤直径≥3.5 cm以及无论动脉瘤直径大小如何，有症状的动脉瘤（疼痛、破裂、栓塞）。

1.2　循证证据

瘤体增长率相对较缓慢，直径<3 cm的约为11 mm/y，直径≥3 cm的为25~30 mm/y[1]。据报道，瘤体破裂的概率为15%~70%，但目前为止没有报道过直径<30 mm的动脉瘤破裂的病例[1-2]。大多数病例无症状且是偶然发现的，一些病例可以表现出与动脉瘤急性扩张、破裂、髂静脉压迫、输尿管阻塞或侵犯临近结构等相关的症状。腔内修复治疗可以减少患者的住院时间，减少术中出血量，减少侵入性检测及术后入ICU概率，并且减少术后并发症。

1.3　手术器械

（1）固定成像系统或便携式成像系统；

（2）微穿针及导丝；

（3）0.035英寸导丝；

（4）Lunderquist超硬导丝；

（5）造影导管；

（6）导鞘；

（7）球扩或自膨式覆膜支架（与目标血管相比大10%~20%）；

（8）栓塞弹簧圈；

（9）血管腔内超声（IVUS）（可选）；

（10）分叉型腹主动脉瘤覆膜支架（近端瘤颈较短没有充足的锚定区的患者可选）。

1.4 术前准备及风险评估

术前准备包括：①CTA及传统血管造影；②术前心肺功能评估（见表22.1）并且药物调节其他系统疾病；③双下肢动脉多普勒评估股腘动脉瘤。

表22.1 风险评估

低风险	中等风险	高风险
①年龄 <80 岁；②没有或仅有少量 ACC 临床围术期心血管危险预测因子：不正常的心电图、心律失常、脑血管疾病史、低血容量、不受控制的高血压[5]	①年龄 >80 岁；②中等风险的 ACC 临床围术期心血管危险预测因子：轻度心绞痛、既往心梗史或心电图可见病理性 Q 波、代偿性或既往心衰、糖尿病、肾功能不全；③ COPD，且 FEV1>1 L/s；④无症状的、小动脉瘤（瘤径 <3.5 mm）	①年龄 >80 岁；②重大 ACC 临床围术期心血管危险预测因子：不稳定冠脉症状（急性或近期心梗，不稳定或严重心绞痛）、失代偿性心衰、明显心律失常（高度房室传导阻滞、症状性室性心律失常、室上性心律失常伴不受控制的心率）、瓣膜病；③ COPD，需要吸氧，且 FEV1<1 L/s；④吸烟者；⑤感染性或炎性动脉瘤

1.5 术前核查

术前核查包括：①完成心功能评估及药物调节；②及时更新实验室相关检查。

1.6 决策流程

决策流程见图22.1。

1.7 要点与难点

该项技术的要点与难点见表22.2。

1.8 手术解剖

手术解剖见图22.2。

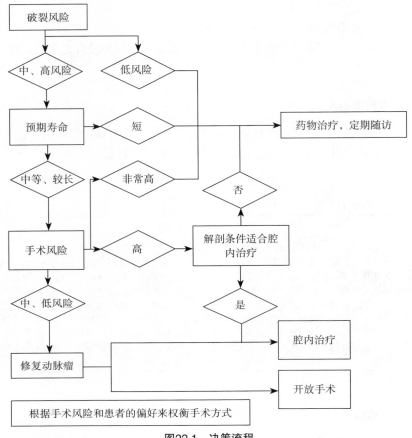

图22.1　决策流程

表22.2　要点与难点

要点与难点	详解
要点	①若动脉极度扭曲，导丝系统可以起到辅助伸直动脉通路的作用。经鞘放置 2 根 0.035 英寸的导丝并定位于肾下腹主动脉。两根导丝分别经导管交换后再分别置换为 Lunderquist 导丝及 Amplatz 导丝。导丝到位后，退出鞘管，经 Amplatz 导丝置入更大规格的鞘管。同时 Lunderquist 导丝不经导鞘，以便为后续操作提供结构性支撑； ②如果不能找到合适的近端髂总动脉锚定区，或是伴发肾下腹主动脉瘤或对侧髂总动脉瘤，此时应考虑使用主双髂覆膜支架系统； ③如果没有合适的近端锚定区，那么将会需要使用分叉型支架系统来为分叉处提供良好的附着力； ④数据支持可以盖掉非动脉瘤性的髂内动脉，并且无须对其进行进一步的栓塞
难点	①未获得满意的近端或远端附着区将会导致术后 I 型内漏； ②未能栓塞供应瘤体血流的侧支血管将会导致术后 II 型内漏

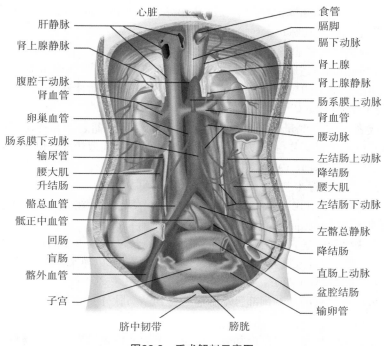

心脏　　食管　　膈脚　　膈下动脉
肝静脉　　肾上腺
肾上腺静脉　　肾上腺静脉
腹腔干动脉　　肠系膜上动脉
肾血管　　肾血管
卵巢血管　　腰动脉
肠系膜下动脉　　左结肠上动脉
输尿管　　降结肠
腰大肌　　腰大肌
升结肠　　左结肠下动脉
髂总血管　　左髂总静脉
骶正中血管　　降结肠
回肠　　直肠上动脉
盲肠　　盆腔结肠
髂外血管　　输卵管
子宫

脐中韧带　　膀胱

图22.2　手术解剖示意图

1.9　体位

手术中患者取仰卧位，在患者双侧腹股沟处消毒铺巾。

1.10.　麻醉

局麻加以静脉内镇静药物及动脉血压监测适用于大多数病例。

2　手术过程

2.1　切口

以Seldinger法逆行穿刺同侧股总动脉，配合0.035英寸导丝，透视引导下导丝进入主动脉，通过针与导丝配合获得血管入路。

2.2　步骤

（1）手术步骤（一），见图22.3A。

①沿导线置入血管鞘并定位在同侧髂外动脉（鞘的大小通常取决于将要使用的支架）；

②置入带有1 cm标记物的短校准造影导管（如猪尾或Omni造影导管）通过导丝送至远端主动脉；

③DSA造影时让患者屏住呼吸（或全麻时暂停呼吸机）；

④30°侧前斜位造影能够提供额外的解剖细节，可以进一步评价髂内动脉；

⑤使用导管上的校准标尺来测量需要的支架长度和动脉直径。

（2）手术步骤（二），见图22.3B。

（或者）IVUS测量髂外动脉和髂总动脉的直径、髂总动脉的长度以及髂内动脉开口的位置。其也可以用来识别动脉壁的其他病理状况，例如钙化、血栓等（可以通过术前CTA或术中血管造影进行测量）。

（3）手术步骤（三），见图22.3C。

如果在CIA上有10~25 mm的正常动脉壁的"瘤颈"（在分叉近端），可以继续向前推进Lunderquist导丝进入腹主动脉。

接下来沿导丝送入支架并在预定位置释放，成功释放支架后退出输送系统并再次将造影导管置入腹主动脉处进行最后一次动脉造影以确保瘤腔内不再显影。

（4）手术步骤（四），见图22.3D。

如果没有足够的远端颈部且动脉瘤延伸到髂动脉分叉处，则应栓塞和隔绝髂内动脉：

①导管配合导丝选入髂内动脉；②将弹簧圈或栓子导入髂内动脉的近端部分以阻断血流；③为了避免盆腔缺血，注意维持前部和后部的侧支血供；④经导鞘血管造影排除循环方面问题；⑤经鞘置入Lunderquist导丝至腹主动脉处，经导丝送入选择好的支架，并将支架近端附着在髂总动脉，远端附着在髂外动脉；⑥一旦支架释放完毕，退出输送系统并再次送入造影导管完成最后一次动脉造影。

（5）如果最终造影结果满意，则可撤出导鞘导丝。如支架近远端固定不佳，那么则需要主动脉覆膜支架系统（组合式支架或分叉式一体化支架）来隔绝髂动脉瘤，这就需要更复杂的手术方式来完成。见图22.3E。

2.3 缝合

由于动脉鞘口径较大，通常需要缝合器材来缝合穿刺点。

3 术后

3.1 并发症

术后并发症包括：①在ⅡA型内漏栓塞后可能因缺血出现一系列症状（臀肌性跛行、阳痿、结肠缺血）；②支架内血栓形成；③远端栓塞或阻塞需要进一步治疗或溶栓。

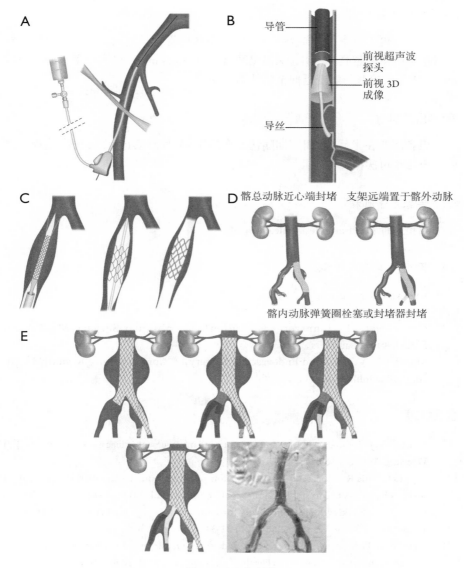

图22.3　手术步骤

（A）经同侧股总动脉（CFA）穿刺，导丝通过髂总动脉动脉瘤，推送鞘管至髂外动脉。（B）腔内超声导管置于髂动脉内，用以测量直径和评估狭窄。（C）球囊扩张支架覆盖动脉瘤。放置支架，使近端和远端与正常动脉直径相称，以隔绝动脉瘤与正常循环。（D）适当的远端密封区的图像。在第二图像中，动脉瘤延伸至髂动脉分叉。支架已延伸到覆盖髂内动脉与弹簧圈处，以防止内漏。（E）使用具有分叉的主动脉支架，便于远端瘤颈条件不理想的患者（延伸到髂分叉的动脉瘤）再血管化。最后一个图像为两侧髂总动脉瘤的覆膜支架植入后的血管造影。

3.2 术后结果

①术后再干预率为11%~28%[2,4]；②锚定区血管直径越大，锚定区越短，再次行手术的概率越高[4]；③远端锚定区血管直径>24 mm，再次行手术的概率越高[4]；④下肢栓塞与病变延伸至髂外动脉相关[3]。

3.3 出院随访

患者需要在术后2~4周定期随访，术后第6个月及第1年需要再次检查，之后需要每年再次检查。

3.4 专家电子邮箱

邮箱地址：jeffrey.indes@yale.edu

3.5 网络资源/参考文献

（1）www.vascularweb .org
（2）www.mcbi.nim.nih.gov
（3）Cronenwett JL，Johnston KW. Rutherford's Vascular Surgery[M]. 7th ed. Philadelphia：Saunders，2010.
（4）Moore WS. Vascular and Endovascular Surgery，A Comprehensive Review[M]. 7th ed. Philadelphia：Saunders，2006.

参考文献

[1] Richardson JW，Greenfield LJ. Natural history and management of iliac artery aneurysms[J]. J Vasc Surg，1998，8：165-171.

[2] Zayed H，Attia R，Modarai B，et al. Predictors of reintervention after endovascular repair of isolated iliac artery aneurysm[J]. Cardiovasc Intervent Radiol，2011，34：61-66.

[3] Buckley C，Buckley S. Technical tips for endovascular repair of common iliac artery aneurysms[J]. Semin Vasc Surg，2008，21：31-34.

[4] Esposito G，Franzone A，Cassese S，et al. Endovascular repair for isolated iliac artery aneurysms：case report and review of the current literature[J]. J Cardiovasc Med，2009，10：861-865.

[5] ACC/AHA task force on practice guidelines. Eagle K，Berger P，Calkins H，et al. American College of Cardiology/American Heart Association Guideline Update for Perioperative Cardiovascular Evaluation for Noncardiac Surgery-Executive Summary[J]. Circulation，2002，105：1257-1267.

译者：刘浩，董智慧
审校：李森，刘震杰，董智慧

测试

问题1.下列哪一项关于髂内动脉瘤修复的说法是正确的（　　　）

  a. 支架可以安全地覆盖在自髂总动脉到髂外动脉的区域

  b. 弹簧圈栓塞是必需的

  c. 开放修复在技术上是简单的

  d. 同侧入路优于对侧入路

问题2. Ⅱ型内漏的原因是（　　　）

  a. 支架覆盖布料的多孔性

  b. 移植物近端的血流

  c. 潜在分支血管的逆向供血

  d. 重叠支架间的血流

问题3.髂内动脉瘤栓塞最常见的并发症是（　　　）

  a. 大腿坏死

  b. 臀肌跛行

  c. 性功能障碍

  d. 脚趾坏疽

1.b   2.b   3.b

答案：

第二十三章　内漏的处理：经腰途径

Kamal Massis

1　术前准备

1.1　适应证与禁忌证

　　经腰途径的内漏处理的适应证为：瘤腔增大的Ⅱ型内漏包括腔内栓塞失败。

　　经腰途径的内漏处理的禁忌证包括：未纠正的凝血障碍、活动性感染、肾功能不全、Ⅰ型或Ⅲ型内漏。

1.2　循证证据

　　Ⅱ型内漏的自然进程预后稍差，较之无内漏的动脉瘤，其与持续性的瘤腔增大、瘤腔破裂、转为开放修复和再干预有较为密切的关联[1]。

　　经腰途径瘤腔栓塞术治疗Ⅱ型内漏的有效率为71%~92%；而经腔内途径的有效干预率为20%~38%[2-3]。

1.3　手术器械

　　（1）21 G穿刺针（图23.1）；

　　（2）4~5 Fr血管鞘（图23.2）；

　　（3）4~5 Fr导管；

　　（4）微导管；

　　（5）线圈；

　　（6）液体栓塞剂、乙烯–乙烯醇共聚物（Onyx）或氰基丙烯酸正丁酯（NCBA）。

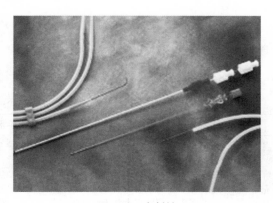

图23.1　穿刺针

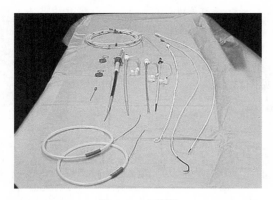

图23.2　血管鞘

1.4　术前准备与风险评估

　　术前准备包括：①术前腹部计算机断层扫描（CT）检查，评估动脉瘤腔的安全入路及进入内漏的路径（见表23.1）。②术前造影，评估内漏的血流模式，包括入瘤及出瘤血管。

表23.1　风险评估

低风险	中等风险	高风险
①大内漏病灶；②瘤体小且瘤颈短而直达内漏病灶；③周围无可损伤的器官或血管	①小内漏病灶；②瘤体大且瘤颈长；③靠近肾脏、下腔静脉、肠道及交通血管	难以观察到的内漏病灶：①下腔静脉或肾脏位于穿刺路径上；②瘤体大且瘤颈 >20 cm

1.5 术前核查

具体术前核查的事项详见表23.2。

表23.2 术前核查

入手术室	手术开始	出手术室
①确认患者身份信息、拟行手术及知情同意书；②手术部位是否标记；③麻醉剂及麻醉药物是否核查完毕；④核查患者是否具有：过敏史？气道阻塞？未纠正的凝血障碍？	①确认患者姓名、手术方案以及手术入路；②术前1 h内是否预防性使用了抗生素；③预期的重要事件：a. 手术医生预估手术时间多久？预期失血量？b. 麻醉医生预估患者是否有特殊难点？c. 护士／技术团队确认是否无菌？是否存在设备故障？重要的影像学资料是否准备到位？	①护士口头确认：手术名称、是否有需要登记的设备问题；②医生、麻醉医生及护士：患者术后护理及康复的关键事项

1.6 决策流程

决策流程，见图23.3。

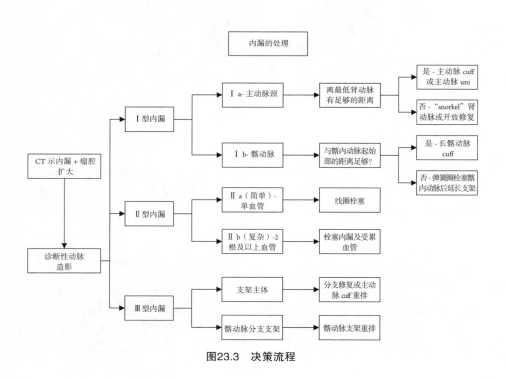

图23.3 决策流程

1.7　要点与难点

该项技术的要点与难点见表23.3。

表23.3　要点与难点

要点与难点	详解
要点	仔细回顾患者术前影像学资料以理解内漏病灶的确切水平及犯罪血管。参照以下流程。首先，进行术前 CT 测量与 CT 轴向标注（图 23.4、图 23.5）。内容如下： a. 入口的水平可通过透视标志来确定；b. 通常选择脊柱作为解剖学标志；c. 从入点到棘突的距离；d. 入路与纵轴的相对角度，皮肤入点与主动脉壁和内漏病灶的距离。 注意：多数病例涉及左侧椎旁入路，少数病例以右侧椎旁为入路或经腔静脉入路
难点	①无线圈保护的肠系膜下动脉的栓塞增加了非靶向性的结肠动脉栓塞风险和肠缺血风险； ②尽量避免靠近血管或器官的通路。由于靠近侧边的入路损伤肾脏或结肠的风险更高，因此尽可能选择靠近中线的入路

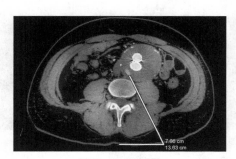

图23.4　CT测量

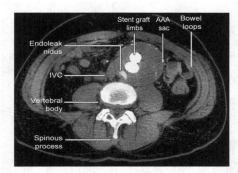

图23.5　CT轴向标注

Endoleak nidus，内漏病灶处；IVC，下腔静脉；Vertebral body，椎体；Spinous process，棘突；Stent graft limbs，支架分支；AAA sac，腹主动脉瘤瘤腔；Bowel loops，肠道。

1.8　手术解剖

经腹主动脉瘤囊腔的轴位和冠状位增强CT影像可显示内漏病灶和相应的解剖关系（图23.6、图23.7）。

1.9　体位

为能获得瘤腔的位置信息，需对患者进行倾向性定位；为获得侧位图像，患者的手臂不能置于腹部，手臂的最佳位置是置于双肩上方，并固定于长臂木板上；CT机的C臂必须有足够的空间对患者进行检查，同时为进针留下空间；在CT成像时要注意到监护导线和医疗管道。

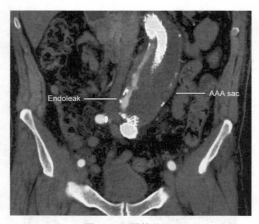

图23.6　冠状位CT

Endoleak nidus，内漏病灶处；AAA sac，腹主动脉瘤瘤腔。

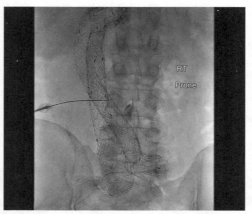

图23.7　穿刺针进入的透视图像

RT prone，右侧卧位。

1.10　麻醉

因便于气道保护和患者能在俯卧位配合，气管插管全身麻醉较清醒镇静麻醉更适合此手术。

腹主动脉瘤瘤腔穿刺的疼痛等级非常低，所以没有必要行深度麻醉。

优先选全麻，以便于在数字减影血管造影期间保持适当的屏气。

2　手术过程

2.1　切口

在穿刺针进入点用11号刀片做切口以便于血管鞘通过。

2.2　步骤

手术步骤如下：

（1）利用透视引导，定位皮肤穿刺点，21 G穿刺针定位穿刺；

（2）穿刺针与C臂朝向透视同角度穿刺进入内漏病灶；

（3）当通道稳固以后，旋转C臂90°至侧位评估穿刺针进入深度；

（4）移去穿刺针，评估搏动性返血情况（图23.8）；

（5）用DSA评估内漏病灶和邻近的进出动脉（图23.9）；

（6）将引导鞘和导管置入内漏病灶；

（7）用弹簧圈/液体栓塞剂封栓塞内漏病灶。如果可能的话，栓塞内漏病灶进出血管以减少复发或持续性内漏的可能。

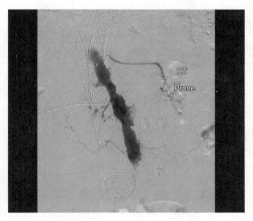

图23.8　通过穿刺针造影

RT prone，右侧卧位。

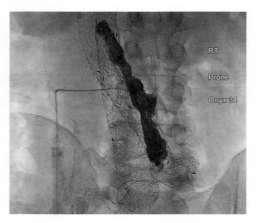

图23.9 Onyx栓塞

RT Prone，右侧卧位；Onyx 34，Onyx 34型栓塞剂。

2.3 缝合

一旦成功止血，并且确认搏动停止，移除引导鞘/导管。

3 术后

3.1 并发症

术后并发症可分为最常见与最少见两类，详见表23.4术后并发症。

表23.4 并发症

最常见	最少见
①小血肿；②栓塞材料溢出到腹膜后腔；③非靶向性地栓塞了腰动脉或肠系膜下动脉	①结肠缺血；②大血肿；③脊髓缺血；④动脉瘤破裂

3.2 术后结果

70%~90%的患者内漏病灶完全封闭。

3.3 出院随访

出院随访分为三个阶段：①观察23小时来评估有无腹膜后出血或缺血并发症的证据；②术后1个月随访，使用计算机断层扫描血管造影术（CTA）来评估有无残留内漏病灶；③术后6个月随访，使用CT来评估动脉瘤腔尺寸是否改变，确定动脉瘤腔稳定或退化。

3.4　专家电子邮箱

邮箱地址：massis.kamal@gmail.com

参考文献

[1]　Jones JE，Atkins MD，Brewster DC，et al. Persistent type 2 endoleak after endovascular repair of abdominal aortic aneurysm is associated with adverse late outcomes[J]. J Vasc Surg，2007，46：1-8.

[2]　Baum RA，Carpenter JP，Golden MA，et al. Translumbar embolization of type 2 endoleaks after endovascular repair of abdominal aortic aneurysms[J]. J Vasc Interv Radiol，2001，12：111-116.

[3]　Timaran CH，Ohki T，Rhee SJ，et al. Predicting aneurysm enlargement in patients with persistent type II endoleaks[J]. J Vasc Surg，2004，39：1157-1162.

译者：方超，竺挺
审校：李森，刘震杰，董智慧

[1] Jonston Anne. OD, Brewster DC, et al. "regional type 1 endoleak after endovascular aorto a abdominalaytic aneurysm reparied isuledone a later grade injure on J[J]. Vasc sug, 2001 (6): p. 9.

[2] Parodi Jc, Ferreira LM, et al. endoleaksinthe tr amvtsmborke embolization of type 2 endoleaksaftee eindewacula repaiofobdomic aortic aneurysms. J vascular yurtfery 2001 (1): 144~150.

第二十四章 内漏的处理：经动脉途径

Kamal Massis

1 术前准备

1.1 适应证和禁忌证

经动脉途径的内漏处理手术的适应证为动脉瘤腔增大的内漏。

经动脉途径的内漏处理手术的禁忌证包括：①未纠正的凝血障碍；②活动性感染；③肾功能不全。

1.2 循证证据

内漏类型包括以下四种，详见图24.1和图24.2。

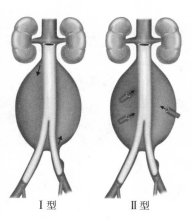

Ⅰ型   Ⅱ型

图24.1 Ⅰ型和Ⅱ型内漏

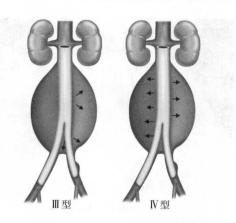

Ⅲ型　　　　　　Ⅳ型

图24.2　Ⅲ型和Ⅳ型内漏

Ⅱ型内漏的自然病程不是良性的，并且与没有内漏的患者相比，他们与持续的瘤腔扩大、瘤腔破裂、转开放手术修复、再次介入有很高的相关性[1]。

EVAR术后转开放手术有高发病率和死亡率。近期证据显示患者的发病率为55%，死亡率为18%[2]。EUROSTAR研究显示患者死亡率为24%，他们主要的开放手术修复适应证是瘤腔扩大。

内漏的血管内处理是有必要的，在尝试治疗前对内漏的特征进行适当评估也十分必要。此外还需要详细的诊断性动脉造影来确定内漏的类型。在诊断性血管造影时，经动脉途径的创伤性更小，可以在直接瘤腔穿刺之前尝试。如果通过股动脉入路无法完全封闭内漏，至少在直接瘤腔穿刺栓塞之前可以栓塞一些罪犯血管来减少非靶血管异位栓塞风险。

1.3　手术器械

（1）5~6 Fr 血管鞘（图24.3）；

（2）4~5 Fr 导管；

（3）微导管和导丝；

（4）可控弹簧圈；

（5）液体栓塞剂、Onyx胶（图24.4）、NBCA胶。

1.4　术前准备与风险评估

术前准备如下。①术前腹部计算机断层扫描血管成像（CTA）检查：评估内漏可能涉及的血管；评估腹主动脉瘤（AAA）尺寸并且通过之前的资料确认瘤腔扩大。②诊断性动脉造影：排除Ⅰ型和Ⅲ型内漏；评估内漏的流入道和流动模式；确定进入内漏病灶最佳的侧支通路。

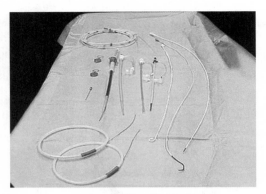

图24.3 导管、鞘及导丝

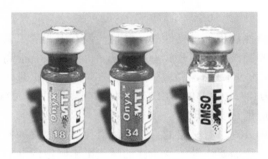

Onyx-18（6%）胶　Onyx-34（6%）胶　纯DMSO药瓶

图24.4　Onyx瓶

有关手术的风险评估详见表24.1风险评估内容。

1.5　术前核查

具体术前核查的事项详见表24.2。

表24.1　风险评估

低风险	中等风险	高风险
①存在直接进入内漏病灶的侧支通路；②非常局限的内漏病灶；③内漏涉及的血管很少	①进入内漏病灶侧支通路较长且扭曲明显；②髂内动脉闭塞	①肉眼难以观察的或非局限性的内漏病灶；②内漏涉及的血管5个以上的；③肾功能不全；④髂动脉异常扭曲

表24.2 术前核查

入手术室	手术开始	出手术室
①确认患者身份信息、拟行手术及知情同意书；②手术部位是否标记；③麻醉药物是否核查完毕；④核查患者是否具有：过敏史？气道阻塞？未纠正的凝血障碍？	①确认患者姓名、手术方案、以及手术入路；②术前1小时内是否预防性使用了抗生素；③预期的重要事件：a.手术医生预估手术时间多久？预期失血量？b.麻醉医生预估患者是否有特殊难点？c.护士/技术团队确认是否无菌？是否存在设备故障？重要的影像学资料是否准备到位？	①护士口头确认：手术名称，是否有需要登记的设备问题；②医生、麻醉医生及护士：患者术后护理及康复的难点

1.6 决策流程

决策流程见图24.5。

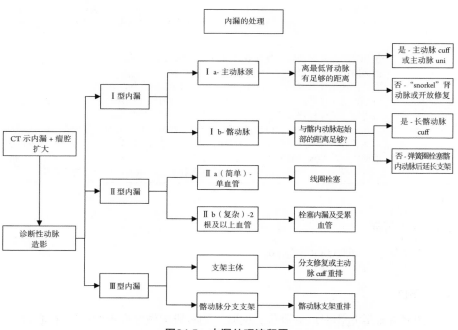

图24.5 内漏处理流程图

227

1.7 要点与难点

该项技术的要点与难点见表24.3。

表24.3 要点与难点

要点与难点	详解
要点	①仔细复习患者术前 CTA，评估内漏可能的来源。 ②内漏病灶的邻近血管是犯罪血管的可能性更大。 ③评估动脉瘤近端和远端锚定区域，如果支架与主动脉瘤瘤颈或髂动脉的血管壁不完全黏附，则要怀疑是否是Ⅰa或Ⅰb型内漏。如果造影时发现内漏出现在锚定区附近，且时相较早/动脉期，也考虑是Ⅰ型内漏。 ④如果支架附近处有一个大的内漏，并且与主动脉瘤瘤壁或血管不直接相连，则要考虑是否是Ⅲ型内漏。这样的话，要仔细评估覆膜支架的金属框架寻找有无断裂之处。 ⑤Ⅱa（简单）型内漏栓塞的目标是阻塞犯罪血管，并且最好用线圈来完成。 ⑥Ⅱb（复杂）型内漏栓塞的目标是栓塞内漏病灶和相关血管。 ⑦如果确认是Ⅲ型内漏，再置入覆膜支架是一个有效的治疗技术。 ⑧如果确认是Ⅰa或Ⅰb型内漏，可用器械充足，与邻近分支血管锚定区足够（肾动脉、肠系膜上动脉、髂内动脉）的话，植入 Cuff 支架延长锚定是一个有效的治疗技术
难点	①如果不注意保护结肠分支血管和侧支通路的话，栓塞肠系膜下动脉会带来较大的风险，非靶血管的异位栓塞会导致结肠缺血。 ②使用液体栓塞剂（NBCA, Onyx）会对邻近的组织带来非靶血管异位栓塞的风险，特别是通过肠系膜下动脉途径进入内漏病灶的时候（如果栓塞没有按照推荐的方式进行，液体栓塞过程中还存在导管黏附在液体栓塞位置拿不出的风险）。 ③在小侧支血管中用大口径导管将导致血管痉挛，并且可能会有妨碍器材进入靶向血管和内漏病灶的风险：a.阻塞侧支通路，特别是肠系膜上–肠系膜下动脉间的侧支，将导致动脉血栓形成相应器官缺血可能；b.同轴（大导管、微导管）和三轴引导鞘（大导管、微导管）系统更有利于稳定地进入小的弯曲的血管

1.8 手术解剖

手术解剖，见图24.6~图24.9。

1.9 体位

患者在血管造影时取仰卧位；同时双侧腹股沟做好常规股动脉穿刺通路的准备。

1.10 麻醉

麻醉优选清醒麻醉，如果患者不能适应的话，可选择局部麻醉。与屏气配

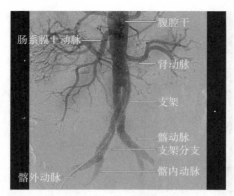

图24.6　主动脉造影

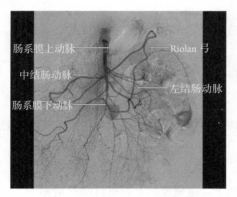

图24.7　肠系膜上动脉到肠系膜下动脉
（SMA–IMA）侧支通路（Arc of Riolan）

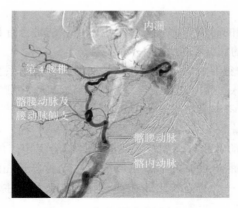

图24.8　髂腰–腰动脉侧支通路

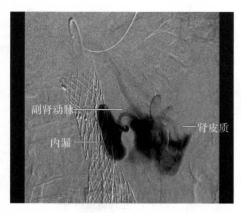

副肾动脉 —
—肾皮质
内漏 —

图24.9　肠系膜下动脉流入，肾动脉流出道

合对于正确的血管造影评估和治疗是至关重要的。

2　手术过程

2.1　切口

手术过程中，切口为用5 Fr或6 Fr血管鞘进入常规股动脉入路。

2.2　步骤

具体手术步骤如下，最重要的是诊断性动脉造影。

（1）行主动脉造影，纵观动脉解剖，初步定位内漏可能涉及的分支血管或诊断Ⅰ型或Ⅲ型内漏；

（2）至少拿到2个放大的主动脉颈的投射图（正位片和侧位片）来排除Ⅰ型近端内漏；

（3）在有支架的时候行血管造影来更好地评估是否有Ⅲ型内漏，隐去分支血管来定位确切的病变部位；

（4）对可能的犯罪血管行选择性动脉造影，包括肠系膜上动脉、中结肠动脉、双侧髂总动脉和髂内动脉、腰1动脉、髂内动脉、髂腰动脉。

（5）栓塞（参考本章1.6节）。

（6）Ⅰa型内漏：

评估最低侧肾动脉和分叉型覆膜支架主体腿分叉定点的距离：根据制造商的说明书，如果距离足够的话，可以放置主动脉延长cuff；如果距离不够的话，要考虑更进一步的方法比如在肾动脉放支架且把主动脉cuff放得更高（"潜望镜"技术）。

（7）Ⅰb型内漏：

评估距髂内动脉开口处的距离：如果距离足够（>1 cm）能达到远端贴附，则置入髂动脉延伸cuff支架；如果距离不合适，用弹簧圈栓塞髂内动脉，然后放置髂动脉延长cuff支架（图24.10~图24.12）。

（8）Ⅱa型内漏：找到进入犯罪血管的途径；线圈栓塞（图24.13；s/p线圈栓塞肠系膜下动脉内漏）。

（9）Ⅱb型内漏：找到进入内漏病灶的途径；用液体栓塞剂和/或线圈填塞病灶，理想状况下同时填塞犯罪血管（图24.14、图24.15）。

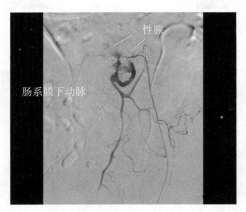

图24.10　肠系膜下动脉流入性腺动脉流出

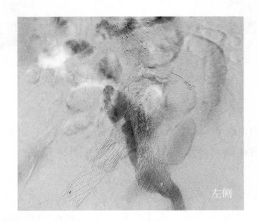

图24.11　线圈栓塞髂内动脉

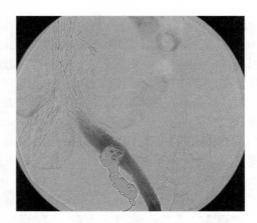

图24.12　长髂动脉cuff

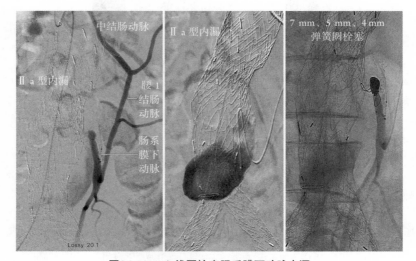

图24.13　s/p线圈栓塞肠系膜下动脉内漏

（10）Ⅲ型内漏：如果定位在支架主体，可放置主动脉cuff来修复；如果定位在髂支处，则在髂动脉增加cuff（图24.16、图24.17）。

2.3　缝合

手术缝合时需移去血管鞘，人工压迫止血，可能会用到动脉闭合装置。如果需要更大通路（>10 Fr）来放置长cuffs或者修复内漏，则可以考虑血管缝合器"预缝合"，以及外科切开缝合。

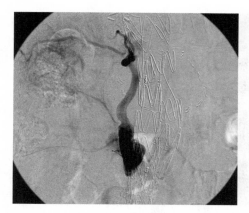

图24.14　微导管经髂腰动脉—腰动脉途径

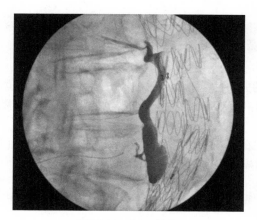

图24.15　Onyx栓塞

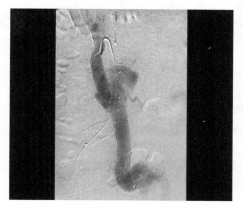

图24.16　血管造影显示左侧髂支横断位Ⅲ型内漏

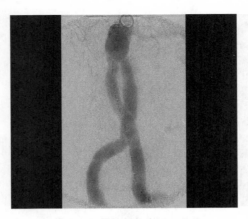

图24.17 髂支cuff治疗成功

3 术后

3.1 并发症

手术后最常见的并发症包括：①小血肿；②动脉切开部位出现假性动脉瘤；③栓塞材料溢出到腹膜后间隙；④非靶向性地异位栓塞了腰动脉或肠系膜下动脉。

而手术后最少见的并发症有：动脉夹层、结肠缺血、大血肿或腹膜后出血、脊髓缺血、动脉瘤破裂等。

3.2 术后结果

早期研究显示，单独使用线圈栓塞解决内漏的成功率只有20%~38%[3-4]，之后的研究显示经动脉途径联合使用栓塞材料包括线圈、Onyx和NBCA解决内漏的总的成功率为59%~60%[1,5]。确定治疗的极限和内漏栓塞技术的长期成功率仍需更多证据，特别是Ⅱ型内漏。

3.3 出院随访

拔除鞘管后要卧床休息，观察6小时：评估腹股沟区和外周动脉搏动；腹部重要脏器检查，评估有无出血或肠缺血。

术后1个月随访，行计算机断层扫描血管造影术（CTA）来评估有无残留内漏病灶；术后6个月随访，行CTA来评估动脉瘤腔尺寸是否改变，确定动脉瘤腔是否稳定。

3.4 专家电子邮箱

邮箱地址：massis.kamal@gmail.com

参考文献

[1] Jones JE，Atkins MD，Brewster DC，et al. Persistent type 2 endoleak after endovascular repair of abdominal aortic aneurysm is associated with adverse late outcomes[J]. J Vasc Surg，2007，46：1-8.

[2] Chaar CI，Eid R，Park T，et al. Delayed open conversions after endovascular abdominal aortic aneurysm repair[J]. J Vasc Surg，2012，55(6)：1562-1569.e1.

[3] Baum RA，Carpenter JP，Golden MA，et al. Translumbar embolization of type 2 endoleaks after endovascular repair of abdominal aortic aneurysms[J]. J Vasc Interv Radiol，2001，12：111-116.

[4] Timaran CH，Ohki T，Rhee SJ，et al. Predicting aneurysm enlargement in patients with persistent type II endoleaks[J]. J Vasc Surg，2004，39：1157-1162.

[5] Massis K，Carson W，Rozas A，et al. Treatment of type II AAA endoleaks with ethylene-vinyl-alcohol copolymer (Onyx) [J]. J Vasc Endovasc Surg，2012，46(3)：251-257.

译者：方超，竺挺
审校：李森，张丽斌，董智慧

测试

问题1.通过侧支血管返流到动脉瘤腔并且流出到另一个分支血管的内漏类型是（　　　）

    a. Ⅰb型

    b. Ⅱa型

    c. Ⅱb型

    d. Ⅲ型

    e. Ⅳ型

问题2.发展成Ⅱ型内漏可能的侧支通路是（　　　）

    a. 肠系膜上动脉至肠系膜下动脉

    b. 髂内动脉至髂腰动脉再至腰动脉

    c. 腰1动脉至腰2或腰3动脉

    d. 肾副动脉

    e. 以上都对

问题3.Ⅲ型内漏修复治疗的选择有（　　　）

    a. 覆膜支架血管内修复

    b. 开放手术修复

    c. 线圈栓塞

    d. a和b

    e. a和c

第二十五章　主动脉腔内移植物取出术

Paul Armstrong

1.　术前准备

1.1　适应证

主动脉瘤腔内修复术术后主动脉瘤破裂或者EVAR术后感染又或者EVAR术后主动脉瘤持续增大，无法通过再次经皮介入术纠正的可疑内漏均可行主动脉腔内移植物取出术。

1.2　循证证据

EVAR术治疗失败且没有安全的腔内方案可供选择，取出主动脉支架是解决问题的唯一选择[1-2]。

1.3　手术器械

（1）Dacron/PTFE或分叉型人工血管；
（2）深静脉或同种移植物。

1.4　术前准备与风险评估

手术前的准备工作如下。①术前CT扫描（胸/腹/盆腔）伴或不伴经静脉的主动脉增强：a. 移植物内漏，即对新移植物尺寸的制定包括对血管近远端"缝合环"的评估；b. 移植物感染，即明确包括软组织和血管感染/炎症的程度。②双下肢超声检查踝肱指数和趾肱指数。③心内科会诊和风险评估（具体风险评估内容见表25.1）。

表25.1 风险评估

低风险	中等风险	高风险
美国麻醉医师协会（American society of Anesthesiologist，ASA）根据身体状况分级的 1 级或 2 级	① ASA 3 级；②经皮或冠状动脉搭桥术后；③肌酐 >2.5 mg/dL	①Ⅲ或Ⅳ级心绞痛合并未处理的冠心病；②Ⅲ或Ⅳ级充血性心力衰竭合并未处理的冠心病；③氧气或类固醇依赖型 COPD；④一秒用力呼气容积 <30% 的 COPD

1.5 术前核查

术前核查内容需包括以下几个方面：心脏风险评估；主动脉和髂股循环的 CTA；下肢超声与踝肱指数/趾肱指数；优化营养；优化肾功能；化验血型与血制品交叉配型。

1.6 决策流程

决策流程见图25.1A、B。

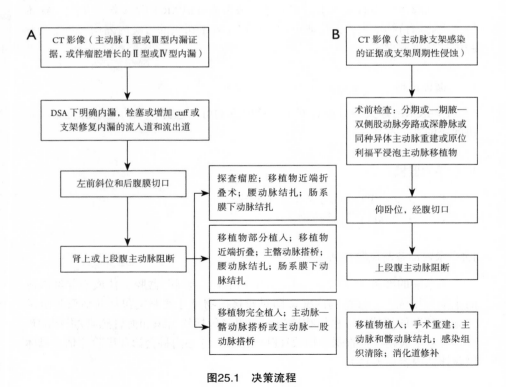

图25.1 决策流程

1.7　要点与难点

该项技术的要点与难点，详见表25.2。

表25.2　要点与难点

要点与难点	详解
要点	①上段腹主动脉的控制有助于移除肾上腹主动脉移植物； ②折叠肾上动脉支架并部分移除能保留主动脉的完整性，也有益于治疗腰动脉和髂动脉相关内漏； ③24~48小时内的分期重建（譬如先行腋—双股动脉旁路和支架取出）减少总手术时间的同时维持了下肢的灌注； ④如果有两个手术小组将会非常有效，获取双侧静脉和动脉重建可同时进行
难点	①在没有充分分离瘤颈时，移植物360°折叠较为困难； ②对血流动力学不稳定的患者应避免同时行假体植入（譬如活动性的胃肠道出血）； ③静脉准备包括瓣膜切除和分支缝合结扎

1.8　手术解剖

手术解剖包括内脏动脉、髂动脉、肠系膜下动脉、腰动脉、输尿管、十二指肠等。其中内脏动脉又包括腹主动脉和肠系膜上动脉、肾动脉。髂动脉包括髂总动脉、髂内动脉、髂外动脉。

1.9　体位

患者体位采取左前斜位，取胸腹联合切口可以充分暴露主动脉并进行操作，对于肾上主动脉、开窗以及降主动脉的血管移植物都是最佳选择。

仰卧位正中切口可用于肾下移植物手术。

1.10　麻醉

（1）气管插管全身麻醉；

（2）建立桡动脉通路；

（3）建立大口径静脉通路，并使用漂浮导管监测；

（4）"Cell Saver"自体血回输。

2 手术过程

2.1 切口

手术切口包括：腹膜后切口（图25.2）和腹正中切口（图25.3）。

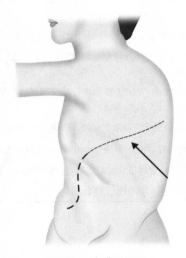

图25.2 腹膜后切口

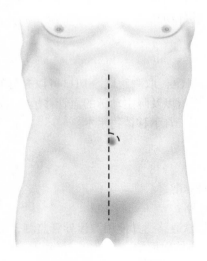

图25.3 腹正中切口

2.2 步骤

手术步骤如下：

（1）从膈肌至髂分叉的腹膜后入路：

从肋骨至腹正中线做斜切口。由术前检查评估近端腹主动脉或胸主动脉情况确定肋骨的暴露水平。总之，在第11或12肋下方，可膈肌下阻断腹主动脉，而胸降主动脉阻断则需达到6~10肋水平。沿正中线向脐下方4~5 cm切开可暴露髂血管分叉。

（2）依次分离皮下组织、腹外斜肌、腹内斜肌、腹横肌，仔细分离腹直肌前鞘和后鞘，正中分离腹膜来暴露腰大肌。持续钝性与锐性地分离腹膜直到腹膜从膈肌至膈脚肌暴露。

主动脉包含内脏血管。如未被保留或明确结扎腹膜后位于主动脉下方内脏血管水平的大回流静脉，术中可能出现棘手的出血。

明确是否将左肾移至右侧，或分离Gerota筋膜使肾脏留在腹膜后的位置。

左输尿管以阻断带标记，随腹膜向右侧牵开。

根据手术计划决定是否阻断带阻断内脏血管。也可以进入瘤腔后使用球囊导管阻断内脏血管。

腹膜后入路，髂总动脉和左髂外动脉较容易暴露。但右髂外动脉不易暴露，必要时可以延长正中切口至右侧或延长移植物至右股动脉。

肝素化后，阻断动脉的流入道和流出道，暴露瘤腔。根据术中的发现决定完全或部分移植物植入。依次释放流入道主动脉钳和流出道髂动脉钳以明确是否有内漏。

（3）经腹暴露小网膜至髂动脉分叉：

从胸骨的剑突至耻骨联合上方做正中切口。

纵向打开后腹膜，暴露左肾静脉和肾动脉近端和髂外动脉远端。可通过标准的血管钳夹技术控制血管。

打开腹膜，将大网膜和横结肠翻出包裹在湿润的纱布上。用肠袋或潮湿的毛巾包裹小肠并翻至右侧，暴露屈氏韧带。进一步分离并将十二指肠和小肠向右侧翻转。

确认并结扎肠系膜下动脉。用钛夹或缝线结扎腰动脉。

肝素化后，阻断动脉的流入道和流出道，暴露瘤腔。根据术中的发现决定完全或部分移植物植入。依次释放流入道主动脉钳和流出道髂动脉钳以明确是否存在内漏。

2.3 缝合

（1）经腹膜后修补主动脉内漏：

1）用2-0可吸收线关闭残余主动脉瘤腔；

2）用1号PDS线逐层关腹（后鞘，前鞘，腹横肌）；

3）用2-0可吸收线缝合皮下组织；

4）用可吸收单丝缝线或皮钉缝合表皮。

（2）经腹移除感染移植物：

1）用2-0可吸收线关闭后腹膜；

2）下拉大网膜至组织感染平面；

3）用1号PDS线关闭正中筋膜；

4）用可吸收单丝缝线或皮钉关闭表皮。

3 术后

3.1 并发症

术后最常见并发症包括：①肾功能衰竭；②心肌缺血；③失血相关性贫血。

术后较少见并发症包括：①下肢缺血/血栓栓塞；②移植物感染。

3.2 术后结果

术后结果包括支架内漏和支架感染两种。

（1）支架内漏：

对任何主动脉内漏进行确切的治疗。

（2）支架感染：

支架感染死亡风险极高，移除被污染的移植物和对后腹膜感染组织平面清创是治疗的关键步骤。

3.3 出院随访

（1）内漏术后：

1）2周：预约门诊评估切口；

2）12个月：超声检查下肢的外周动脉疾病。

（2）感染术后：

1）2周：预约门诊评估切口和抗感染进程；

2）6周：腹部/盆腔CT评估是否有残余感染，临床检查来决定是否需要增加抗生素；

3）4~6个月：CT评估排除残余感染；

4）12个月：CT评估排除残余感染。

3.4 专家电子邮箱

邮箱地址: *parmstro@health.usf.edu*

参考文献

[1] Kelso RL, Lyden SP, Butler B, et al. Late conversion of aortic stent grafts [J]. J Vasc Surg, 2009,49:589-595.

[2] Brinster CJ, Fairman RM, Woo EY, et al. Late open conversion and explantation of abdominal aortic stent grafts[J]. J Vasc Surg, 2011,54:42-46.

译者: 毛乐, 岳嘉宁
审校: 李森, 张丽斌, 董智慧

测试

问题1. 在Ⅱ型和可能的Ⅰ型内漏计划移除主动脉支架时，最重要的因素包括（   ）

a. 细节的原手术记录

b. 目前的心脏风险评估，血肌酐，肾小球滤过率

c. 髂—股动脉段的最新动脉造影

d. 术前三个时相（动脉、静脉、未增强）的腹部和盆腔的CT扫描

问题2. 下述近肾主动脉带倒钩支架的Ⅱ型内漏治疗不包括（   ）

a. 结扎返血的腰动脉和肠系膜下动脉并探查和缝合主动脉瘤腔

b. 结扎返血的腰动脉和肠系膜下动脉并折叠近端支架，关闭瘤腔

c. 造影下肠系膜下动脉栓塞，穿刺下瘤腔注射明胶海绵和乙烯乙烯醇共聚物

d. 腔镜下钳夹腰动脉和肠系膜下动脉

问题3. 对支架近端1.2 cm移位的Ⅰ型内漏和肠系膜下动脉相关的Ⅱ型内漏行主动脉重建，不包括（   ）

a. 改为使用延伸至右侧髂支的肾下一体式支架。当对侧髂支闭塞时行股—股旁路

b. 暴露瘤腔并折叠近端支架，结扎肠系膜下动脉

c. 横断支架近端，植入涤纶人工血管至支架的髂支

d. 暴露主动脉瘤腔并移除全部支架，肾动脉水平结扎主动脉，在分叉水平横断支架髂腿并在髂总动脉起始部结扎主动脉，然后腋—双股旁路

问题4. 主动脉支架移除术后随访和监测方案包括（选择最佳答案）（   ）

a. 所有患者服用阿司匹林和氯吡格雷的终身抗血小板治疗

b. 静脉途径抗感染6周

c. 移除术后4~6周在髂—股动脉重建处行双功能超声

d. 第一年每3个月行一次CT扫描，之后每年1次

问题5. 治疗一位EVAR术后主动脉侵蚀处有活动性出血的不稳定患者的可能解决方案包括（　　　）

    a. 腋—双股搭桥，移除主动脉移植物并结扎远端主动脉和髂血管

    b. 移除主动脉支架并用股深静脉行主髂重建

    c. 原位经利福平浸泡主动脉间置移植物，主动脉支架完全移除

    d. 以上全部

第二十六章　主动脉腔内治疗的髂动脉入路构建

Paul Armstrong

1　术前准备

1.1　适应证

主动脉腔内治疗的髂动脉通路构建的适应证为没有合适的（小或者闭塞）自体髂动脉作为鞘管通路以输送主动脉支架。

1.2　循证证据

强行将大号鞘管置入小口径血管（股–髂外）会导致血管撕裂[1,2]。

1.3　手术器械

10~12 mm涤纶或聚四氟乙烯（PTFE）分支移植物。

1.4　术前检查与风险评估

术前准备包括：术前腹部和盆腔CT平扫，或增加CT以显示远端主动脉和双侧髂股动脉的心内科会诊和风险评估，双下肢超声，踝肱指数和趾压。风险评估详见表26.1。

1.5　术前核查

（1）心脏风险评估；
（2）主动脉和髂股动脉CTA；
（3）下肢超声与踝肱指数/趾压；

表26.1 风险评估

低风险	中等风险	高风险
ASA 1 级或 2 级	①ASA 3 级；②曾行下腹部手术；③再次行髂股动脉手术	①ASA 4 级或 5 级；②Ⅲ或Ⅳ级心绞痛合并未处理的冠心病；③Ⅲ或Ⅳ级充血性心力衰竭合并未处理的冠心病；④氧气或类固醇依赖型 COPD；⑤一秒用力呼气容积 <30% 的 COPD

（4）改善营养；

（5）改善肾功能；

（6）血型与交叉配血。

1.6 决策流程

决策流程见图26.1。

1.7 要点与难点

该项技术的要点与难点见表26.2。

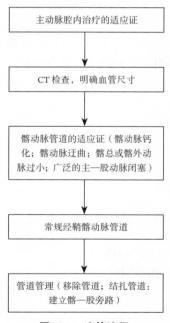

图26.1 决策流程

表26.2　要点与难点

要点与难点	详解
要点	①通路建立后需要延伸至合适的长度。可向腹股沟建立隧道或使用一张含碘手术薄膜保护下肢通道位置。
	②髂动脉钙化程度决定了血管吻合的难度水平。血管通路重建时应尽量在正常的动脉段进行吻合。如果髂动脉全程钙化，那么可能需要主动脉入路。
	③如果术后髂外动脉远端病变，髂动脉通路可以被用于髂股旁路的建立
难点	①髂动脉破裂之后再行髂动脉通路置入难度较大。
	②刚缝合的髂动脉吻合口容易撕裂或破裂，故应尽可能使用小的交换鞘管。
	③ ePTEF 和涤纶相比，能让超滑导丝和导管通过并为鞘管提供更好的锚定区。但是，PTFE 通路容易黏附大的鞘管使得不能频繁地进行鞘管交换。涤纶通路可以更平顺地交换大鞘管，但涤纶材料的褶皱会阻碍滑线和鞘的交换。
	④大口径的覆膜支架(9~12 mm)和球囊成型可用于建立髂动脉管道; 但是这些"内置"髂动脉管道在输送鞘管时有破裂和移位的风险，应谨慎使用。
	⑤随着技术发展的需求，现已产生第一代球扩式鞘管。这些鞘管置入时仅 11~14 Fr，置入后可扩张至 20 Fr。他们可以提高输送稳定性，但通常在移除时需要整个髂动脉的重建，这往往会损害内动脉起始部的通畅

1.8　手术解剖

手术解剖包括以下:

（1）盆腔内腹膜后：主动脉分叉、下腔静脉分叉、输尿管、髂动脉。其中髂动脉又分为：髂总动脉、髂内动脉、髂外动脉。

（2）股总动脉：股动脉。

1.9　体位

手术体位取仰卧位。

1.10　麻醉

（1）气管插管全身麻醉;
（2）监测动脉血压;
（3）建立大口径中心静脉通路;
（4）"Cell Saver"自体血回收。

2　手术过程

2.1　切口

从右至左暴露下腹部后腹膜：

腹直肌鞘腹膜内侧缘，外侧缘：脊柱前上方内侧5~7 cm的髂血管；下侧缘：平行腹股沟韧带上方3~5 cm，见图26.2。

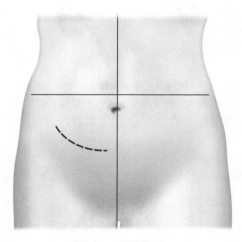

图26.2　手术切口

2.2　步骤

（1）左下腹或右下腹作腹股沟韧带至髂分叉弧形切口暴露后腹膜：分离前腹壁的皮下组织和肌肉；顺着肌纤维分离腹外斜肌：分离腹内斜肌、腹横肌、腹横筋膜至腹直肌鞘的边缘；钝性分离牵拉腹膜和输尿管至内侧。

（2）用4-0单丝线将通路人工血管与髂总动脉或髂外动脉作端侧吻合。

（3）将通路血管从皮下穿过至股动脉切口或运用3M的含碘手术薄膜来延长并固定通路血管于皮肤表面，继续进行腔内操作。

（4）当腔内操作完成后横断通路血管将其残端缝合，或将通路血管自腹膜后平面输尿管后方通过隧道至腹股沟韧带下方，用单丝线将通路远端血管与股总动脉作端侧吻合。见图26.3~图26.6。

2.3　缝合

（1）关闭后腹膜；

（2）使用2-0可吸收线关闭腹横肌；

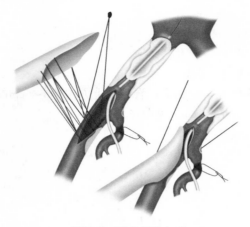

图26.3　手术步骤（1）
后腹膜右侧或左侧下四分之一弧形暴露从腹股沟韧
带至髂分叉。

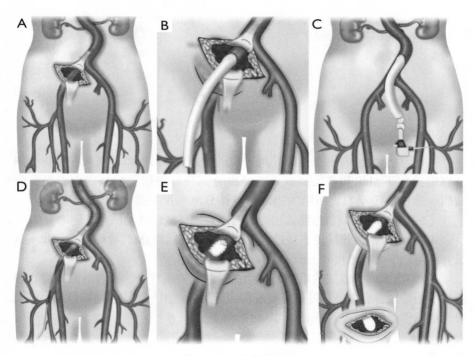

图26.4　手术步骤（2）
A~F：4-0单丝线将管道与髂总动脉或髂外动脉作端侧吻合。

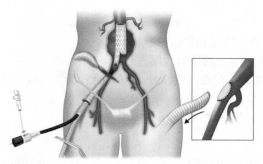

图26.5　做皮下隧道，穿至腹股沟切口，或使用含碘手术薄膜来延展并固定管道于皮肤表面

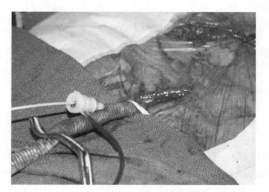

图26.6　当腔内操作完成并阻断通路后，将血管残端缝扎，或将管道穿入腹膜后平面至输尿管后缘后及腹股沟韧带下方，用单股线与股总动脉作端侧吻合

（3）使用2-0可吸收线关闭内/外斜肌；

（4）使用2-0可吸收线关闭斯卡尔帕筋膜和坎帕斯筋膜；

（5）使用3-0可吸收单丝缝线皮下缝合或皮钉关闭表皮。

3　术后

3.1　并发症

术后最常见并发症包括：①髂动脉或移植物血栓形成；②输尿管损伤。

术后罕见并发症包括：①通路血栓形成；②下肢缺血/血栓栓塞；③通路感染。

3.2 术后结果

术后结果包括支架内漏和移植物感染两种。

（1）覆膜支架内漏：对任何内漏进行确切的治疗。

（2）移植物感染：在面对致命性的感染时，为了治疗感染，必须移除受污染的移植物。

3.3 出院随访

（1）髂动脉结扎：出院2周，预约门诊评估切口；并进行主动脉支架型血管的标准监测。

（2）髂股搭桥：出院2周，预约门诊评估切口和血管检查；出院4~6周，进行超声检查搭桥和下肢；出院后，每年进行对髂股搭桥的超声检查和外周血管疾病的临床检查。

3.4 专家电子邮箱

邮箱地址：parmstro@health.usf.edu

参考文献

[1] Abu-Ghaida AM，Clair DG，Greenberg RK，et al. Broadening the applicability of endovascular aneurysm repair：the use of iliac conduits[J]. J Vasc Surg，2002，36：111-117.

[2] Frank J. Criado iliac arterial conduits for endovascular access：technical considerations[J]. J Endovasc Ther，2007，14：347-351.

译者：毛乐，岳嘉宁

审校：李森，张丽斌，刘震杰，董智慧

测试

问题1. 下述哪一项不是主动脉腔内支架植入术中鞘管通路的安全替换（选最佳答案）（   ）

　　a. 主髂动脉管道端侧吻合

　　b. 髂外动脉管道端端吻合

　　c. 经皮股深动脉

　　d. 经皮股动脉入路

问题2. 如果面临7 mm钙化的右髂外动脉和8 mm右髂总动脉伴严重的扭曲和一定的钙化，对肾下主动脉腔内移植物置入主动脉通路的安全替换包括（   ）

　　a. 主动脉远端和髂总动脉内膜切除术

　　b. 右髂动脉栓塞和左侧主动脉单支架植入伴股动脉搭桥

　　c. 右髂总动脉管道尝试主动脉腔内移植物植入

　　d. b和c

问题3. 左髂动脉管道最常见的并发症是（   ）

　　a. 管道感染

　　b. 远端肢体缺血

　　c. 乙状结肠或直肠黏膜缺血

　　d. 鞘管交换时管道吻合口破裂

问题4.髂外或髂总动脉管道的适应证包括下述除了（选择最佳答案）（　　　）

a. 7 mm双侧髂总动脉至主动脉分叉广泛钙化

b. 8 mm扭曲的右髂动脉伴左髂动脉闭塞

c. 右髂外动脉闭塞伴9 mm双侧髂总动脉闭塞

d. 8 mm右髂外动脉伴严重钙化和扭曲的9 mm髂总动脉伴3 cm动脉瘤，左侧髂外动脉闭塞

问题5.主动脉支架成功植入后，髂通道可被运用（　　　）

a. 结扎关闭吻合口

b. 建立从右到左的髂股搭桥

c. 主要的动脉修补术后移除管道

d. 上述全部

第四部分

内脏动脉疾病

第二十七章　内脏动脉搭桥术

Jason Jundt, Erica Mitchell

1　术前准备

1.1　适应证

（1）急性肠系膜缺血：心房纤颤、病变动脉急性血栓形成、栓塞。

（2）慢性肠系膜缺血：腹痛、体重下降、餐后痛（腹部绞痛）、腹泻、厌食、3根内脏血管中2根闭塞。

1.2　循证证据

对于低风险、腹部无污染、血管闭塞、血管严重钙化以及长段病变的患者，开放手术进行血管重建较为合适[1]。

开放手术在治疗有广泛病变、长段闭塞、开口平齐闭塞、小血管病变、多发串联病变和严重钙化的患者中，也有重要意义[2]。

1.3　手术器械

（1）头灯；

（2）小型显微镜；

（3）自固定牵开器（Bookwalter或Omni牵开器以及各个尺寸的Weitlaner牵开器）；

（4）各种血管钳[Debakey主动脉钳、Cherry血管钳、Cooley 锁骨下动脉钳、反S型主动脉钳、深部血管钳（profunda clamp）、Satinsky血管钳、Wiley下腹血管钳（Wiley hypogastric clamp）]；

（5）血管手术器械包（各种长度和尺寸的持针器）；

（6）主要的腹部手术器械包；

（7）桥血管[隐静脉桥血管、股静脉桥血管、6~8 mm × 40 mm或 12 mm × 6~8 mm带分叉的Dacron人工血管、聚四氟乙烯（PTEE）人工血管]；

（8）聚乙烯及（或）聚四氟乙烯缝线；

（9）肝素生理盐水溶液（浓度至少为10 IU/mL）；

（10）自体血回收装置。

1.4　术前准备及风险评估

术前检查：

（1）完整的病史及体格检查；

（2）心电图检查；

（3）心脏超声检查；

（4）心脏负荷试验；

（5）肺功能检查；

（6）营养状态评估（白蛋白、前白蛋白及术前肠外营养）；

（7）实验室检查（全血细胞计数、血生化及凝血谱）；

（8）术前胸、腹及盆腔CT血管造影；

（9）术前内脏血管造影；

（10）多普勒超声（肠系膜动脉多普勒），包括肠系膜上动脉收缩期峰值流速≥275 cm/s[3]；腹腔动脉收缩期峰值流速≥200 cm/s[3]。

风险评估：

术前风险评估详见表27.1。

1.5　术前核查

术前核查的步骤和有关项目见表 27.2。

表27.1　术前准备与风险评估

低、中风险	高风险
无高风险因素	①年龄 >80 岁。②严重的肺功能障碍：FEV1<800 mL 或肺一氧化碳弥散量（DLCO）占预计值 <50%；静息状态下二氧化碳分压（PCO_2）>50 mmHg 或血氧分压（PO_2）<60 mmHg；接受家庭氧疗。③严重的心功能不全：左心室射血分数 <25%；NYHA 心功能分级为 Ⅲ 或 Ⅳ级；有心绞痛病史；心脏负荷试验提示心肌缺血；术前 90 天内发生过心肌梗死。④严重的肾功能不全（肌酐 >3.0 mg/dL）或需透析治疗 [4]

表 27.2 术前核查

入手术室	手术开始	出手术室
①确认患者身份、手术部位、手术方式及已经知情同意；②手术部位正确标记；③麻醉机和麻醉药物已准备；④无创血氧饱和度测定仪已佩戴在患者身上并正常工作；⑤患者是否有以下情况：a. 已知的过敏史；b. 困难气道或较高误吸风险；c. 失血量 >500 mL 的风险	①确认所有手术相关人员都已就位并职责明确。②确认患者姓名、手术方式以及手术部位。③确认术前 60 分钟内是否预防性使用抗生素（当患者有肠坏死或肠穿孔可能，且对头孢唑林无过敏时，根据患者的体重计算头孢唑啉用量。若患者头孢类抗生素过敏，可选用 800 mg 克林霉素）。④预计的关键事件有哪些。⑤手术医生：a. 关键步骤为使用肝素（初始剂量为 80~100 IU/kg，之后以 1 000 IU/h 的速度使用），在小肠再灌注之前使用甘露醇（剂量为 12.5 g/70 kg），主动脉阻断，解除主动脉阻断以及（或者）选择性的器官再灌注；b. 肠系膜动脉搭桥术所需时间为 3~6 h；c. 预计术中失血量根据手术时间及难度而定，一般情况下 >500 mL。⑥麻醉医生：患者有无须特别关注的问题？⑦护理团队：a. 确认是否全程无菌操作？b. 是否存在手术设备的问题；必要的成像是否正常显示	①护士需确认：a. 手术名称；b. 手术器械完备，海绵、纱布及缝针的数量；c. 手术标本的标签（读出患者姓名等信息）；d. 尚需解决的手术设备问题；②手术医生、麻醉医生及护士需确认：患者复苏和管理的关键点 [5] 包括术后住重症监护室，监测心脏、呼吸及神经功能，监测肠缺血情况及尿量

1.6 要点与难点

该项技术的要点与难点见表27.3。

表 27.3 要点与难点

要点与难点	详解
要点	①从肾下主动脉或髂动脉起始的血管移植术可以避免阻断肾上主动脉，并且可以联合行主髂动脉重建术，尤其适用于主动脉严重钙化的病例； ②顺行的旁路搭桥术可以让流入血流保持通畅并且切开范围最小
难点	①行肾下主动脉或髂动脉起始的血管移植术时，如果没有正确摆放桥血管位置，会导致桥血管扭曲，另外该手术常需用到人工血管； ②顺行的旁路搭桥术需要在胰腺后方探查肠系膜上动脉同时需要预先在腹腔动脉上方（supraceliac clamp predisposing）阻断主动脉，有发生肾脏缺血和栓塞的风险

1.7 手术解剖

小肠系膜根部可探及肠系膜上动脉。经腹腔入路时，打开Treitz韧带、将其下方小肠拉至右侧，可显露出肠系膜上动脉。其上方的腹腔干在横结肠系膜的另一侧，探及腹腔动脉通常需要切开肝胃韧带（图27.1）。

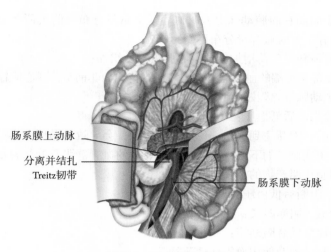

肠系膜上动脉

分离并结扎
Treitz韧带

肠系膜下动脉

图27.1　手术解剖示意图

1.8　体位

患者取仰卧位，手臂外展；胸腹部表面避免安放麻醉监测设备；在乳头上方铺手术巾（图27.2）。

1.9　麻醉

（1）急慢性肠系膜缺血患者通常患有合并基础疾病。在缺少适当的监测设备和血管通道进行麻醉诱导时，可能导致患者基础疾病急性发作或加重。

（2）主动脉阻断引发的问题

1）近端动脉高压及后负荷增加，心收缩力、收缩末期以及舒张末期容量增加；

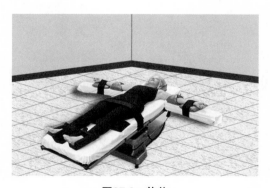

图27.2　体位

2）由于阻断在腹腔动脉上方时血容量会重新分布，前负荷会增加，而阻断在腹腔动脉下方时血容量分布不受影响；

3）前负荷和后负荷增加会导致心肌需氧量增加；

4）阻断部位远端的血流需通过灌注压维持，而非前负荷或心脏输出量[6]。

（3）主动脉解除阻断

1）解除阻断后低血压：

血管内的血液灌注到阻断部位远端的组织，会导致体循环血容量不足；

在肢体闭塞血管的下方，会发生低氧介导的血管舒张及静脉容量增加；

心肌抑制代谢产物的蓄积。

2）解除阻断后低血压的治疗：

尽可能减少阻断时长；

逐渐释放主动脉阻断钳；

谨慎静脉补液及使用血管活性药物[6]。

2　手术过程

2.1　切口

患者取仰卧位，双手外展，切口从剑突延伸至脐下。若术野暴露不佳，可延长切口至耻骨联合。该切口可用于顺行和逆行搭桥术（图27.3）。

2.2　步骤

（1）顺行搭桥

1）将横结肠往耻骨联合方向下拉。分离肝胃韧带后，游离肝左叶，使其安全地缩至右侧并在牵开器下方（图27.4）。

2）在胃管引导下，切开膈肌脚约4 cm，暴露出腹腔动脉上方主动脉的前方表

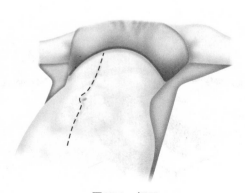

图27.3　切口

面。分离腹腔动脉表面的神经组织，血管吊带提拉肝动脉及脾动脉（图27.5）。

　　3）少数情况下，会有足够长的肠系膜上动脉显露在胰腺前方；但是在大多数情况下，需要在胰腺后方暴露出肠系膜上动脉根部（图27.6）。

　　4）若无肠坏死或肠穿孔，则可将内径7 mm的带分叉的编制聚酯或聚四氟乙烯（PTEE）人工血管用于顺行搭桥手术，特别是计划行双血管搭桥的手术。当有腹腔污染时，就需要使用静脉移植物，最常用的就是大隐静脉或股浅静脉（图27.7）。

　　5）在使用肝素和阻断腹腔动脉上方主动脉后，行近端血管吻合，需将桥血管的末端与腹腔动脉上方动脉的侧面行端侧吻合。重建腹腔干需将桥血管

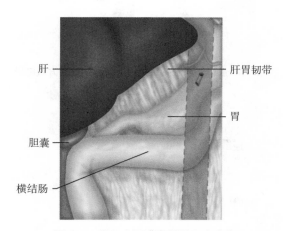

图27.4　进入小网膜囊暴露腹腔动脉

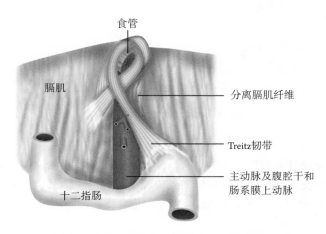

图27.5　分离左右膈肌以暴露主动脉及腹腔动脉

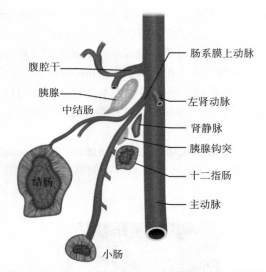

图27.6 血管和内脏关系：沿主动脉胰腺后方做隧道

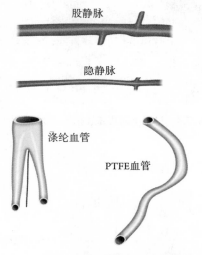

图27.7 移植物选择（旁路血管）

的末端与肝总动脉的侧面行端侧吻合。使用带分叉的桥血管，将Fogarty软钳置于桥血管的分支，可以使血流重新回到腹腔动脉和降主动脉，以期实现肠系膜上动脉的血运重建，另外，解除腹腔动脉近端及远端的阻断可使其血运重建（图27.8）。

5）实现肠系膜上动脉的血运重建，需要建立一个胰腺后方的通道使位于肠系膜上动脉对侧的桥血管有一个适当的实现血运重建的空间。但是，对于既往有胰腺疾病的患者，后方建立通道的方式风险过大，因此只能选择在胰腺前方进行血管搭桥，这种方式建立的桥血管会与胃紧贴，所以通常会使用自体血管（图27.9）。

（2）逆行搭桥[7]：

1）逆行搭桥是将远端肾下主动脉或髂总动脉的血流接入桥血管。该手术

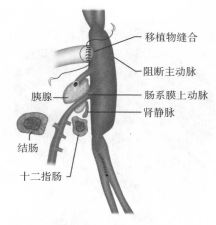

图27.8　顺行流入旁路

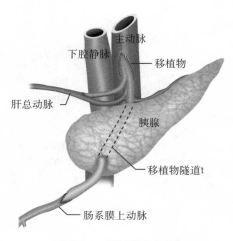

图27.9　顺行旁路术方向

通常用于肠系膜上动脉的血运重建（图27.10）。

　　2）将小肠移至右下腹并将横结肠向头端提拉，暴露十二指肠后，将十二指肠向右下方牵拉，可暴露Treitz韧带。再将Treitz韧带分离，显露出肠系膜根部。如果肠系膜上动脉在胰腺后方走形，那么在肠系膜血管走行区可触及其搏动（图27.11）。

　　3）在肠系膜根部，切开覆盖在肠系膜上动脉的腹膜。朝近端分离到主动脉，朝远端分离出空肠动脉分支。予血管吊带提拉肠系膜上动脉及空肠动脉

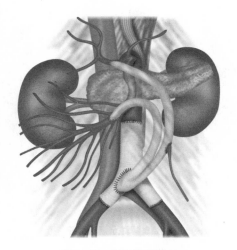

图27.10　逆行旁路设计

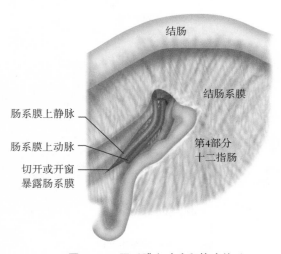

图27.11　肠系膜上动脉和静脉关系

分支。

4）若无肠坏死或肠穿孔，则可使用人工血管，通常会使用内径7 mm的Dacron螺纹编织人工血管（crimped woven Dacron）。在左侧髂总动脉近分叉处行近端吻合。桥血管先向左上方走行，然后转向前下方，其头端与肠系膜上动脉的前壁吻合，最终桥血管会呈一个倒"C"型结构（图27.12）。

5）若有肠坏死或肠穿孔，需要使用自体移植桥血管。大隐静脉或股静脉是首选，但是它们用于逆行搭桥时可能会扭结。这种情况下，桥血管要分别与右侧髂总动脉和肠系膜上动脉的中后壁吻合，这种途径更加直接（图27.13）。

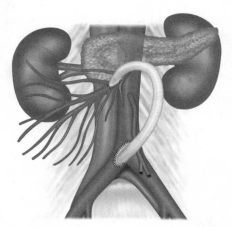

图27.12　逆行旁路术，从右髂总动脉至肠系膜上动脉搭桥

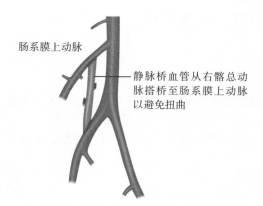

肠系膜上动脉

静脉桥血管从右髂总动脉搭桥至肠系膜上动脉以避免扭曲

图27.13　逆行旁路静脉桥血管方向和周围环境

2.3 缝合

（1）用可吸收缝线缝合后腹膜和Treitz韧带，将桥血管与腹腔分隔开。

（2）用可吸收线连续缝合筋膜层后，用皮肤吻合器缝合皮肤。在少数情况下，若对肠管的活性仍有疑虑，可暂不缝合腹部切口，用负压敷料临时覆盖，以便二次手术或术后观察（图27.14）[6]。

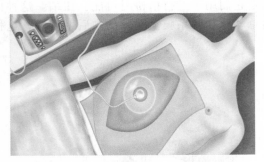

图27.14　腹部临时关闭，当肠管存活有问题时可迅速返回手术室进行再次探查

3 术后

3.1 并发症

术后最常见并发症多为全身性并发症，包括心肌梗死、肺损害、肾脏衰竭。

术后非常见并发症分为肠再灌注综合征和桥血管急性血栓形成两种。其中肠再灌注综合征是一类罕见但严重的并发症，表现为酸中毒、肺功能损害以及凝血障碍；在恢复肠的血流灌注之前，要先用碳酸氢钠尽可能减轻代谢性酸中毒、用甘露醇清除自由基。桥血管急性血栓形成主要是由桥血管扭结、折叠等导致。

3.2 术后结果

内脏动脉搭桥有良好的通畅率和成功率，据相关文献报道，患者术后36个月的通畅率为93%，术后72个月的通畅率为89%[8]。

可有效持久地治疗急慢性肠系膜动脉缺血症状，患者术后72个月的症状改善率为89%[1]。

3.3 出院随访

（1）影像学检查[9]：

1）多普勒超声：①目前尚无有关血流速度标准的指南；②建议对术后患者进行定期复查，从出院前开始，以后每6个月复查一次。

2）若出现以下情况，考虑行血管造影：①超声提示收缩期峰值流速显著升高；②连续多次超声检查提示收缩期峰值流速升高；③症状复发，此时无须先行超声评估。

（2）出院后2周随访观察患者切口情况并记录包括营养状况在内的症状情况。

（3）术后6~8周，是否恢复正常饮食需根据患者术后具体恢复情况决定。

3.4 专家电子邮箱

邮箱地址：monetag@ohsu.edu

参考文献

[1] van Petersen A，Kolkman J，Beuk R，Open or percutaneous revascularization for chronic splanchnic syndrome[J].J Vasc Surg,2010,51：1309-1316.

[2] Oderich G，Gloviczki P，Bower TE. Open surgical treatment for chronic mesenteric ischemia in the endovascular ear：when it is necessary and what is the preferred technique?[J]. Semin Vasc Surg,2010,23：36-46.

[3] Moneta G，Yeager R，Dalman R，et al. Duplex ultrasound criteria for diagnosis of splanchnic artery stenosis or occlusion[J].J Vasc Surg,1991,14：511-520.

[4] Oderich G，Bower T，Sullivan T，et al. Open versus endovascular revascularization for chronic mesenteric ischemia：risk-stratified outcomes[J].J Vasc Surg,2009,49：1472-1479.

[5] Implementation manual WHO surgical safety checklist 2009 Safe surgery saves lives. World Health Organization publications[EB/OL]. [2014-08-20]. http://whqlibdoc.who.int/publications/2009/9789241598590_eng.pdf.

[6] Gelman S. The pathophysiology of aortic cross-clamping and unclamping[J]. Anesthesiology,1995,82：1026-1060.

[7] Moneta GL. Exposure of the visceral vessels for surgical mesenteric revascularization[M]. In：Antonino Cavallaro，Antonio V. Sterpetti，Fabrizio Barberini，Luca di Marzo (Eds). Atlas of Arterial Surgery：Basics of Anatomy and Technique. Padova：Piccin,2012,455.

[8] McMillan W，McCarthy W，Bresticker M，et al. Mesenteric artery bypass：Objective patency determination[J].J Vasc Surg,1995,21：729-741.

[9] Moneta GL. Screening for mesenteric vascular insufficiency and follow-up of mesenteric artery bypass procedures[J]. Semin Vasc Surg,2001,14：186-192.

译者：周晗磊

审校：尹黎，张丽斌，刘震杰

测试

问题1. 以下哪一项不是慢性肠系膜动脉缺血的常见症状（   ）

   a. 腹泻

   b. 恶心呕吐

   c. 体重下降

   d. 腹部绞痛

问题2. 以下哪一项是行肠系膜动脉开放搭桥的手术指征（   ）

   a. 患有多种基础疾病的老年患者

   b. 长段闭塞

   c. 主动脉微小钙化

   d. 起始处短段狭窄

问题3. 请从以下项中选出属于高风险的患者（   ）

   a. 67岁男性；FEV1占预计值百分比为80%

   b. 79岁女性；10个月前发生心肌梗死；肌酐1.1 mg/dL

   c. 81岁男性；既往无心脏病病史，DLCO占预计值百分比为60%

   d. 55岁女性；EF值为30%；FEV1为750 mL

问题4. 世界卫生组织手术安全核查表不包括下列哪一项（   ）

   a. 检查脉搏血氧饱和仪

   b. 自我介绍

   c. 说明手术过程中的关键点

   d. 麻醉诱导前的核对，必须有手术医生在场

问题5. 关于使用人工血管逆行肠系膜上动脉血管重建，下列哪项是正确的
（　　）

　　a. 移植的方向更简单

　　b. 要避免分离髂动脉周围组织

　　c. 该术式相对更易操作，且不必阻断主动脉

　　d. 严重的主动脉钙化是该术式的禁忌证

问题6. 静脉多普勒超声评估提示收缩期峰值流速到多少时，提示肠系膜上动脉
狭窄率>70%（　　）

　　a. 270 cm/s

　　b. 280 cm/s

　　c. 190 cm/s

　　d. 260 cm/s

问题7. 主动脉阻断会造成心功能改变，下列哪一项除外（　　）

　　a. 心肌需氧量增加

　　b. 心脏后负荷下降

　　c. 血液重新分配到头部、上肢和肺部

　　d. 若阻断在腹腔动脉上方，前负荷增加

问题8. 一名55岁女性患者，吸烟史：60包/年，近期体重减轻约9 kg，腹部长期
餐后痛，现突发中上腹剧烈疼痛。CT血管造影提示肠系膜上动脉及腹腔动脉
起始端闭塞，肠系膜下动脉通畅。随后查体发现患者腹膜刺激征阳性。拟行肠
系膜上动脉逆行重建术，术中发现空肠中段全层坏死伴穿孔。下一步该如何
处置（　　）

　　a. 用Dacron人工血管行搭桥术，关闭腹部切口

　　b. 中止搭桥手术，切除坏死肠段

　　c. 用胃肠吻合器行肠段不连续吻合后用自体静脉行血管重建，不关闭腹部切
　　　口以备二次腹部探查术

　　d. 切除坏死肠段，用Dacron人工血管行血管吻合术

问题9. 以下哪一项是肠系膜动脉重建术后常见的并发症（　　　）

  a. 全身性并发症（心肌梗死、肺损伤、肾脏衰竭）

  b. 血管再狭窄

  c. 急性血栓形成

  d. 桥血管感染

第二十八章 肾动脉自体静脉旁路术

Marcus R Kret, Greg Moneta

1 术前准备

1.1 适应证与禁忌证

肾动脉旁路移植术的适应证主要包括以下几种：①多种药物控制不佳的严重高血压，引起明显血流动力学改变的肾动脉病变；②缺血性肾病：肾功能快速恶化，以及肾动脉病变引起血流动力学变化；③中等程度高血压的年轻患者，并发症少的患者，动脉粥样硬化或肌纤维发育不良导致的肾动脉损伤但可通过手术治疗的患者；④血管腔内治疗术后支架内再狭窄的患者；⑤合并肾动脉狭窄的主动脉瘤或主髂动脉闭塞性疾病需行开放手术治疗的患者；⑥一过性肺水肿。

肾动脉旁路移植术的禁忌证为"预防性"治疗无显著高血压和/或进行性肾功能衰竭的肾动脉病变。

1.2 循证证据

为治愈严重高血压或挽救肾功能患者而行的肾动脉旁路移植术目前仍存在争议。

两项大型研究表明79%~85%行肾动脉旁路移植术的患者血压得到了改善并且76%~90%的患者的肾功能得到了改善或不再恶化[1-2]，只有8%~12%的高血压患者完全康复（比如：不服用抗高血压药而血压正常）。

目前推荐经皮肾动脉成形或支架术（PTRA/S）作为肾动脉狭窄的初始治疗。一项小的、单中心、前瞻性研究表明肾动脉旁路移植术与PTRA/S[3]相比，两者的血压、肾功能反应以及总体发病率与长期死亡率差不多：术后4年随访，肾动脉一期通畅率开放手术组并未明显优于PTRA/S组（88% vs 68%；P=0.097）。

271

一项多中心、随机化肾动脉损伤行肾动脉血管成形术与支架植入术临床研究（ASTRAL）[4]表明介入治疗并不一定优于最佳化药物治疗。此研究表明经皮再血管化并未显著改善高血压与肾功能，肾脏、心脏事件或死亡率也并未得到降低；此研究只纳入了医生认为再血管化后肾功能的改善疗效并不确定的患者；血压控制不佳或肾功能快速恶化的患者纳入数量不足，从而导致肾动脉支架植入术相比药物治疗未显示统计学显著差异。肾动脉粥样硬化性病变与心血管风险（CORAL试验）临床研究显示，相比于药物治疗，肾动脉支架植入术后，肾动脉狭窄患者并没有更多收益[5]。

1.3　手术器械

（1）自动牵开器；
（2）主动脉和肾动脉手术所需血管钳及阻断钳；
（3）取静脉桥血管所需手术器械；
（4）5-0、6-0和7-0聚丙烯线。

1.4　术前准备和风险评估

术前准备包括以下内容。

（1）术前检查：①实验室检查包括血常规、电解质；血清和/或尿儿茶酚胺以及皮质醇水平来排除其他代谢性高血压（嗜铬细胞瘤、库欣综合征）；②影像学检查：多普勒超声为首选检查。其他检查包括核磁共振血管成像、CT血管成像或血管造影。

（2）肾动脉旁路移植手术计划。

（3）造影剂注射可能引起肾功能不全的患者：如果超声多普勒示血管狭窄>60%，应行传统的血管造影检查。

（4）应于造影24 h后行手术治疗并且术前应充分水化。

（5）心肺功能测试。

（6）胸部X线片检查。

（7）心电图和心超检查。

（8）可以考虑核医学或运动负荷实验检查。

（9）术前风险评估见表28.1。

表28.1　风险评估

低风险	中等风险	高风险
非动脉粥样硬化性肾动脉疾病（肌纤维病、大动脉炎）	①年龄>65岁；②心脑血管意外病史	①充血性心力衰竭；②严重的主动脉闭塞性疾病；③慢性肺病；④糖尿病；⑤慢性肾功能不全；⑥肾动脉阻塞

1.5　术前核查

术前核查的步骤和有关项目见表28.2。

表28.2　术前核查

入手术室	手术开始	出手术室
①血压监测；②中心静脉置管用于输液，给药和监测中心静脉压；③插导尿管以监测尿	①术前运用抗生素：划皮前60 min 给予第一代头孢菌素；②主动脉阻断前静脉给予 50~100 IU/kg 肝素；③肾动脉阻断前给予 25~50 g 甘露醇	①术后 24~48 h 有创性血压监测；②术后充分水化

1.6　要点与难点

该技术的要点与难点见表28.3。

表28.3　要点与难点

要点与难点	详解
要点	①右肾动脉走行于腔静脉后方。
	②将右结肠翻向左侧有利于暴露右肾动脉远端。
	③腹膜后入路，于主动脉与下腔静脉之间暴露近端肾动脉是可行的，但操作难度较大。
	④左侧腹膜后入路，将左肾翻起，可以很容易地暴露左肾动脉远端。
	⑤正中入路或横向经腹入路，将左结肠向下翻转，可以暴露左肾动脉远端。
	⑥行右肾动脉旁路移植术时，将移植物吻合在右髂动脉上避免了移植物需要绕过下腔静脉至右肾动脉远端带来的不便。
	⑦静脉移植物缝合在主动脉近端时，容易出现扭结。为了避免出现扭结，建议将静脉移植物缝合在左肾动脉发出位置下方几厘米位置的主动脉上。
	⑧静脉移植物端侧缝合在主动脉或髂动脉上，移植物后跟处包含侧支能有效防止静脉移植物在起始部扭结。
	⑨静脉移植物与肾动脉吻合采用端端吻合比侧侧吻合更容易
难点	①副右肾动脉或许走行于主肾动脉下方，绕行于下腔静脉前方。
	②避免小口径的静脉作为导管。对于成人而言，6 mm 孔径的静脉是理想的肾动脉旁路术导管。
	③行右肾动脉旁路术时，将静脉移植物置于腔静脉下将会增加不必要的手术难度。
	④大口径的覆膜支架（9~12 mm）和球囊成型可用于建立髂动脉管道；但是这些"内置"髂动脉管道在输送鞘管时有破裂和移位的风险，应谨慎使用。
	⑤随着技术发展的需求，现已产生第一代球扩式鞘管。这些鞘管置入时仅 11~14 Fr，置入后可扩张至 20 Fr。他们可以提高输送稳定性，但通常在移除时需要整个髂动脉的重建，这往往会损害内动脉起始部的通畅

1.7 手术解剖

手术解剖中肾动静脉血供与腹腔器官之间的关系见图28.2~图28.7。

1.8 体位

（1）正中经腹膜入路：①仰卧位，双上肢外展；②将枕头置于膝盖下，将双腿轻微外展呈蛙形状以利于静脉移植物的获取；③术前将大隐静脉走行描绘出来，以便于选择最合适的静脉移植物。

（2）左侧腹膜后入路：①用塑料垫将左侧躯体抬高30°~45°；②将臀部摆正以便于暴露腹肌沟/便于获取静脉移植物；③将枕头置于膝盖下，将双腿轻微外展呈蛙形状以利于静脉移植物的获取；④术前将大隐静脉走行描绘出来，以便于选择最合适的静脉移植物。

1.9 麻醉

行气管内全身麻醉。

2 手术过程

2.1 切口

（1）正中经腹膜切口入路：①从剑突至脐下几厘米；②另外，脐下横切口，从双侧12肋尖开始也为经腹膜入路暴露肾动脉提供了良好的视角。

（2）左侧腹膜后入路：①从腋中线与11肋间交叉点开始，将切口向中下顺延至脐水平同侧直肌边缘（图28.1）。②将腹壁肌肉分离完后，将腹膜从腹壁的内侧面分离开。

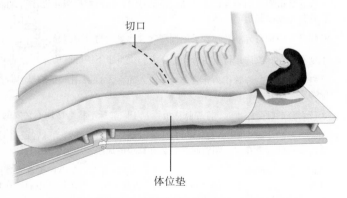

图28.1　体位，可暴露腹膜后腹主动脉和左肾动脉

2.2 步骤

（1）正中经腹膜入路：

1）将小肠拨开置于右腹部，再将横结肠向上推，可以暴露出左肾动脉近端。通常而言，用阻断带将左肾静脉向上牵开对左肾动脉的暴露最好：

①将主动脉上的后腹膜切开，并将十二指肠远端牵向右侧。此操作可能需要分离十二指肠悬韧带。将腹膜后切口延长至侧边，以便于暴露胰尾后平面（图28.2）。

②左肾动脉通常位于左肾静脉后方。可以将肾静脉向上或向下牵开，主要取决于哪种牵引能更好地显露肾动脉。充分的肾动脉显露需要结扎并分离左肾上腺及性腺静脉以提供充足的空间，便于左肾静脉的游离（图28.3）。

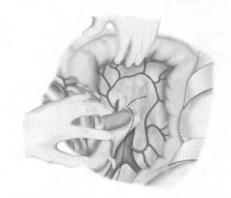

图28.2 经腹膜暴露腹主动脉及左肾动脉，将横结肠向上、小肠向右牵开

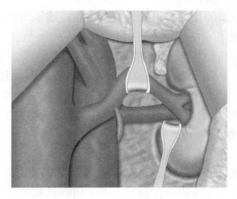

图28.3 左肾静脉向上牵开暴露左肾动脉

2）右肾动脉走行于腔静脉后方：

①可以经小肠系膜近端暴露右肾动脉的近端。结扎并分离2对或多对的腰静脉，必要时将腔静脉牵拉至正中线右侧。向头侧牵引左肾静脉可以更好暴露视野。

②将升结肠与十二指肠向中线方向牵拉可辅助暴露右肾动脉远端。肾静脉走行于肾动脉前方，向头侧牵开可以暴露动脉（图28.4）。

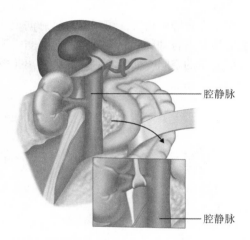

腔静脉

腔静脉

**图28.4　右半结肠和十二指肠向内侧、右肾静脉
向上牵开，暴露右肾动脉中远端**

3）双侧肾动脉可以通过向头侧牵开右结肠、小肠和右侧腹膜反折达到暴露。

4）用大隐静脉作为桥血管，从主动脉向右肾、左肾或双侧肾动脉进行旁路移植术，需获取合适的长度且血管直径>4 mm；端侧吻合：先将大隐静脉的头端与肾动脉侧壁吻合。

5）可以用硅胶血管阻断带控制肾动脉的近端与远端血流。收紧阻断带可以创造无血视野以便于血管缝合：肾动脉内膜容易损伤，因此很多外科医生更倾向于用小血管钳夹肾动脉。

①用11号刀片将肾动脉切开，并用延长切口至静脉移植物直径长度的2~3倍，采用6-0聚丙烯线吻合（图28.5）。

②肾动脉流入道重建后，用哈巴狗夹或海菲兹夹夹牢。

③在肾动脉与肠系膜下动脉之间夹闭主动脉。在主动脉左侧，通常将静脉移植物置于左肾静脉后方；然而在右侧，通常将静脉移植物置于腔静脉后方。

④用6-0聚丙烯线吻合主动脉切口：端端吻合，先吻合主动脉近端以减少肾脏缺血时间。

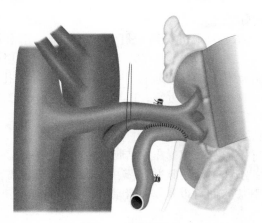

图28.5 动脉切开术

⑤在肾动脉以下水平钳夹主动脉，并用以上方法将大隐静脉缝合至主动脉上。缝合完后用哈巴狗夹或海菲兹夹夹牢大隐静脉，并将主动脉阻断钳撤掉。

⑥用2-0编织线将原肾动脉近端结扎并离断。

⑦将肾动脉和静脉移植物修剪至合适长度。右肾与左肾动脉移植物按上述方法置放。用6-0聚丙烯线端端缝合（图28.6）。另外还可以从肝总动脉至右肾动脉行旁路术：可以通过正中线或肋下切口入路。

⑧Kocher手法可以用于暴露下腔静脉与右肾蒂：用阻断带围绕肝十二指肠

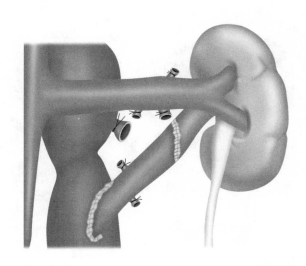

图28.6 肾动脉及静脉移植物修剪至合适的长度

韧带以控制肝总动脉。

⑨结扎胃十二指肠动脉并分离至肝动脉起始部：用血管环控制右肾动脉和静脉。在胃十二指肠动脉起始部，用6-0聚丙烯线动用端侧缝合方式将大隐静脉缝合在肝动脉上，静脉远端用哈巴狗夹夹住。结扎右肾动脉并分离至主动脉起始部。修剪肾动脉近端，以端端吻合的方式将其与大隐静脉缝合（图28.7）。

（2）左腹膜后路径：

1）将腹膜向右前侧牵拉以暴露左结肠与左肾之间的间隙。

2）向上连续分离左肾静脉并暴露主动脉。远端分离至肠系膜下动脉根部：通过左后腹膜入路可以暴露右肾动脉，虽然可能需要向前、头侧、右侧分离。

3）如果同期需行主动脉置换术，可在受累肾动脉以下水平阻断主动脉近端，除非近肾动脉处有动脉瘤，则需要在肾动脉以上水平阻断以便于行近端主动脉缝合。腹主动脉远端应嵌夹肾动脉与肠系膜下动脉水平之间：如果需要肾上水平阻断，应先用侧壁钳阻断，吻合大隐静脉，而后再阻断主动脉以减少肾脏缺血时间。

4）如果不需要行主动脉置换手术，则只需在肾动脉水平以下行主动脉与大隐静脉吻合。近端可于肾动脉下水平阻断，远端可于肠系膜下动脉水平以上阻断。主动脉开口应是静脉直径的两或三倍。修剪静脉移植物并用5-0单股聚丙烯线缝合。当近端缝合完后，放血冲洗静脉内残留物，并用小的哈巴狗夹或海菲兹夹嵌夹夹住。

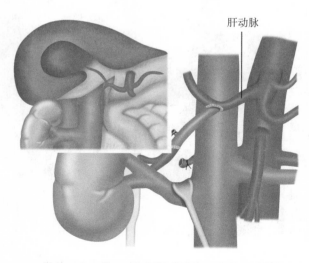

肝动脉

图28.7　近端肾动脉末端修剪后，用隐静脉行端端吻合

5）离断右肾动脉，并用Cooley钳夹牢。近端动脉用2-0编织线结扎并分离至主动脉根部。将与右肾动脉缝合的静脉移植物置于腔静脉后方以避免与十二指肠直接接触。然而，静脉移植物放置于腔静脉前方也不会有并发症。

6）可以用6-0单股聚丙烯线缝合。缝合完成前可以松开阻断钳，将残留物冲出管腔，将夹子松开以便检查是否有吻合口出血。

7）左肾动脉缝合可以同样的方式完成。通过阻断带阻断肾动脉近端与远端，将大隐静脉的头端与肾动脉侧壁吻合。

2.3　缝合

（1）正中经腹膜途径：

1）可以用3-0可吸收编织线连续缝合后腹膜；

2）用1#慢吸收单纤维缝线将腹部切口缝合；

3）用皮钉缝合皮肤。

（2）左侧腹膜后入路：

1）用1#慢吸收单纤维缝线缝合腹部伤口；

2）用皮钉缝合皮肤。

3　术后

3.1　并发症

术后常见并发症包括：①心血管疾病，如心律失常（5%~9%）、心肌梗死（3%）、脑卒中（1%~2%）；②肺炎（7.5%）；③需要长期透析的术后肾功能不全（4%~9%）。

术后罕见并发症包括：①静脉移植物动脉瘤；②移植物肠漏。

围术期死亡：大中心数据示围术期死亡率为3.3%~8%[1-2,6]，官方大数据示死亡率为10%[7]。

3.2　术后结果

术后结果包括以下几个方面：

（1）高血压：治愈（8%~12%），改善（73%~85%），恶化（15%~21%）。

（2）肾功能：

1）改善（42%~76%），不变（41%~47%），恶化（10%~24%）；

2）长期存活的患者中15%~38%需要透析；

3）5年透析患者存活率为50%[8]。

（3）桥血管通畅率：

4~5年随访：一期通畅率为80%~88%，二期通畅率为87%~90%。

（4）5年生存率为52%~69%：

1）大部分患者死于心血管疾病；

2）肌纤维疾病或大动脉炎患者5年生存率为94%。

3.3　出院随访

（1）出院前行肾动脉多普勒超声检查；

（2）2~3周后门诊随访伤口情况；

（3）第一年每3个月行一次肾动脉多普勒超声检查，以后每年1次。

3.4　专家电子邮箱

邮箱地址：monetag@ohsu.edu

推荐阅读

（1）Benjamin ME，Dean RH. Techniques in renal artery reconstruction：Part I［J］. Ann Vasc Surg，1993，10：306-314.

（2）Benjamin ME，Dean RH. Techniques in renal artery reconstruction：Part II［J］. Ann Vasc Surg，1993，10：409-414.

（3）Calligaro KD，Dougherty MJ. Renal Artery Revascularization［M］. In：Ascher E（Ed）. Haimovici's Vascular Surgery. 6th ed. Chichester，West Sussex：Wiley-Blackwell，2012.

（4）Ham SW，Kumar SR，Wang BR，et al. Late outcomes of endovascular and open revascularization for nonatherosclerotic renal artery disease［J］. Arch Surg，2010，145(9)：832-839.

（5）Levy MM，Kiang W，Johnson JM，et al. Saphenous vein graft aneurysm with graft enteric fistula after renal artery bypass［J］. J Vasc Surg，2008，48：738-740.

（6）Reilly JM，Rubin BG，Thompson RW，et al. Revascularization of the solitary kidney：A challenging problem in a high risk population［J］. Surgery，1996，120：732-737.

（7）Saifi J，Shah DM，Chang BB，et al. Left retroperitoneal exposure for distal mesenteric artery repair［J］. J Cardiovasc Surg，1990，31：629-633.

（8）Wind GG，Valentine RJ. Anatomic Exposures in Vascular Surgery［M］. 3rd ed. Philadelphia：Lippincott Williams and Wilkins，2013.

（9）Zarins CK，Gewertz BL. Atlas of Vascular Surgery［M］. 2nd ed. Philadelphia：Elsevier，2005.

参考文献

[1]　Cambria RP，Brewster DC，L'Italien GJ，et al. Renal artery reconstruction for the preservation of renal function［J］. J Vasc Surg，1996，24：371-382.

[2]　Cherr GS，Hansen KJ，Craven TE，et al. Surgical management of atherosclerotic renovascular

disease[J]. J Vasc Surg, 2002, 35: 236-245.

[3] Balzer KM, Pfeiffer T, Rossbach S, et al. Prospective randomized trial of operative vs interventional treatment for renal artery ostial occlusive disease (RAOOD) [J]. J Vasc Surg, 2009, 49.

[4] ASTRAL investigators. Revascularization versus medical therapy for renal-artery stenosis[J]. N Engl J Med, 2009, 361: 1953-1962.

[5] Cooper CJ, Murphy TP, Cultip DE, et al. Stenting and medical therapy for atherosclerotic renal artery disease[J]. N Engl J Med, 2014, 370: 13-22.

[6] Darling RC, Shah DM, Chang BB, et al. Retroperitoneal approach for bilateral renal and visceral artery revascularization[J]. Am J Surg, 1994, 168: 148-151.

[7] Modrall JG, Rosero EB, Smith ST, et al. Operative mortality for renal artery bypass in the United States: Results from the National Inpatient Sample[J]. J Vasc Surg, 2008, 48: 317-322.

[8] Marone LK, Clouse WD, Dorer DJ, et al. Preservation of renal function with surgical revascularization in patients with atherosclerotic renovascular disease[J]. J Vasc Surg, 2004, 39: 322-329.

译者：李森
审校：尹黎，刘震杰

测试

问题1. 通过肾动脉旁路移植术治愈的高血压患者占多少比例（例如：不需要口服降压药物而血压能达到正常者）（　　　）

　　a. <15%

　　b. 33%

　　c. 50%

　　d. >85%

问题2. 在解剖位置上，肾动脉位于左肾静脉的哪一侧（　　　）

　　a. 上面

　　b. 下面

　　c. 前面

　　d. 后面

问题3. 基于单中心研究，肾动脉旁路移植术术后，不需要肾透析的患者5年生存率为多少（　　　）

　　a. 25%

　　b. 40%

　　c. 50%

　　d. 80%

问题4. 肾动脉旁路移植术术后随访最好的检查为（　　　）

　　a. 肾动脉多普勒超声检查

　　b. 增强CT血管造影

　　c. 核磁血管成像技术

　　d. 临床监测血压和肾功能

1.a　2.d　3.c　4.a

答案：

第二十九章　肾动脉内膜剥脱术

Tod M Hanover, Mark P Androes, John Eidt

1　术前准备

1.1　适应证与禁忌证

随着腔内血管技术的广泛应用，开放手术行肾动脉血管重建的频率逐渐降低。

（1）肾动脉血管重建的适应证（开放或腔内）：难治性高血压合并单侧或双侧肾动脉重度狭窄；缺血性肾病合并双侧肾动脉重度狭窄或孤立肾的单侧肾动脉重度狭窄；肾性高血压相关的一过性肺水肿（FPE）或难治性心衰；合并肾动脉重度狭窄的肾实质功能受损。

（2）开放手术行肾动脉重建指征：不适合腔内治疗的解剖类型（如：多发肾小动脉硬化、肾动脉过早分支或斑块延伸到肾动脉中远段）；腔内治疗失败；需行近肾的主动脉手术（例如：主动脉瘤修复或髂主动脉闭塞病变）伴有肾动脉重建的指征。

（3）动脉内膜剥脱术指征：斑块局限在肾动脉起始处；多发肾小动脉硬化。

（4）肾动脉重建禁忌证：无症状肾动脉狭窄（预防性肾动脉血管重建）；药物可控的高血压；严重肾脏萎缩（长度<6~7 cm）和（或）肾血管阻力指数升高（>0.8）引起的终末期肾病。

（5）动脉内膜剥脱术禁忌证：斑块延伸到肾动脉中远段；患者无法耐受主动脉阻断；动脉瘤累及肾动脉（相对禁忌）。

1.2　循证证据

动脉硬化性肾血管疾病可能与严重高血压或肾功能减退相关；动脉硬化

性肾动脉疾病预示着心血管疾病发病率和致死率；目前缺乏指导治疗的相关数据，特别是直接比较动脉硬化性肾动脉病变疗效的一级证据（前瞻、随机、大样本量）；无对照试验数据表明肾动脉重度狭窄的患者可以从血管重建中获益：难治性高血压、一过性肺水肿和肾功能急剧下降患者[1]。

1.3 手术器械

（1）腹部自动牵开器（如Omnitrac或者Bookwalter）；
（2）术中多普勒超声（1.5/7.5 MHz线阵探头），无菌保护套和耦合剂；
（3）人工血管：涤纶、聚四氟乙烯（PTFE）；
（4）血管外科手术器械；
（5）术前静脉标记（如计划术中使用静脉补片或静脉管腔）。

1.4 术前准备与风险评估

血管重建前明确患者的高危因素极其重要。
（1）心脏：由于长期高血压，大多数患者需评估潜在的心脏疾病，建议超声心动图评估心脏泵血功能和是否存在左心室肥大。对于有症状的心脏病患者，应按照目前主动脉手术的推荐方案进行系统性心功能评估。
（2）肾脏：术前尽可能改善肾功能或使肾功能恢复正常。术前需特别注意避免使用包括碘对比剂在内的肾毒性药物。
（3）术前应合理用药：包括他汀类药物、β受体阻滞药、抗凝药物及抗血小板等药物。
（4）慢性利尿治疗可继发严重的体液失衡，术前水化也非常必要。
（5）解剖风险：鉴于肾动脉重建的复杂性，术前完善能提供主动脉及所有内脏动脉在内的高质量的影像学检查。除此之外，供体血管的质量也需要评估（动脉斑块、钙化及血栓情况）。

1.5 术前核查

（1）除了核对患者信息，预计重建血管应该与术前标记及影像资料一致，并再次获得患者的口头确认。
（2）确认已行交叉配血、备血或准备自体血回收装置（必要时）。
（3）与麻醉师讨论确认主动脉夹闭平面、血管加压素的使用以及肾脏保护用药。

1.6 决策流程

决策流程，见图29.1。

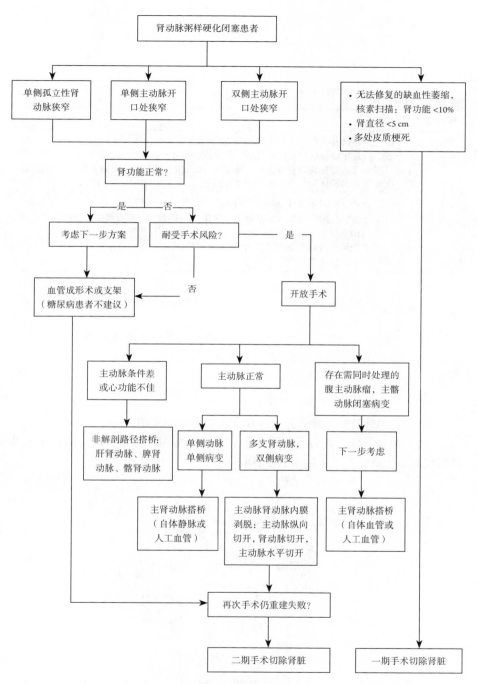

图29.1 决策流程

资料来源：经Stanley和Upchurch许可[2]。

1.7 要点与难点

该项技术的要点与难点见表29.1。

表29.1 要点与难点

要点与难点	详解
要点	①充分游离肾动脉，有利于肾动脉近端的显露； ②避免过度牵拉斑块，防止完整剥脱前内膜破坏； ③选择合适的球囊导管置入肾动脉并向主动脉处回撤，利于内膜剥脱终点的显露； ④术中多普勒可用于确认血管成功开通
难点	①勿对肾动脉或主动脉动脉瘤进行剥脱； ②对严重钙化的肾动脉或主动脉不主张进行内膜剥脱，因为残留的动脉外膜较薄弱且结构不完整，这种情况可以考虑行肾动脉血管旁路手术； ③避免剥脱时盲目撕裂内膜，每一步操作尽可能显露斑块远端终点； ④不鼓励行孤立肾的内膜剥脱

1.8 手术解剖

（1）肾脏及肾动脉位于后腹膜，与胰腺及十二指肠重叠（图29.2A）。
（2）肾动脉位于肾静脉的深面（图29.2B）。

1.9 体位

（1）主动脉及肾动脉的介入治疗常采用仰卧位（图29.3A）。
（2）左侧卧位入路有利于同侧腹腔暴露，常用于合并肾动脉和肠系膜动脉病变的经主动脉内膜剥脱（图29.3B）。

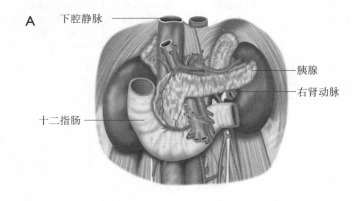

A 下腔静脉
胰腺
右肾动脉
十二指肠

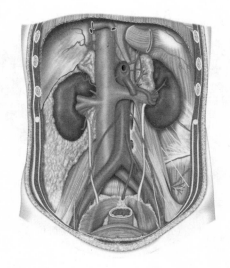

B

图29.2 手术解剖示意图
（A）腹膜后脏器重叠，十二指肠、胰腺和下腔静
脉在右肾动脉上方；（B）暴露主动脉和下腔静脉
的解剖，从前方入路，游离右侧肾静脉和下腔静脉
到达右侧肾动脉，游离左侧的肾静脉及分支到达左
侧肾动脉及右侧肾动脉起始处。

1.10 麻醉

（1）术前水化；
（2）全身麻醉；
（3）桡动脉血压监测；
（4）必要时应用肺动脉导管或经食管超声；
（5）主动脉阻断前静推12.5~25 g甘露醇利尿并反复给药维持；
（6）主动脉阻断前给予100 IU/kg肝素抗凝，监测凝血功能，APTT维持在
250~290 s。

2 手术过程

2.1 切口

（1）正中切口有利于在主动脉和肾动脉联合手术中延长动脉切口
（图29.3A）。
（2）侧切口对于肥胖和多次腹腔手术的患者进行腹膜后或经腹腔暴露有
优势，可在任何层面阻断主动脉（图29.3B）。

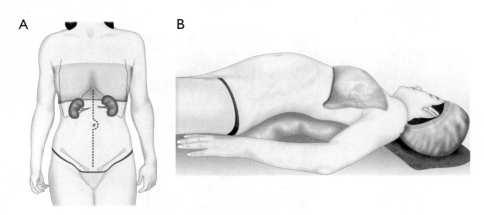

图29.3　手术体位
（A）平卧位；（B）左侧卧位。

2.2　步骤

（1）向头侧翻转横结肠，将小肠牵拉至患者右侧（图29.4A）。

（2）进入腹腔后游离覆盖主动脉的十二指肠并分离Treitz韧带。分离主动脉周围的脂肪及淋巴组织，暴露下方主动脉和左肾静脉。结扎较大淋巴结。结扎腰静脉、性腺静脉和肾上腺静脉以便于游离左肾静脉，从而进一步暴露左肾动脉。此入路切开的上限受肠系膜上动脉起点的限制（图29.4B）。

（3）游离左肾静脉时可先分离上方的左肾上腺静脉，下方的左侧性腺静脉和后方的腰静脉。此外，小静脉分支应该仔细分离，避免分离过程中牵拉撕裂（图29.5A）。充分游离左肾动脉和主动脉，以便于肾动脉外翻。

（4）游离腔静脉，显露右侧肾动脉的近端（图29.5B）。先分离下腔静脉的腰静脉分支，并向右侧牵开下腔静脉，注意避免过度牵拉左肾静脉和下腔静

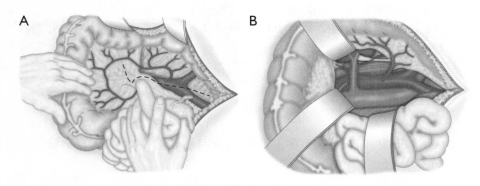

图29.4　步骤（1）和（2）
（A）在肠系膜根部腹腔前切口；（B）下腔静脉和主动脉暴露。

脉连接处。

切开Toldt筋膜白线，游离回盲部和升结肠（Brasch-Cattell 手法），并将右侧结肠和小肠向胸腔方向牵拉，进一步暴露右侧肾动脉的中远段（图29.5C）。游离十二指肠（Kocher 切口），以便于右侧结肠、小肠、十二指肠和胰腺向头侧牵引，避免过度牵引造成肠系膜上动脉起始处撕裂或内膜的损伤（图29.5D）。

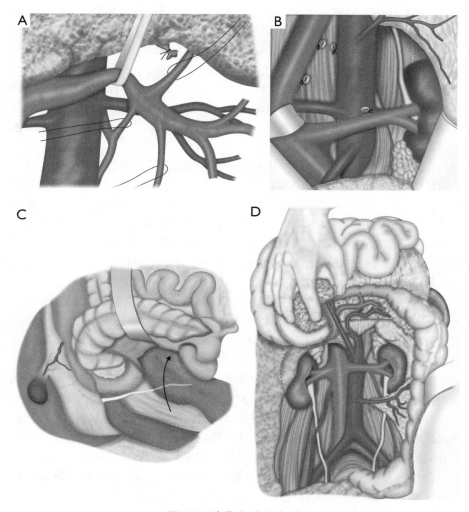

图29.5 步骤（3）和（4）

（A）分离肾静脉的分支以便游离静脉和暴露左肾动脉。（B）游离下腔静脉暴露右肾动脉的近端。（C）翻转脏器，中线位置翻转右半结并Kocher手法暴露全部右肾及肾动脉。（D）游离升结肠和盲肠进一步暴露利于双侧肾动脉重建。

（5）全身肝素化后（80~100 IU/kg），夹闭拟行内膜剥脱的主动脉平面的近端和远端。11号刀片和Potts剪进行弧形主动脉切开（图29.6A）。在主动脉切缘处牵引缝线来显示肾动脉的开口。如果动脉斑块仅局限在肾动脉的起始处，斑块能完整剥离不影响正常的动脉壁。更多情况下，肾动脉斑块和广泛的主动脉病变之间的不连续边界难以界定，这时就需要在肾动脉起始处使用15号刀片切开斑块以便内膜剥脱（图29.6B）。有时，严重的主动脉斑块迫使包括肾动脉在内的内脏动脉轴向剥脱，然后将延续至肾动脉内的斑块进行剥离。术中必须细心处理保证剩余动脉壁的完整性。第一助手应轻柔抓住斑块远端肾动脉并朝主动脉方向外翻来帮助完成肾动脉的外翻。斑块的远端终点可以通过轻柔牵拉斑块和翻转游离肾动脉来确定（图29.6C）。

跨主动脉的肾动脉内膜剥脱可经主动脉的纵行切口（图29.6D~E）或者主动脉延伸到肾动脉开口处的横切口完成（图29.6F）。主动脉横行切开在理论上有利于显示肾动脉近端斑块终点的优势。然而，由于横切后补片修补耗费的时间较长，使得纵行切开更易接受，纵行切开对于多发的肾动脉的内膜剥脱也适用。

合并主动脉和肾动脉疾病。主动脉闭塞或动脉瘤合并肾动脉病变可经肾下主动脉横切口入路。如需进一步显露肾动脉开口处，需要纵行切开延伸到肾动脉的近端。如前所述，游离左肾静脉和下腔静脉有利于暴露肾动脉。在广泛游离肾动脉之后，进行肾动脉起始处的外翻式内膜剥脱手术。然后行主动脉人工血管斜行端端吻合。肾动脉需查看返血情况后再阻断，减少造影时动脉硬化碎屑栓塞的风险（图29.6G~I）。将阻断钳放置于肾下主动脉，阻断时注意避开缝线勿使聚丙烯缝线受损或断裂。

合并肠系膜动脉和肾动脉疾病（图29.6F~G）。经主动脉的肾动脉和肠系膜动脉内膜切除通常选择侧方入路。分离左半结肠和脾的侧位腹膜附着点，将左中腹内脏向右侧翻转（Mattox手法）（图29.6J）。翻转左侧结肠、脾和胰尾，从而进入腹腔显示腹主动脉。左肾一般不需要游离（图29.6K）。有时需要切开左侧膈肌角，以便暴露和控制腹腔干上方主动脉。腹腔干动脉、肠系膜上动脉和左侧肾动脉可以充分游离以便内膜切除时外翻。右侧肾动脉的起始处一般较难暴露。所有内脏动脉用血管阻断带防止回血并保证术野的清晰度。在暴露腹腔动脉和肠系膜上动脉的起始处时常见丰富的内脏周围神经和淋巴组织。术中应注意勿损伤腹腔动脉起源的横膈膜分支。

合并肠系膜动脉和肾动脉病变（图29.6H和图29.6J）。夹闭动脉前，给予甘露醇利尿和肝素系统性抗凝。确认近端和远端阻断。主动脉切开前，血管钳夹闭或结扎腰动脉。在主动脉近端距腹腔干动脉1~2 cm处行弧形切口，并向双侧肾动脉中线方向延伸。在主动脉切口和内脏动脉开口之间保留足够的间距来调整缝线避免侵入内脏动脉管腔（图29.6L）。切开后可向肾动脉注入冷盐水或林格液。切除动脉内膜并将内脏动脉和肾动脉外翻剥脱斑块（图29.6M）。整个手术过程中，精度比速度更加重要。确保返血良好和充分冲洗后，用5-0的聚丙烯线关闭主动脉切口（图29.6N）。

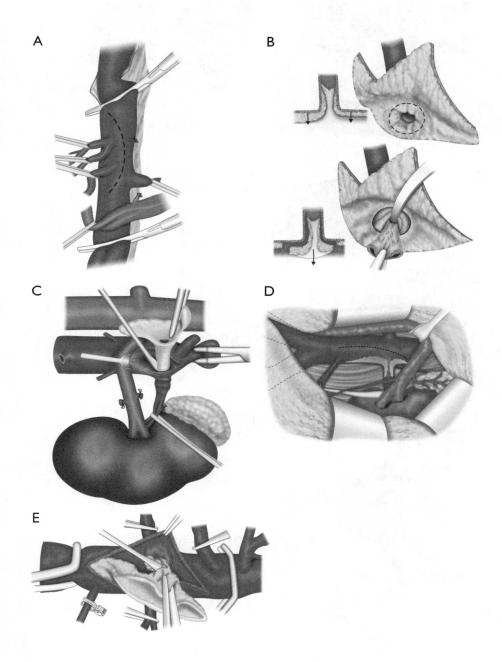

F1

F2

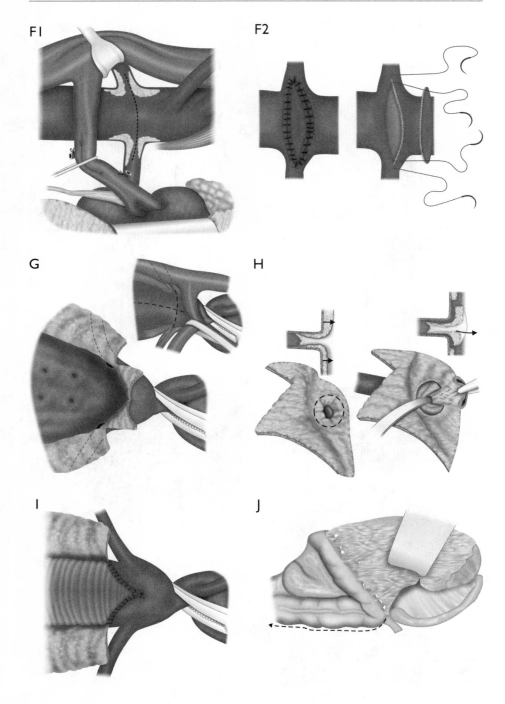

G

H

I

J

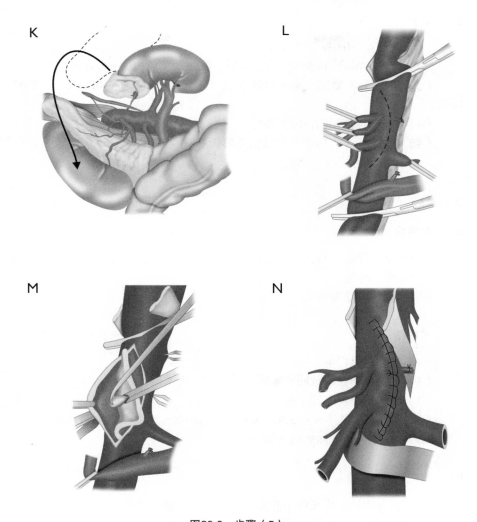

图29.6　步骤（5）

（A）主动脉切开为腹腔和肠系膜上动脉内膜完全切除，将主动脉开口向下延伸行肾动脉内膜切除。（B）在内膜平片处锐性环切切除斑块。（C）轻柔牵拉斑块显露远端终点和近主动脉处外翻肾动脉，经主动脉内膜切除术可经纵行主动脉切开术完成。（D，E）横向切开主动脉。（F1）横向切开延伸至肾动脉。（F2）补片缝合肾动脉避免肾动脉缩窄。（G，H）肾下主动脉横向切开治疗肾下主动脉闭塞病变，辅助行近肾动脉开口处纵向切口。（I）主动脉斜面端端吻合，在冲洗主动脉前，先夹闭肾动脉并回血。（J）左侧切口，分离同侧腹膜附着点并反转左侧结肠、脾和胰尾，行肾动脉和肠系膜动脉内膜切除。（K）未游离左肾，切开膈肌脚，利于腹腔干上主动脉控制。（L）腹腔干动脉起始处切开主动脉并向肾动脉方向延伸，在内脏动脉和主动脉切开处之间保留足够的空间避免缝合时侵入内脏管腔。（M）行腹腔干动脉及肾动脉的斑块外翻剥脱。（N）5-0聚丙烯线关闭主动脉。

2.3　缝合

（1）15.0/7.0 MHz探头术中超声评估；

（2）轻度手术缺陷<60%的残余狭窄，收缩期流速<200 cm/s；

（3）重度手术缺陷>60%的残余狭窄，收缩期流速>200 cm/s，形成湍流；

（4）无多普勒超声信号的闭塞；

（5）有10%的患者出现严重缺陷需要拆开缝线修补；

（6）以标准方式缝合筋膜[2]。

3　术后

3.1　并发症

术后常见并发症包括：心肌梗死、肾功能不全、人工血管血栓形成、脑卒中、心律失常、肺炎。

术后少见并发症为死亡。

3.2　术后结果

（1）围术期死亡率为3%~8%；

（2）主动脉和肾动脉同时血管重建增加了围术期死亡率；

（3）围术期并发症发生概率为7%~30%；

（4）术后肾功能不全：26%~58%改善，3%~27%加重，4%血液透析；

（5）高血压：超过85%改善或治愈[1,3]。

3.3　出院随访

（1）患者如果血压或肾功能恶化，行多普勒超声检查。

（2）超声检查前患者需晨起空腹。

（3）约10%~24%的患者随访中发现肾动脉显影不佳，而肾动脉显影不佳多继发于肥胖、肠梗阻或术后瘢痕等。

（4）阳性结果包括峰值流速>200 cm/s和肾动脉流速/主动脉流速比值>3.5，舒张期流速降低代表远端病变，形成活瓣、肾血管阻力增加。

（5）显影不良、超声异常或高血压加重、或肾图或CTA提示血流异常[4]。

3.4　专家电子邮箱

邮箱地址：jeidt@yahoo.com

3.5 参考书目

www.uptodate.org

参考文献

[1] Edwards MS, Corriere MA. Contemporary management of atherosclerotic renovascular disease[J]. J Vasc Surg, 2009, 50: 1197-1210.

[2] Stanley JC, Upchurch GR. Renovascular occlusive disease: treatment[J]. Decis Making Vasc Surg, 2001, 247.

[3] Hansen KJ, Deitch JS. Transaortic mesenteric endarterectomy[J]. Surg Clin North Am, 1997, 77(2): 397-407.

[4] Cherr GS, Hansen KJ, Craven TE, et al. Surgical management of atherosclerotic renovascular disease[J]. J Vasc Surg, 2002, 35: 236-245.

[5] Eidt JF, Fry RE, Clagett GP, et al. Postoperative follow-up of renal artery reconstruction with duplex ultrasound[J]. J Vasc Surg, 1988, 8: 667-673.

[6] Benjamin ME, Dean RH. Techniques in renal artery reconstruction: Part I[J]. Ann Vasc Surg, 1996, 10(3): 306-314.

[7] ACC/AHA 2005 Practice guidelines for the management of patients with peripheral vascular disease[J]. Circulation. 2006; 113: e463-e654.

译者：燕超
审校：尹黎，张丽斌，刘震杰

测试

问题1.为跛行患者行主动脉造影，发现右侧肾动脉起始处有70%的狭窄。患者目前使用一种降压药，血压控制良好。下面哪种处理方法更合适（　　　）

　a. 行肾动脉支架植入

　b. 血管外科肾动脉重建

　c. a或b都可以

　d. 继续药物治疗

问题2.60岁患者因主髂动脉闭塞病变计划行主动脉至双股动脉搭桥。双侧肾动脉狭窄60%，肌酐正常且患者无高血压史。最好的选择方式为（　　　）

　a. 进行术中超声并且狭窄>80%时行肾动脉修补手术

　b. 行双侧肾动脉内膜剥脱

　c. 不行肾动脉手术修补

　d. 开放手术前行肾动脉支架植入

问题3.双侧肾动脉内膜剥脱术后。术中超声显示内膜剥脱的远端左肾动脉流速120 cm/s和有肾动脉流速300 cm/s。适当的处理方法为（　　　）

　a. 右侧肾动脉切开，缝合远端终点处并进行右肾动脉血管成形

　b. 主动脉切开再次外翻剥脱

　c. 肾动脉通常不需要介入治疗或进一步评估

　d. 1个月后行肾动脉超声，如果肾动脉狭窄仍存在，植入肾动脉支架

第三十章　脾动脉瘤修复术

Rachel C Danczyk, Greg Moneta

1　术前准备

1.1　适应证

鉴于脾动脉瘤破裂风险较大，几乎所有的脾脏动脉瘤都需要干预。干预指征通常是基于动脉瘤的直径和症状[1-3]，以下是脾动脉瘤修复的适应证：①持续增大或> 2 cm的无症状动脉瘤；②任何破裂或有症状的动脉瘤（如上腹疼痛、左上象限疼痛和背部疼痛）；③孕妇或育龄妇女；④计划肝移植的患者；⑤假性动脉瘤；⑥门脉高压的脾动脉瘤患者。

1.2　循证证据

干预的目的在于预防或处理破裂。循证证据表明：① 破裂的发生率是未知的；② 破裂的死亡率≥25%；③20%~50%的脾动脉瘤破裂与妊娠有关，当发生脾动脉瘤破裂时，孕妇和胎儿的死亡率≥80%。

1.3　手术器械

（1）所需材料根据治疗方法而有所不同；

（2）根据动脉瘤大小、位置不同，可选择开放手术、血管内栓塞或支架隔绝等；

（3）需要考虑的特殊材料：

1）血管夹；

2）超声刀（Ethicon）/LigaSure闭合钳（Covidien）；

3）医用胶（单独栓塞或与弹簧圈联合使用）；

4）球囊膨胀式支架或自膨胀支架，5~6 Fr导管系统。

1.4 术前准备和风险评估

选择性动脉瘤修复的总体风险应<0.5%，详见表30.1风险评估。

表30.1 风险评估

低、中风险	高风险
①年龄＜50岁； ②育龄妇女； ③无症状的、稳定的动脉瘤	①合并其他疾病（充血性心衰、近期发生心梗、肺动脉高压）； ②破裂的动脉瘤；③孕妇；④门脉高压

1.5 术前核查

手术安全核查时应特别注意的几点，详见表30.2。

表30.2 术前核查

入手术室	手术开始	出手术室
①预计失血量，尤其是在动脉瘤破裂或增大时非常重要；②妊娠及围生期患者需要妇产科医生参与管理	①再次确认手术关键步骤（包括动脉瘤的暴露，近端和远端处理）；②回顾影像资料	①复苏期间复查血常规及凝血功能；②与麻醉复苏及护理团队交接

1.6 外科手术和介入方法

（1）若动脉瘤破裂或血流动力学不稳定，行紧急开放手术修复（结扎+脾切除术）；

（2）若动脉瘤破裂，但血流动力学稳定，可考虑动脉瘤栓塞、支架修复或者开放手术修复（结扎+脾切除术）；

（3）未破裂的动脉瘤，可考虑多种处理方法：

近端和中段动脉病变，行开放手术。

（4）近端/远端结扎；

（5）动脉瘤切除术（若动脉瘤靠近胰腺）；

对腹腔镜切除、栓塞、支架、远端/脾门附近动脉瘤，行栓塞（单个动脉瘤且远端血流存在）、开放切除+脾脏切除、腹腔镜下切除+脾脏切除。

1.7　要点与难点

该项技术的要点与难点，见表30.3。

1.8　手术解剖

手术解剖，见图30.1。

表30.3　要点与难点

要点与难点	详解
要点	①近端和中端动脉瘤可行近远端血管结扎或动脉瘤切除，一般不需要行远端脾动脉重建，因为胃短动脉侧支的血流可以保证脾脏血供。
	②如果多发远端动脉瘤临近脾门时，需行脾切除术。
	③行脾切除术时，可能需要进行远端胰切除。
	④对于不能耐受开放手术的患者，可进行栓塞或支架植入。与开放手术相比，介入技术的复发率和死亡率较低[3]。
	⑤腹腔镜脾切除术适用于远端动脉瘤的患者，并且切口较小
难点	①在给埃勒斯－当洛斯综合征患者手术结扎时应尽量小心，以避免外观正常的动脉破裂。
	②动脉瘤再发或动脉严重扭曲以致支架不能顺利通过血管时，不应植入支架。
	③若进行远端胰切除术，应放置引流管。
	④接受栓塞治疗的患者中，20%~30%的患者可能出现栓塞综合征（疼痛、发热、恶心、胰腺炎和胸腔积液），但一般不会出现后遗症

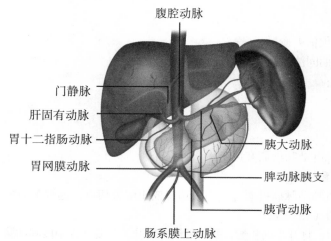

图30.1　手术解剖示意图

1.9 体位

（1）开放手术和腔内治疗均采用仰卧位。

（2）腹腔镜脾动脉瘤修复采用右侧卧位45°（图30.2）。

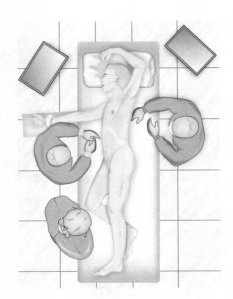

图30.2　患者在腹腔镜下脾切除术右侧卧位45°的体位

1.10 麻醉

（1）注意预估失血量；

（2）麻醉期间注意防止因体位导致的神经损伤。

2 手术过程

2.1 开放手术

本节介绍脾脏动脉瘤的开放手术治疗[1]。

（1）切口和暴露

近端或中段脾动脉瘤可通过腹正中切口或正中旁切口，远端脾动脉瘤最好通过左肋下切口（图30.3）。

进入腹腔后，打开小网膜囊，暴露近端脾动脉。若要暴露中段脾动脉，则需抬高胰头或胰尾。可以通过移动脾脏来暴露远端或脾门的动脉瘤（图30.3）。

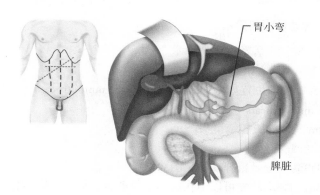

图30.3　切口

开放式动脉瘤的手术切口包括左上腹正中旁切口、经腹直
肌切口、左肋下切口，具体选择根据脾动脉瘤的位置。

（2）切除

近端动脉瘤可以单纯结扎，不重建动脉。动脉瘤暴露后，以哈巴狗夹阻断动脉瘤近端和远端。腹腔镜下可以用腔镜血管夹阻断动脉瘤的近端和远端，也可以选择缝扎（图30.4）。

中段脾动脉瘤多与胰腺关系密切，可阻断动脉瘤的近端和远端后将动脉瘤切除，然后行动脉重建（图30.4）。

远端脾动脉瘤，尤其是脾门内的动脉瘤，最好行脾切除术，分离脾脏，暴露脾动脉；腹腔镜下则使用血管夹阻断远端脾动脉，切除脾脏（图30.4）。

（3）缝合

用不可吸收或可吸收的缝合材料来逐层关闭腹腔。

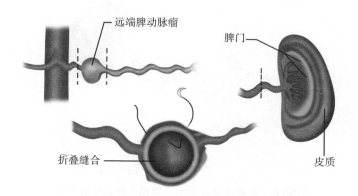

图30.4　脾脏动脉瘤手术切除因位置不同而不同

301

2.2 腹腔镜下脾动脉瘤切除术

本节讲述腹腔镜下脾动脉瘤切除术[4-5]。

（1）切口

四个trocars放置的位置如图30.2。选择两个12 mm的trocars、一个10 mm的trocars和一个5 mm的trocars（备用）。

一个10 mm、30°的腹腔镜镜头。

（2）脾动脉瘤的暴露

进入小网膜囊充分暴露脾动脉（图30.5）。

近端或中端的脾动脉瘤可以结扎后不重建动脉。动脉瘤暴露后，近端和远端可用血管钳或阻断带阻断，腹腔镜下可以使用血管夹将动脉瘤的近端和远端阻断（图30.6、图30.7）。

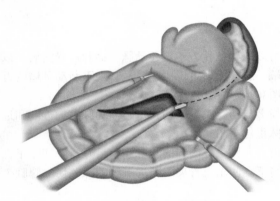

图30.5 打开胃大网膜，进入小网膜囊

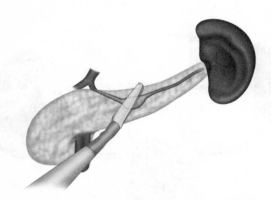

图30.6 腹腔镜多普勒超声可用于确认动脉瘤位置，也可用于动脉瘤结扎后确认效果

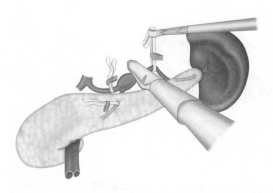

图30.7　腹腔镜下动脉瘤切除可使用血管夹或闭合器处理血管

　　脾动脉瘤，尤其是脾门内的动脉瘤，可采取动脉瘤切除+脾切除的手术方式。游离脾脏后，腹腔镜下使用血管夹阻断远端脾动脉，将其离断，脾脏通过标本袋取出（图30.8）。

　　（3）缝合

　　使用0-Vicryl缝线来关闭12 mm trocar的切口，也可以使用Carter Thomason切口关闭系统（图30.9）或使用常规的关腹方法关腹。

　　皮肤切口可以使用可吸收线进行缝合，皮肤胶水可酌情使用。

2.3　脾动脉瘤的血管腔内治疗

　　本节主要介绍血管内栓塞和支架植入治疗脾动脉瘤。

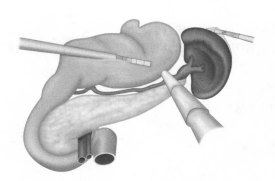

图30.8　腹腔镜下动脉瘤切除术和脾切除术，用于远端或脾门部动脉瘤。此处使用血管夹夹闭血管

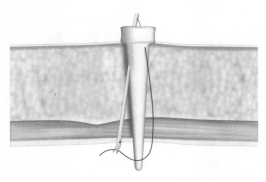

图30.9　Carter Thomason切口关闭装置（Cooper Surgical 公司）

（1）穿刺前

经皮右侧股动脉穿刺包（图30.10）。

置入8 Fr鞘用于血管造影。

造影观察脾动脉位置（图30.11）。

（2）治疗

使用导丝和5 Fr导管，进入脾动脉，并更换为硬导丝。

利用栓塞导管将弹簧圈放置在动脉瘤颈的远端和近端（"三明治"技术）[3]（图30.12）。

支架植入：输送球囊支架到达指定位置并释放支架，覆盖动脉瘤颈。如果动脉瘤所在的血管较扭曲，也可以选择自膨胀支架（图30.13）[6]。

再次造影，确认动脉瘤封闭。

医用胶可同弹簧圈联合或单独用于动脉瘤栓塞。

（3）治疗结束

开放入路。

使用5-0或者6-0的聚丙烯线缝合股动脉。

分3层，逐层关闭切口：里面2层用可吸收线缝合，皮肤使用皮内缝合或使用皮肤胶。

经皮穿刺。

缝合器闭合股动脉穿刺点。

穿刺点压迫。

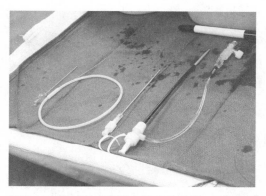

图30.10　20 G的穿刺针、18 G的导丝、扩张器和
5 Fr的血管鞘

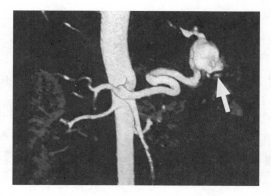

图30.11　囊样扩张的脾动脉瘤（箭头所示）

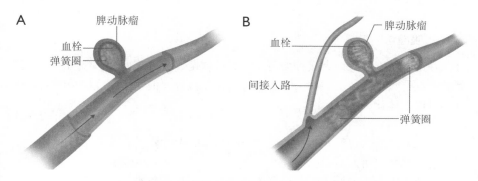

图30.12　栓塞治疗可用于治疗假性动脉瘤

（A）将弹簧圈放置在动脉瘤腔内；（B）将弹簧圈放置在动脉瘤的近端和远端，最后使其形成血栓。

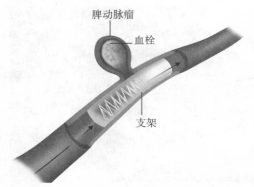

脾动脉瘤

血栓

支架

图30.13　覆膜支架能有效地阻断血液进入瘤腔，同时保持脾动脉通畅

3　术后

3.1　并发症

除了常见的术后并发症（伤口感染、DVT、PE等），与脾动脉瘤修复相关的特殊并发症包括[1,3]：

（1）最常见的并发症：栓塞后综合征、脾梗死、腔内治疗后再通、胰腺炎。

（2）不常见的并发症：胰漏、脾/膈下脓肿、脾切除后脓毒血症。

3.2　术后结果

脾动脉瘤修复术后结果为：破裂的风险显著缩小；介入治疗或腹腔镜治疗缩短了住院时间。

3.3　出院随访

在出院前脾切除患者接种疫苗（肺炎链球菌、流感嗜血杆菌、脑膜炎奈瑟菌）。没有数据支持对腔内治疗患者进行免疫接种，但鉴于免疫接种的风险很低，可以个体化决策[3]。

手术后2~3周检查切口。

栓塞/支架植入后，3、6、12、24个月行增强CT检查；若24个月时复查效果满意，此后可每2~3年复查一次[7]。

开放手术及腹腔镜手术后患者不需要进行影像学复查。

3.4 专家电子邮箱

邮箱地址：monetag@ohsu.edu

参考文献

[1] Stanley JC，Upchurch GR，Henke PK. Treatment of splanchnic and renal artery aneurysms[M]. In：Zelenock，et al. (Eds). Mastery of Vascular and Endovascular Surgery. Philadelphia，PA：Lippincott Williams & Wilkins，2006：177-178.

[2] Rockman C，Maldonado T. Splanchnic artery aneurysms[M]. In：Cronenwett J，Johnston W (Eds). Rutherford's Vascular Surgery.7th ed. Philadelphia，PA：Saunders；2010：2140-2155.

[3] Madoff DC，Denys A，Wallace MJ，et al. Splenic arterial interventions：anatomy，indications，technical considerations，and potential complications[J]. Radiographics，2005，25：S191-S211.

[4] Arca MJ，Gagner M，Heniford T，et al. Splenic artery aneurysms：methods of laparoscopic repair[J]. J Vasc Surg，1999，30：184-188.

[5] Poulin EC. Laparoscopic surgery of the spleen[M]. In：Soper NJ，Swanstrom LL，Eubanks WS (Eds). Mastery of Endoscopic and Laparoscopic Surgery. Philadelphia：Lippincott Williams & Wilkins，2009：395-409.

[6] Rossi M，Rebonato A，Greco L，et al. Endovascular exclusion of visceral artery aneurysms with stent-grafts：technique and long-term follow-up[J]. Cardiovasc Intervent Radiol，2008，31(1)：36-42.

[7] Lakin，RO，Bena JF，Sarac TP，et al. The contemporary management of splenic artery aneurysms[J]. J Vasc Surg，2011，53：958-965.

译者：王伟锋
审校：尹黎，刘震杰

第三十一章　肾动脉瘤的腔内治疗

John Eidt, Bruce Gray

绝大多数肾动脉瘤（RAA）是在高血压检查或者腹部影像学检查时偶然发现的。RAA的自然病史尚不明确。大多数肾动脉瘤直径小、无症状，并不需要治疗。虽然许多RAA没有症状，但也有一些肾动脉瘤会引发疼痛、血尿、高血压甚至发生肾动脉瘤破裂。肾动脉瘤破裂可能会导致明显血尿、动静脉瘘形成或腹膜后的出血。RAA最主要的原因是动脉粥样硬化、创伤或霉菌感染。其他病因包括纤维肌性发育不良、埃勒斯-当洛斯综合征、血管炎或神经纤维瘤病。鉴于大部分RAA为囊状，腔内治疗可作为首选，但分叉部位的梭状动脉瘤和那些不适合覆膜支架隔绝的主干RAA动脉瘤可能更适合开放手术修复。RAA治疗的目的是防止动脉瘤破裂保留肾功能。

1　术前准备

1.1　适应证与禁忌证

（1）肾动脉瘤的腔内治疗的适应证包括：

1）直径>2.0 cm的无症状动脉瘤；对于育龄期妇女应尽早干预；

2）所有有症状的动脉瘤；

3）所有假性动脉瘤。

（2）肾动脉瘤的腔内治疗的禁忌证包括：

1）闭塞（血栓化）动脉瘤；

2）腔内修复将导致肾实质功能严重损害的动脉瘤。

1.2　循证证据

最近的数据（自2008年）包含回顾性观察研究和病例观察等近200名患

者，分别接受弹簧圈栓塞、球囊辅助弹簧圈栓塞、支架辅助弹簧圈栓塞、医用胶栓塞和覆膜支架隔绝治疗等治疗。虽然没有直接比较腔内治疗和开放手术修复，以及各种腔内治疗手段的有效性，但联用各种治疗手段，其技术成功率超过95%。

分类系统[1-5]可分为以下三个方面：①1型RAA为囊性，来源于肾动脉主干或大的节段性分支，非常适合覆膜支架治疗。②2型RAA是梭形动脉瘤，通常累及肾动脉的分叉点，因此通常需要开放修复来避免肾实质受损。③3型RAA是远端动脉瘤，可以通过弹簧圈栓塞治疗，而不会造成重要肾实质的损伤。

1.3　手术器械

（1）应用碘对比造影剂进行较高质量成像的荧光透视系统；

（2）血管内超声或者最光学相干断层扫描导管（0.014英寸兼容）；

（3）适合肾动脉解剖的预成形鞘（5/6 Fr）、导管和导丝（0.035英寸和0.014英寸）（图31.1）；

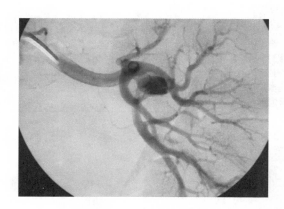

图31.1　肾动脉瘤

（4）完整系列的裸支架和覆膜支架（球扩和自膨）；

（5）弹簧圈（0.035英寸、0.021英寸和0.018英寸），可脱卸；

（6）氰基丙烯酸正丁酯，乙烯乙烯基共聚物胶（Onyx，ev3 Inc.，Plymouth，MN）或者明胶海绵。

1.4　不良动脉瘤相关事件的术前风险评估

术前风险评估见表31.1。

表31.1 风险评估

低风险	中等风险	高风险
①钙化的 RAA；②肾动脉主干动脉瘤（Rundback Ⅰ型）；③肾小球滤过率正常（GFR>60 cm/s）	①症状性 RAA，但是血流动力学稳定；②在小节段或叶内动脉的动脉瘤（Rundback Ⅲ型）；③轻到中度的 GFR 降低（30~60 cm/s）	①患有结缔组织疾病患者的 RAA（埃勒斯 - 当洛斯综合征）或不稳定的症状性 RAA；②近端动脉分叉部的动脉瘤（Rundback Ⅱ型）；③ GFR 严重降低（<30 cm/s）或孤立性有功能肾

1.5 术前核查

术前核查的步骤和有关项目见表31.2。

表31.2 术前核查

入手术室	手术开始	出手术室
①确认患者身份、手术部位、手术步骤和知情同意书；②明确是否有明显的过敏（碘对比造影剂）和术前用药；③血清肌酐测定，患者需适度的水化；④患者的脉搏血氧饱和度	①确认团队成员，再次确认患者身份、手术部位和手术关键步骤；②描述术前的评估和预计的腔内策略；③思考过程中可能出现的问题及替代方式	①确认（医生）腔内治疗完成；②回顾患者恢复和管理的关键问题（疼痛、水化、抗生素）

1.6 决策流程

决策流程见图31.2。

1.7 要点与难点

该项技术的要点与难点见表31.3。

1.8 手术解剖

手术解剖见图31.3。

1.9 血管造影和超声成像及分类

血管造影和超声成像及分类见图31.4~图31.8。

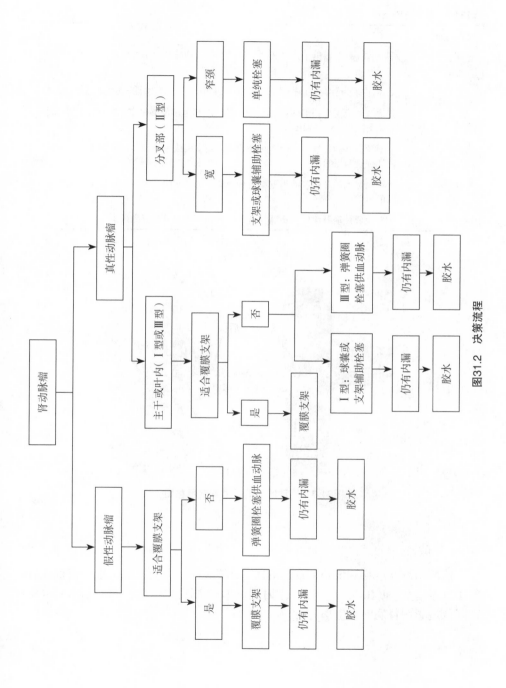

图31.2 决策流程

表31.3 要点与难点

要点与难点	详解
要点	①血管内超声提供了准确的细节，以便根据动脉瘤大小选择覆膜支架、支架和弹簧圈。
	②治疗前进行多次动脉造影来评估流入和流出道、肾动脉分支和动脉瘤颈大小。
	③适合覆膜支架的解剖：a. 在RAA的近端和远端能够锚定；b. 对分支肾动脉无显著隔绝；c. 必须能输送。
	④窄颈囊状动脉瘤适合弹簧圈栓塞而无须支架或球囊辅助，通过先植入一枚框架弹簧圈后紧跟弹簧圈填塞瘤腔（比如水凝胶弹簧圈）
难点	①栓塞宽颈动脉瘤应使用支架或者球囊辅助，来降低弹簧圈错位和突入动脉腔的风险。
	②避免假性动脉瘤的弹簧圈栓塞，因为弹簧圈展开会导致破裂

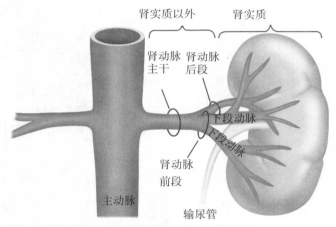

图31.3 肾动脉瘤的手术解剖示意图

1.10 麻醉

清醒镇静联合穿刺部位的局部麻醉；术前30 min内使用抗生素；鞘置入后给予肝素（50~80 IU/kg），若手术时间>60 min则再次给药；术前和术后水化来降低造影剂肾病的发生率。

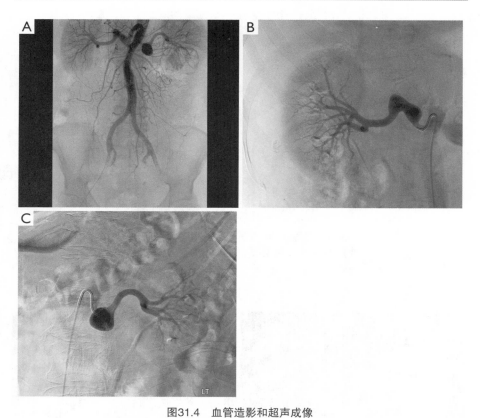

图31.4　血管造影和超声成像

（A）来自主动脉造影显示双侧主干肾动脉瘤；（B）选择性右肾动脉；（C）选择性左肾动脉。

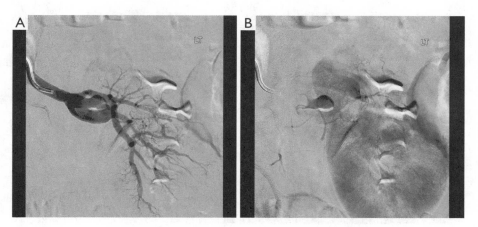

图31.5　左肾动脉分叉部动脉瘤的选择性动脉造影显示下肾动脉扩张，早期（A）和延迟（B）的动脉瘤排空

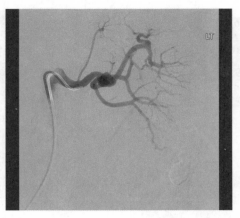

图31.6 左肾动脉造影显示一个同时累及前后分支的梭形分叉部动脉瘤（开放手术治疗）

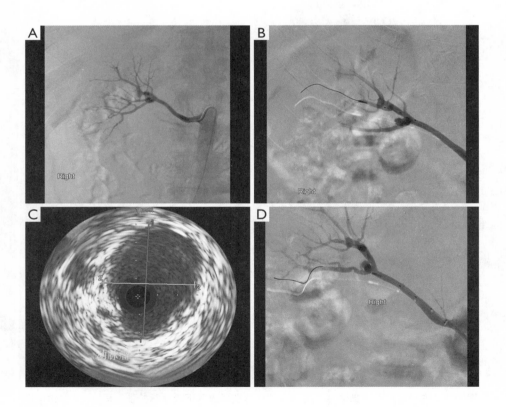

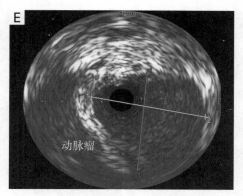

图31.7 动脉造影和相对应的3个小分支右肾动脉瘤的血管内超声图像

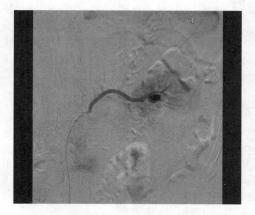

图31.8 左侧副肾动脉的叶内动脉瘤的动脉造影

2. 手术过程

2.1 覆膜支架隔绝肾动脉瘤所在主干动脉

覆膜支架隔绝肾动脉瘤主干,见图31.9A~F。

2.2 弹簧圈栓塞右肾动脉直径3 cm分叉处动脉瘤

弹簧圈栓塞右肾动脉直径3 cm分叉处动脉瘤,见图31.10A~C。

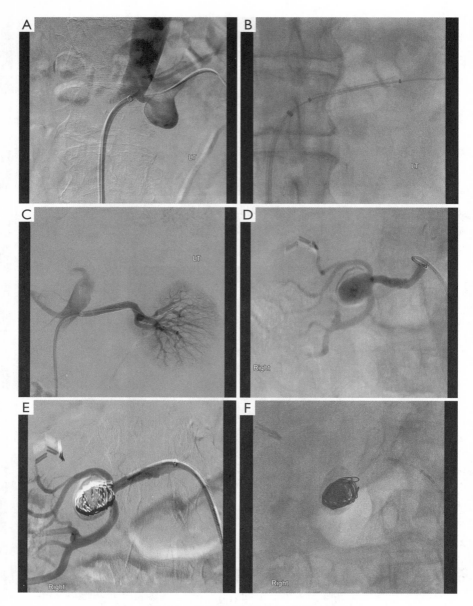

图31.9 覆膜支架隔绝主干肾动脉瘤

（A）治疗前的主干肾动脉瘤的选择性左肾动脉造影；（B）在0.035英寸Versacore导丝（Abbott Vascular，CA）引导下经6 Fr Destination鞘（Terumo，Japan）输送球扩支架（ICAST支架（6 mm），Atrium Medical Corporation，NH）。（C）动脉瘤隔绝的动脉造影；（D）通过一个Progreat导（2.8 Fr，Terumo）经Expert 支架（Abbott Vascular，CA）将一个锁定弹簧圈（16 mm×40 mm，Penumbra，California，USA）最先植入至一个15 mm动脉瘤中；（E）压紧弹簧圈至锁定弹簧圈中（12 mm×30 mm）；（F）完美的紧密填塞，动脉瘤完全隔绝。

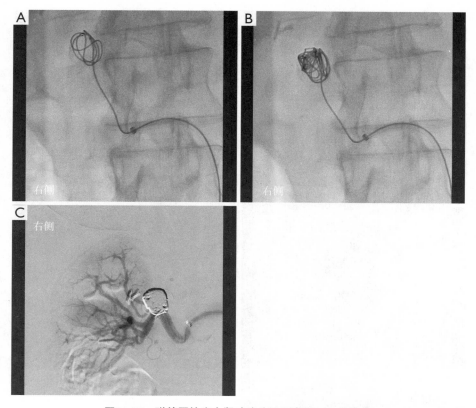

图31.10 弹簧圈栓塞右肾动脉分叉处直径3 cm动脉瘤

（A）通过一个6 Fr Arrow鞘（Arrow International，Teleflex）用SOS 5 Fr导管对右肾动脉选择性造影显示一个3 cm分叉部动脉瘤；（B）多个带有合成纤维的Nester铂金弹簧圈（10 mm×14 mm）和Tornado铂金弹簧圈（8-5 mm）（Cook Medical，Indiana）填塞动脉瘤；（C）完成后动脉造影。

2.3 对纤维肌性发育不良患者的分叉部动脉瘤进行支架辅助弹簧圈栓塞

对纤维肌性发育不良患者的分叉部动脉瘤进行支架辅助弹簧圈栓塞，见图31.11A~E。

2.4 分支肾动脉瘤的覆膜支架联合远端弹簧圈栓塞和分支的牺牲

一个分支肾动脉瘤的覆膜支架联合远端弹簧圈栓塞和分支的牺牲，见图31.12A~C。

2.5 主干和分支动脉瘤的覆膜支架隔绝后的超声和CT随访

主干和分支动脉瘤的覆膜支架隔绝后的超声和CT随访，见图31.13A~L。

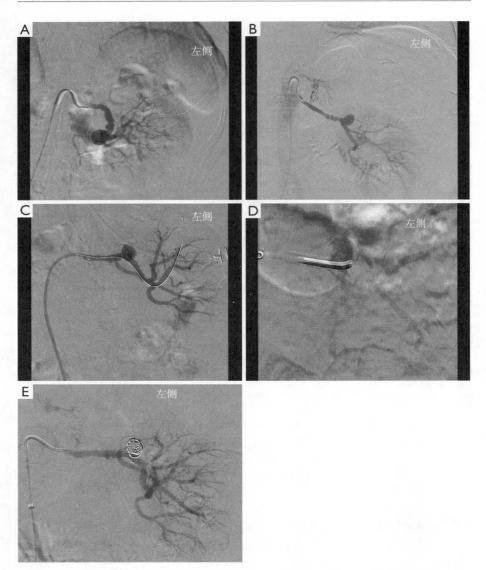

图31.11 对纤维肌性发育不良患者的分叉部动脉瘤进行支架辅助弹簧圈栓塞

（A）中度纤维肌性发育不良患者在AP位的左肾动脉瘤的选择性动脉造影；（B）足位和右前斜位的动脉造影；（C）头位和右前斜位的动脉造影，导丝（0.014英寸Grand Slam，Abbott Vascular）进入合适的远端分支；（D）Berenstein 塑形导管通过球扩支架（Valeo，Bard Medical，5 mm）进入动脉瘤并将弹簧圈输送入瘤腔内；（E）在Nester和Tornado弹簧圈栓塞后的动脉造影。

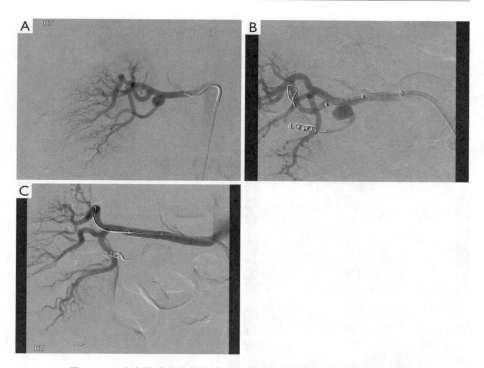

图31.12　分支肾动脉瘤的覆膜支架联合远端弹簧圈栓塞和分支的牺牲

（A）右肾动脉下分支的分支动脉瘤选择性动脉造影；（B）远端分支中的Nester弹簧圈（5 mm，Cook Medical）和跨越分支的预置球扩ICAST支架（Atrium Medical，5 mm×16 mm）；（C）肾动脉瘤隔绝后的动脉造影和远端分支未见血流。

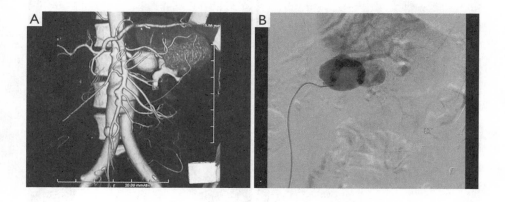

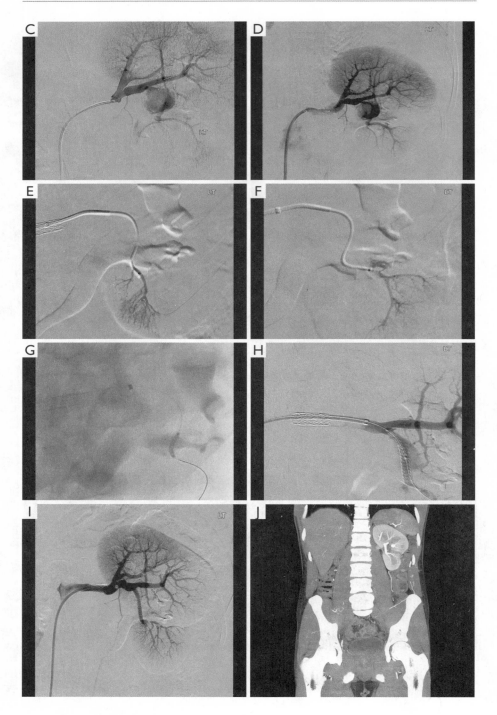

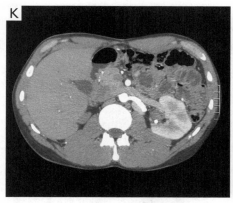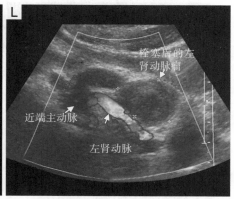

图31.13　主干和叶内动脉瘤的覆膜支架隔绝后的超声和CT随访

（A）左侧孤立性肾患者（动脉瘤搭桥失败致右肾切除）的肾动脉瘤（RAAs）的CT重建。提示早先主动脉双侧股动脉搭桥；（B）在CT上看到的左主干肾动脉瘤的选择性动脉造影上直径5 cm；（C）导管放置在左主干肾动脉瘤外侧显示远端主干肾动脉的完整性和显示左肾下极的叶内动脉瘤；（D）通过6 Fr Ansel鞘（Cook Medical）植入5 mm × 16 mm ICAST覆膜支架来隔绝主干肾动脉瘤；（E）Progreat 2.8 Fr（Terumo）进入直径3.5 cm的叶内动脉瘤远端的小分支（提示，这个导管是可伸缩的，通过在主干肾动脉内的成角的5 Fr导管）；（F）同样的Progreat导管进入更大的流出道分支；（G）通过0.014英寸BMW冠脉导丝植入3 mm × 19 mm的Graftmaster覆膜支架（Jomed，AbbottVascular）；（H）在血管造影路图协助下将一个3.5 mm × 19mm的Graftmaster支架在第一枚覆膜支架近端植入避免突入至中部肾动脉分支；（I）治疗完成后的动脉造影；（J，K）CT图像显示两个动脉瘤都缩小；（L）超声图像显示主干肾动脉瘤隔绝。

2.6　球囊辅助弹簧圈栓塞分叉部RAA

球囊辅助弹簧圈栓塞一个分叉部RAA，见图31.14A~E。

3　术后

3.1　并发症

术后最常见的并发症包括：穿刺部位出血、感染、闭塞；肾梗死；动脉瘤内仍有血流流入和动脉瘤增大；覆膜支架血栓形成；导管无法到达滋养血管；造影剂肾病。

术后少见的并发症包括：损失肾脏；肾动脉夹层或穿孔；目标动脉中的弹簧圈或支架移位；误栓正常动脉。

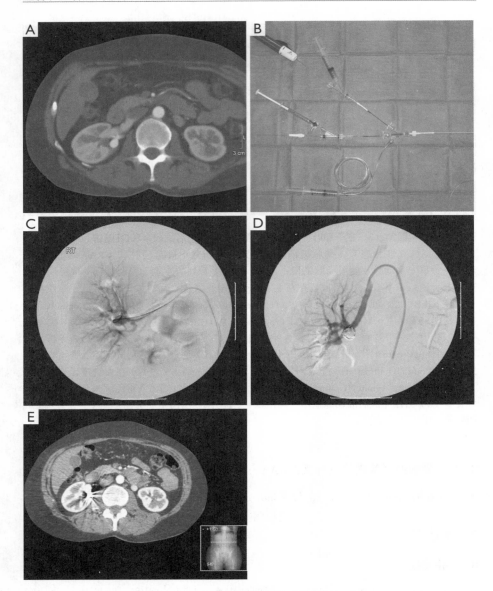

图31.14　球囊辅助弹簧圈栓塞分叉部RAA

（A）1.5 cm大小的右侧分叉部肾动脉瘤的CT轴位图像；（B）使用的装备包括一根8 Fr 肾动脉双弯导引鞘（Cordis，NJ），超滑顺应性球囊（eV3，Minneapolis），和 Guglielml detachable 弹簧圈（Target Therapeutics，California）；（C）右肾动脉分支动脉瘤的选择性动脉造影，球囊在位和肾动脉瘤内的通路导管；（D）肾动脉瘤隔绝后的动脉造影；（E）轴位的CT图像显示右侧肾动脉瘤栓塞后的金属伪影。

3.2 术后结果

术后的预期结果：

（1）动脉瘤囊内血栓形成和缩小；

（2）维持基础肾功能；

（3）在肾实质内几乎不形成新的真性动脉瘤。

3.3 出院随访

（1）对于覆膜支架的患者需双联抗血小板方案，除此以外的标准护理；

（2）降血压治疗的再评估；

（3）腔内治疗后的影像学随访相当多样：

1）超声能用来随访肾脏大小和主干肾动脉的通畅性（RAP），但不能随访肾动脉瘤的大小和隔绝情况。

2）动脉造影是用来明确肾动脉通畅性和肾动脉瘤隔绝情况的最准确的检查，但不用于评估动脉瘤大小。

3）CTA能显示肾动脉通畅性，肾动脉瘤大小和隔绝情况：

①一旦CTA上明确为完全隔绝，每年用肾脏超声进行临床评估基本足够。

②动脉瘤持续存在，没有缩小或增大，那么需要动脉造影和可能需再干预。

4）MRA在治疗过的肾动脉随访中作用有限，因为金属材质（弹簧圈，覆膜支架，镍钛合金，不锈钢）会造成伪影。但是，对于筛查或随访其他动脉瘤可能有用。对于那些需要经常横断面成像随访的患者使用MR可以避免CTA的连续放射暴露。

3.4 专家电子邮箱

邮箱地址：bhgray@ghs.org

3.5 网站资源/参考文献

（1） http://emedicine.medscape.com/article/463015-overview

（2） http://radiographics.highwire.org/content/26/6/1687.full.pdf

（3） http://vaware.org/visceral-arteries/renal-artery-ane-urtsm.html

（4） http://www.sirweb.org/patients/renal-artery-ancur-ysms

（5） http://www.youtube.com/watch?v=4u15hN4czaU

参考文献

[1]　Zhang Z，Yang M，Song L，et al. Endovascular treatment of renal artery aneurysms and renal arteriovenous fistulas[J]. J Vasc Surg，2013，57：765-770.

[2]　Manninen HI，Berg M，Vanninen RL. Stent-assisted coil embolization of wide-necked renal artery bifurcation aneurysms[J]. J Vasc Interv Radiol，2008，19：487-492.

[3]　Hislop SJ，Patel SA，Abt PL，et al. Therapy of renal artery aneurysms in New York State：outcomes of patients undergoing open and endovascular repair[J]. Ann Vasc Surg，2009，23：194-200.

[4]　Sedat J，Chau Y，Baque J. Endovascular treatment of renal aneurysms：a series of 18 cases[J]. Eur J Rad，2012，81：3973-3978.

[5]　Rundback JH，Rizvi A，Rozenblit GN，et al. Percutaneous stent-graft management of renal artery aneurysms[J]. J Vasc Interv Radiol，2000，9：1189-1193.

译者：章乃鼎

审校：尹黎，刘震杰

测试

问题1. 诊断肾动脉瘤最佳的检查是（　　　）

   a. 数字减影血管造影

   b. 腹部平片

   c. 多普勒超声

   d. CT血管造影

问题2. 肾动脉主干远端的假性动脉瘤最佳的治疗方案是（　　　）

   a. 弹簧圈栓塞

   b. 覆膜支架

   c. 胶水栓塞

   d. 支架辅助栓塞

问题3. 在腔内治疗后随访中能明确肾动脉瘤隔绝的最准确的办法是（　　　）

   a. 数字减影血管造影

   b. 腹部平片

   c. 多普勒超声

   d. CT血管造影

第五部分

外周血管

第三十二章 诊断性血管造影术

Justin Hurie

1 术前准备

1.1 适应证

诊断性血管造影的适应证为：动脉评估，腔内治疗。其相对禁忌证为：Ⅳ型埃勒斯–当洛斯综合征；造影剂过敏。

1.2 循证证据

血管造影作为唯一一种能在成像时进行干预的检查方式，常作为动脉评估的金标准。对有外周动脉疾病证据的患者，血管造影能否作为最佳初始治疗仍存在争议，如参考文献所示。

1.3 手术器械

手术器械见图32.1A~D。

1.4 术前准备和风险评估

（1）术前准备

术前准备时需要评估患者是否有造影剂过敏史和肾功能不全的风险。

（2）风险评估

肾功能正常的患者中，1%~2%出现了造影剂肾病。术前水化对造影剂肾病的预防有一定效果，使用碳酸氢钠和N-乙酰半胱氨酸也具有一定效果。

①低风险：年轻、健康的肾功能正常的患者。②中等风险：老年、充血性心力衰竭、脱水、高渗状态；糖尿病可能是潜在肾功能不全的标志。③高风

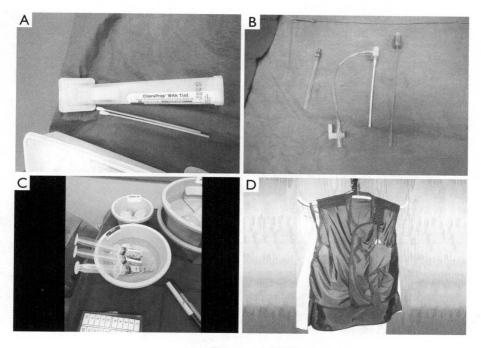

图32.1　手术器械

（A）皮肤消毒；（B）动脉穿刺材料，包括穿刺针、导鞘、导丝等；（C）肝素及对比剂；（D）注意放射保护，铅衣及铅防护眼镜等。

险：已存在肾功能不全。

1.5　术前核查

①入手术室时候需要检查患者的造影部位、妊娠史、过敏史、肾功能，以及患者的体位和麻醉方式。②手术开始时，要确认操作步骤，必要时预防性使用抗生素，预防深静脉血栓形成。③出手术室时候，需要核查患者手术部位情况、生命体征等，以及是否需要抗凝或抗血小板药物。

1.6　要点与难点

该项技术的要点与难点见表32.1。

1.7　手术解剖

手术解剖，见图32.2A、B。

表32.1 要点与难点

要点与难点	详解
要点	①超声引导下穿刺可有效降低误穿髂外动脉和股浅动脉风险； ②每个步骤前尽量进行标记，以免术后不确定性； ③遵循尽可能低剂量原则（As Low As Reasonably Achievable，ALARA），尽可能减少放射损伤； ④对造影剂过敏或肾功能不全的患者，行腹部或下肢造影时，可选用二氧化碳作为替代的造影剂
难点	①鞘的 Fr 尺寸指内径，导管的 Fr 尺寸指外径； ②增加与放射源的距离，减少暴露时间，是降低放射暴露剂量的一种有效方法； ③注射造影剂后 48 h 内应停用二甲双胍，以降低乳酸酸中毒风险； ④注意避免注射二氧化碳时混入空气

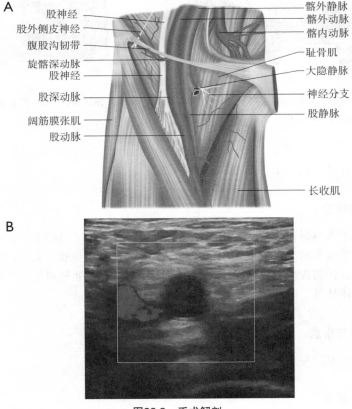

图32.2 手术解剖

（A）股神经和股静脉以及股动脉相对位置。腹股沟韧带连于髂前上棘和耻骨结节之间。（B）超声影像下观察股动脉、股静脉，直视下穿刺。

1.8　体位

患者取仰卧位。髂内动脉造影可将放大感光板转向对侧 20°~30°，股深动脉造影可将放大感光板转至同侧20°~30°。

1.9　麻醉

留置导尿，以便患者仰卧时充分引流尿液；若需多次验血或血流动力不稳定，则应预先建立动脉通路；需患者屏气配合时，可考虑浅镇静；即便使用药物预防，患者仍可能会出现造影剂不良反应。

2　手术过程

2.1　切口

切口见图32.3A~C。

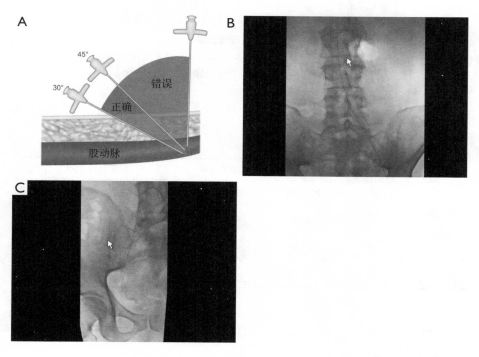

图32.3　切口

（A）穿刺股动脉时，穿刺针与皮肤呈30°~45°的角度；（B）置鞘成功后置入导丝；（C）使用导丝导管进入对侧髂动脉。

2.2　导管选择

导管选择见图32.4和表32.2。

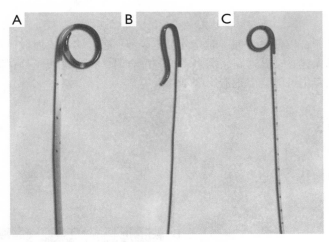

图32.4　导管选择

非选择性诊断导管（A）具有多个侧孔，与单孔结构（B）相
比，有效降低"喷射效应"对血管壁的损伤；标记导管（C），
可测量长度但价格较高。

表32.2　常见血管直径及建议注射流率

靶血管	管腔直径（mm）	注射流率（mL/s）	造影剂量（mL）
主动脉	20以下	20	40
髂动脉	6~10	10	10
股动脉	5~8	4	8
腘动脉	3~5	手动	6
胫动脉	2~4	手动	6

2.3　缝合

缝合见图32.5。

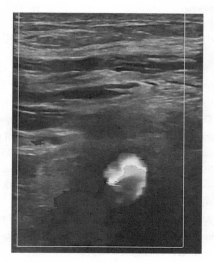

图32.5　缝合
血管闭合可人工压迫。大致原则为每增加1 Fr，压迫时间延长 3 min。压迫不当可能导致假性动脉瘤。

3　术后

3.1　并发症

术后常见并发症包括：穿刺部位血肿、假性动脉瘤及肾毒性反应。
术后少见并发症包括：外周动脉栓塞、动脉夹层、过敏反应及放射损伤。

3.2　出院指导

（1）检查术后超声并评估患者下肢，以便及时发现远端栓塞；
（2）关注患者不良反应的转归；
（3）术后患者是否需卧床取决于血管闭合的方法。

3.3　专家电子邮箱

邮箱地址：jhurie@wakehealth.edu

3.4　网络资源

（1）http://www.acr.org/Quality-Safety/Standards-Guidelines
（2）http://www.e-radiography,net/

（3） http://www.sirweb.org/clinical/cpg/PADExecSumm.pdf

（4） http://www.scai.org/SecondsCount/Test/Seconds CountGuidetoRadiationSafety.
aspx

参考文献

[1]   Collins R, Burch J, Cranny G, et al. Duplex ultrasonography, magnetic resonance angiography,
       and computed tomography angiography for diagnosis and assessment of symptomatic, lower limb
       peripheral arterial disease: systematic review[J]. BMJ, 2007, 334: 1257.

[2]   Ouwendijk R, de Vries M, Stijnen T, et al. Multicenter randomized controlled trial of the
       costs and effects of noninvasive diagnostic imaging in patients with peripheral arterial disease:
       the DIPAD trial[J]. Am J Roentgenol, 2008, 190: 1349-1357.

[3]   Maki DG, Ringer M, Alvarado CJ. Prospective randomized trial of providone-iodine,
       alcohol, and chlorhexidine for prevention of infection associated with central venous and
       arterial catheters[J]. Lancet, 1991, 338: 339-343.

[4]   Briguori C, Airoldi F, D'Andrea D, et al. Renal Insufficiency following contrast media
       administration trial (REMEDIAL): a randomized comparison of 3 preventive strategies[J].
       Circulation, 2007, 115: 1211-1217.

[5]   Morcos S, Thomsen HS, Webb JAW. Prevention of generalised reactions to contrast media: a
       consensus report and guidelines[J]. Eur Radiol, 2001, 11: 1720-1728.

[6]   Kadir S. Diagnostic Angiography[M]. 1st ed. Philadelphia: Saunders, 1986.

[7]   Rana NR, McLafferty RB. Arteriography[M]. In: Cronenwett JL, Johnston KW (Eds).
       Rutherfords's Vascular Surgery. 7th ed. Philadelphia: Saunders, 2010.

译者：孙厚启

审校：尹黎，刘震杰

测试

问题1. 血管造影后继续停用二甲双胍多长时间（   ）

a. 24 h

b. 48 h

c. 72 h

d. 二甲双胍是注射造影剂的禁忌

问题2. 正常人群注射造影剂后出现肾功能不全的预期率是多少（   ）

a. 1%~2%

b. 3%~5%

c. 6%~10%

d. 11%~15%

问题3. 降低造影剂肾病风险的最有效方法是（   ）

a. 150 mEq碳酸氢钠溶于1 L 5%葡萄糖、静滴、1 mL/（kg·h）×18 h

b. 乙酰半胱氨酸600 mg、口服、2次/d×4粒

c. 维生素C 3 g术前口服，2 g术后口服

d. 0.9%NaCl、静滴、1 mL/（kg·h）×18 h

问题4. 对于大多数患者，髂内动脉最好的显像方法是（   ）

a. 前后位

b. 20°对侧前斜位

c. 20°同侧前斜位

d. 横向

问题5.穿刺针进入时的角度是多少（   ）

　　a. <30°

　　b. 40°

　　c. 50°

　　d. >50°

第三十三章　股动脉取栓术

Michael Brewer, Karen Woo

1　术前准备

1.1　适应证

股动脉取栓术的适应证包括：①主动脉骑跨栓；②急性髂股动脉血栓形成或栓塞；③急性股腘动脉血栓形成或栓塞；④急性下肢旁路移植物血栓形成。

禁忌证包括：慢性髂股动脉闭塞；慢性股腘动脉闭塞；髂、股、腘动脉瘤样退行性变。

1.2　循证证据

循证证据表明：①需紧急血管再通的急性下肢缺血（非动脉瘤原因）的管理要基于临床分期；②Rutherford ⅡA期的患者可以接受导管内溶栓或取栓术；③Rutherford ⅡB期的患者需要行急诊取栓术；④大型临床试验（STILE、TOPAS）结果显示急性下肢缺血性患者外科取栓术和溶栓患者的治疗结果没有显著差异[1-3]。

1.3　手术器械

（1）周围血管外科器械包；
（2）标准的球囊取栓导管：3~7 Fr Fogarty，长度60~100 cm；
（3）硅胶血管阻断带；
（4）5-0和6-0聚丙烯缝线。

1.4 术前准备与风险评估

股动脉取栓术的术前准备包括：动脉超声、血管造影、CT血管成像。详细风险评估内容见表33.1。

表33.1 风险评估

低风险	中等风险	高风险
①缺血时间较短（<6h）；②可探及足背动脉血流多普勒信号；③运动与感觉无异常	①缺血时间中等（6~24h）；②仅能探及足背静脉血流多普勒信号，无法探及动脉血流多普勒信号；③感觉减弱或消失，运动无异常	①缺血时间较长（>24h）；②无法探及足背动脉或静脉血流多普勒信号；③感觉与运动均减弱或消失

1.5 术前核查

术前核查的步骤和有关项目，见表33.2。

表33.2 术前核查

入手术室	手术开始	出手术室
①确认患者、手术方式、部位、左/右侧、影像学检查；②手术知情同意书与手术部位标记；③复核过敏反应；④输血制品准备；⑤确认术中造影可用	①确认患者、手术部位；②确认给予抗生素；③确认肝素可用；④明确手术关键步骤；⑤展示造影及影像学结果	①确认手术操作完成；②记录手术结果；③存储术中影像学检查结果；④复核标本的标记

1.6 要点与难点

该项技术的要点与难点见表33.3。

1.7 手术解剖

手术解剖见图33.1。

1.8 体位

患者的手术体位见图33.2。

1.9 麻醉

建立足够的静脉通路包括两个大口径导管或中心静脉导管；监测患者动脉

血压；患者心肺功能可耐受的情况下尽量气管插管全身麻醉；如果全身麻醉风险过高，可以考虑脊髓或区域神经阻滞。

表33.3	要点与难点
要点与难点	详解
要点	①在髂股动脉血栓栓塞时，消毒范围应包括腋股动脉范围；
	②在股腘动脉血栓栓塞时，消毒范围应包括腹股沟和下肢；
	③超声评估大隐静脉状态以备在取栓术不成功时作为旁路移植物；
	④在抽回导管的同时对 Fogarty 球囊轻轻充气，以防止动脉内膜损伤和破裂；
	⑤使用肝素化盐水给球囊充气，而不是用空气；
	⑥反复取栓直至没有更多的血栓取出，随后再次取栓；
	⑦如果影像学发现主动脉血栓，那么很可能需要行双侧股动脉血栓栓子切除术；
	⑧必要时行小腿筋膜切开术；
	⑨手术完成后需要行血管造影确认没有残余血栓以及其他异常；
	⑩血栓栓子切除术后患者应继续抗凝治疗，持续时间和剂量取决于血栓栓塞的病因，必要时放置引流管
难点	球囊扩张不能过度

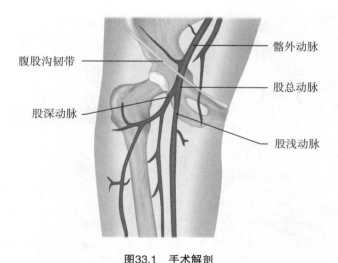

图33.1　手术解剖

髂外动脉在腹股沟韧带处变为股动脉。股总动脉随后分为股深动脉和股浅动脉。

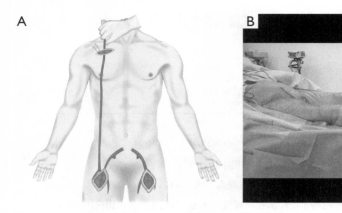

图33.2　手术体位

（A）髂股动脉血栓栓塞患者手术中取仰卧位，右臂外展90°，双下肢消毒铺巾。（B）股腘动脉血栓栓塞患者术中取仰卧位，双下肢消毒铺巾。

2　手术过程

2.1　切口

　　切口取决于术者的偏好，可在股动脉表面采用纵行或斜形切口（见图33.3）。

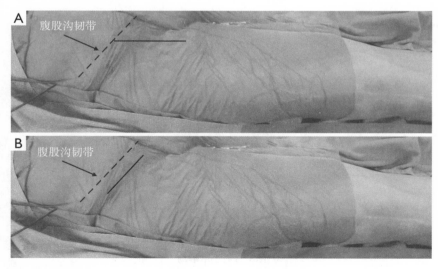

图33.3　切口

（A）自腹股沟韧带中点处起，沿股动脉走行区做6~8 cm纵行切口；（B）以股动脉为中点，腹股沟韧带下二指处，做斜行切口。

2.2　步骤

手术步骤，见图33.4A~D。

（1）操作结束后检测足背动脉多普勒信号以确认手术成功；

（2）如果血栓取出术后没有较强的多普勒血流信号或动脉搏动，则应再次行血管造影；

（3）针对腓动脉三分叉处血栓栓塞可能需要分开行胭动脉与腓动脉血栓栓子切除术。

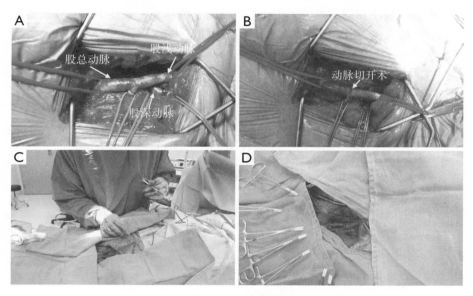

图33.4　手术步骤

（A）腹股沟韧带水平游离股总动脉、股浅动脉和股深动脉。注意游离所有分支，并预置血管阻断带。股深动脉第一分支需仔细分离。所有动脉级分支的近端、远端均使用血管阻断带双重环绕。（B）在近端股总动脉附近，11号刀片在动脉上做横切口。（C）大口径球囊（5~7 Fr）取栓导管推送至近端，以移除远端主动脉及髂动脉内血栓。注意使用球囊取栓导管时应仔细操作避免撑破血管。球囊导管能够顺利进入远端血管以明确流出道情况。（D）动脉切开后以5-0或6-0单股线缝合，然后移除阻断带。

2.3　缝合

切口关闭应至少分4层。使用2-0可吸收缝线缝合深筋膜和皮下层；使用3-0可吸收编织缝线缝合深真皮层；使用4-0皮内缝合可吸收单丝缝线或皮钉关闭表皮。

3 术后

3.1 并发症

（1）术后最常见的并发症包括：出血或血肿；术后抗凝治疗会增加出血风险；血栓复发；再灌注损伤；骨筋膜室综合征；切口感染。

（2）术后较少见的并发症包括：皮下积液、淋巴水肿、动脉穿孔或破裂、长期动脉瘤或动静脉瘘形成。

3.2 术后结果

患者术后的预期结果为：①成功取出血栓或栓塞，重建下肢动脉血流；②术前疼痛与皮肤褪色改善；③神经系统功能重建。

3.3 术后治疗和出院随访

（1）在重症监护室监测评估缺血情况、心功能，未行筋膜切开的患者需要监测骨筋膜室综合征；

（2）如果没有出血证据应在术后12~24 h内继续肝素抗凝治疗；

（3）出院前由肝素过渡为华法林抗凝；

（4）华法林服用至少3个月，总的华法林使用时间取决于血栓/栓塞的病因；

（5）2周内外科随访关注患者手术切口。

3.4 专家电子邮箱

邮箱地址：Karen.woo@med.usc.edu

参考文献

[1] Rutherford RB. Clinical staging of acute limb ischemia as the basis for choice of revascularization method：when and how to intervene[J]. Semin Vasc Surg, 2009, 22：5-9.

[2] Graor R, Comerota A, Douville Y, et al. Results of a prospective randomized trial evaluating surgery versus thrombolysis for ischemia of the lower extremity. The STILE trial[J]. Annals of Surgery, 1994, 220(3)：251-266.

[3] Ouriel K, Veith FJ, Sasahara AA. A comparison of recombinant urokinase with vascular surgery as initial treatment for acute arterial occlusion of the legs. Thrombolysis or Peripheral Arterial Surgery (TOPAS) Investigators[J]. N Engl J Med, 1998, 338：1105-1111.

译者：魏涛

审校：尹黎，刘震杰

测试

问题1. 急性下肢缺血Rutherford分期中哪一期的患者需要行急诊股动脉取栓术
（　　）

    a. Rutherford Ⅰ 期

    b. Rutherford ⅡA期

    c. Rutherford ⅡB期

    d. Rutherford Ⅲ期

问题2. 最少见的股动脉血栓栓塞取栓术的并发症是（　　　　）

    a. 出血/血肿形成

    b. 伤口感染

    c. 血栓复发

    d. 动脉破裂

问题3. 以下哪一项在股动脉血栓栓塞取栓术中不应进行（　　　　）

    a. 使用血管阻断带控制近端和远端血流

    b. 抽出导管前对取栓导管球囊充气

    c. 行股动脉横向动脉切开

    d. 分多层关闭切口

第三十四章　髂动脉血管成形术与支架植入术

Christopher Smolock

1　术前准备

1.1　适应证与禁忌证

适应证：戒烟、减肥、监测下的运动疗法、β受体阻滞药、抗血小板药物和他汀类等药物治疗失败的且解剖位置适合行髂动脉血管成形与支架植入术的髂动脉病变患者。

（1）解剖位置的明确，可参考以下解剖学指南：

①TASC Ⅱ A、B型和部分C型病变；②泛大西洋协作组（TASC）分级标准对外周血管病变的分型，见图34.1。

（2）有症状的血管闭塞性疾病如下。①影响生活质量的间歇性跛行：小腿、大腿或者臀部活动后疼痛，休息后缓解；②严重下肢缺血（CLI）：由供血不足引起的下肢病变，表现为静息痛乃至组织缺损（Rutherford 4~6级）。

（3）患者的分类、分级，详见表34.1。

（4）残存的夹层，溃疡型斑块，继发于血栓栓塞的急性闭塞性病变，狭窄程度>30%，或者球囊扩张术后压力差为5~10 mmHg。

（5）腹主动脉瘤腔内修补（EVAR）同时行髂动脉支架植入术。

相对禁忌证如下。1）TASC D型病变。2）技术上难以满足的血管腔内介入治疗：①近肾动脉的主动脉闭塞与病变；②病灶>1 mm 的环型钙化；③肾功能不全（每1.73 m^2 体表面积GFR<30 mL/min）。

1.2　循证证据

根据TASC Ⅱ对外周动脉疾病的治疗建议以及证据登记选择治疗方式[1]。

主髂动脉疾病循证医学证据等级与治疗建议详见表34.2。

A型
单侧或双侧髂总动脉病变
单侧或双侧髂外动脉的单个短段病变（≤3 cm）

B型
肾下腹主动脉的短段狭窄（≤3 cm）
单侧髂总动脉闭塞
未累及股总动脉的单处或多处髂外动脉狭窄（总长度3~10 cm）
未累及髂内动脉起始处或股总动脉的单侧髂外动脉闭塞

C型
双侧髂总动脉闭塞
未累及股总动脉的双侧髂外动脉狭窄（总长度3~10 cm）
累及股总动脉的单侧髂外动脉狭窄
累及髂内动脉起始处和（或）股总动脉的单侧髂外动脉闭塞
单侧髂外动脉闭塞伴重度钙化，累及或未累及髂内动脉起始
处和（或）股总动脉

D型
肾下腹主动脉-髂动脉闭塞
需要治疗的腹主动脉及双侧髂动脉的广泛病变
累及单侧髂总、髂外及股动脉的多处广泛狭窄
累及单侧髂总及髂外动脉的闭塞
双侧髂外动脉闭塞
髂动脉狭窄合并需要治疗但不适合行腔内治疗的腹主动脉
瘤，或合并其他需要腹主动脉或髂动脉开放手术治疗的病变

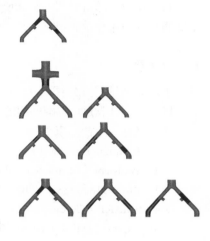
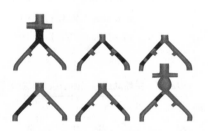

图34.1　第二版泛大西洋协作组（TASC）分级标准对髂血管病变的分型

表34.1　外周血管（PAD）卢瑟福分级

Fontaine		Rutherford		
分级	临床症状	分级	分类	临床症状
I	无症状	0	0	无症状
IIa	轻度间歇性跛行	I	1	轻度间歇性跛行
IIb	中重度间歇性跛行	I	2	中度间歇性跛行
		I	3	重度间歇性跛行
III	静息痛	II	4	缺血性静息痛
IV	溃疡或坏疽	III	5	轻微组织缺失
		III	6	大量组织缺失

注：分类或等级越高，临床症状越严重提示血管病变越严重。

目前还没有随机对照的临床研究比较主髂动脉支架植入术与开放手术治疗下肢病变的临床疗效。

1.3　手术器械

手术器械见图34.2~图34.9。

以下举例几款FDA批准使用的髂动脉支架。

产品名称（生产厂家）：

（1）E-Luminexx（Bard）；

（2）Wallstent（Boston Scientific）；

（3）Zilver 518和635（COOK）；

（4）SMART（Cordis）；

（5）Express LD Iliac（Boston Scientific）；

（6）Palmza-premounted and unmounted（Cordis）；

（7）Viabahn（W.L. Gore）；

（8）Visi-Pro（EV3）。

表34.2　主髂动脉疾病循证医学证据等级与治疗建议

分级	标准	建议
A	至少有一项随机化临床研究（RCT）	
B	高质量临床研究而非高质量RCT	当短期与长期临床效果一致时，与开放手术相比，更倾向于选择血管腔内治疗
C	专家委员会报告或观点或临床经验	对于TASC A 与B 型病变，更倾向于选择血管腔内治疗。TASC C 型病变患者不伴其他严重并发症倾向于选择开放手术治疗。对于TASC D 型病变患者，倾向于选择开放手术

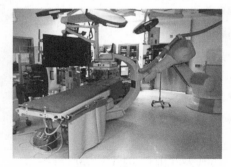

图34.2　克利夫兰诊所的杂交手术室，影像设备与C臂机的使用更便于手术操作

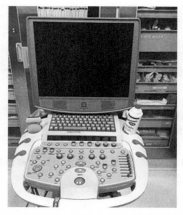

图34.3　带脉冲波超声探头（左侧）的血管多普勒超声，便于股动脉穿刺时使用

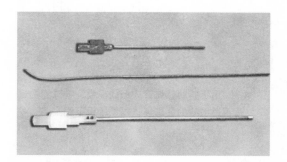

图34.4　穿刺针（上方）用于股动脉穿刺。一根导丝（中间）用于置入血管。将穿刺针撤走，置入4 Fr的鞘管（下方）

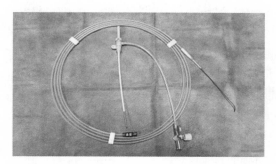

图34.5　4 Fr显微穿刺鞘从亲水性导丝退出后，替换为10 cm的5 Fr鞘

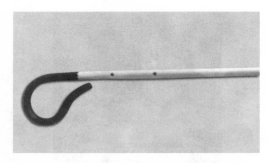

图34.6　冲洗导管置入，用于高压注射造影剂行主动脉造影

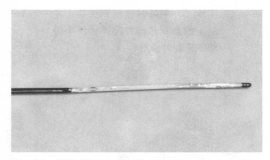

图34.7　用于髂动脉血管成形的球囊，在球囊的远端，有不透射线的金属环，以便透视下观察

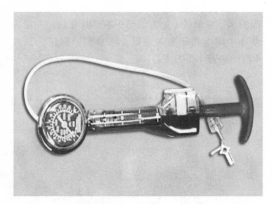

图34.8　球囊扩张用注射器将球囊扩张，使支架贴合主动脉壁（球囊扩张的压力根据生产厂家而不同）

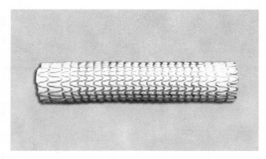

图34.9　髂动脉支架（Viabahn，GORE）
Viabahn支架是一种自膨胀式支架，以镍钛合金与
PTFE材料制成。它已被验证可以运用于髂动脉和
股浅动脉。

1.4　术前准备与风险评估

术前准备与风险评估是血管腔内手术中的重要环节。

术前需要进行以下患者病史与体格检查：间歇性跛行/静息痛/组织缺失；
生存质量受损程度；动脉搏动；下肢溃疡。

其他术前准备还包括：踝肱指数（ABI）、动脉多普勒超声、CTA、
MRA。

1.5　术前核查

术前核查需检查以下内容。①入手术室：麻醉诱导前，确认患者姓名，拟
行手术及患肢。②手术开始：所有人员就位。主刀重复拟行手术名称和特殊的
设备，如X线，多普勒超声并确定术前预防性应用抗生素。③出手术室：护士
核对患者所行手术，核对所用器械及数目。主刀医生再次确认明确患者治疗计
划，比如抗血小板药物与抗凝药物的治疗。

1.6　决策流程

决策流程见图34.10。

1.7　要点与难点

该项技术的要点与难点见表34.3。

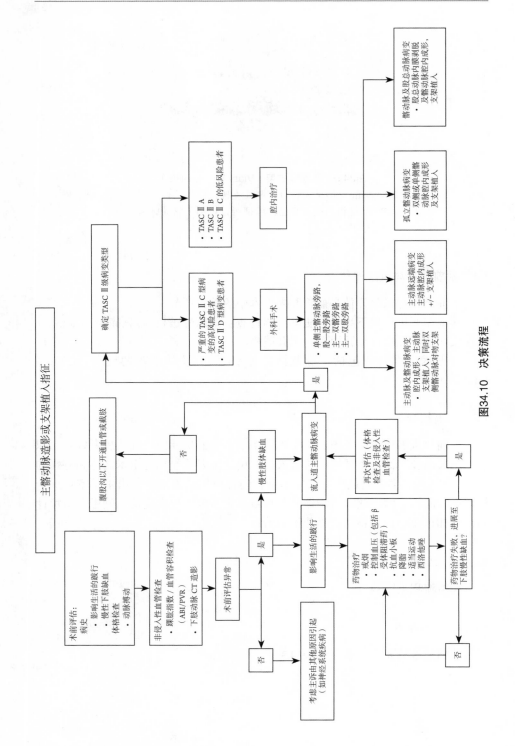

图34.10 决策流程

表34.3　要点与难点

要点与难点	详解
要点	①影响主髂动脉血管成形治疗效果的因素：伴大量血栓的长段病变、环形钙化、患者吸烟情况和肾功能衰竭；
	②行髂总动脉支架植入过程中，金属裸支架有可能横跨髂内动脉。一侧的髂内动脉有可能被金属裸支架覆盖掉，但由于对侧的髂内动脉、同侧的股深动脉、肠系膜下动脉与骶正中动脉的代偿，术后发生臀部跛行或坏疽的概率不大；
	③根据相邻的正常血管或对侧的髂动脉直径评估支架的直径。建议支架的直径略大于原有病变血管直径的 5%~10%
难点	①在球囊扩张过程中患者感到轻度疼痛可能是由于血管外膜牵拉，但是重度疼痛伴低血压则可能是动脉破裂；
	②髂总动脉病变处理通常通过同侧逆穿入路。股总动脉水平附近的急性主动脉病变处理需要从对侧股动脉或肱动脉顺行入路；
	③大腿段髂动脉病变行支架植入术前建议用球囊预扩，以避免球囊扩张支架时移位

1.8　手术解剖

手术解剖见图34.11。

1.9　体位

患者体位见图34.12。

1.10　麻醉

建议用芬太尼麻醉，因其可以精准控制疼痛与镇静。保持患者清醒，行腹部或盆腔动脉造影时令患者屏住呼吸，以减少运动伪影。穿刺前，用利多卡因局部麻醉腹股沟区穿刺点和血管外膜以减少患者疼痛。对于特殊患者或者髂动脉血管成形与支架植入术合并其他手术操作患者，比如股总动脉内膜剥脱术或者股腘动脉旁路术，建议用全身麻醉。

2　手术过程

2.1　切口

手术切口，见图34.13A~B。

2.2　步骤

手术步骤，见图34.14~图34.16。

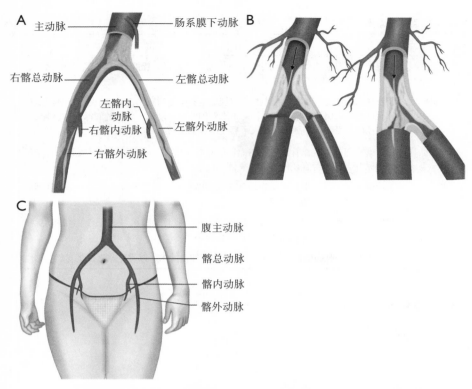

A　主动脉　肠系膜下动脉　B

右髂总动脉　左髂总动脉

左髂内动脉　左髂外动脉

右髂内动脉

右髂外动脉

C　腹主动脉

髂总动脉

髂内动脉

髂外动脉

图34.11　主动脉分为左、右髂总动脉，髂总动脉再分出髂外动脉和髂内动脉
主动脉腔内狭窄，右髂总动脉病变，左髂总病变至髂内动脉起始部。（A）血管；（B）血
管腔内狭窄；（C）腹部、肚脐、腿与主髂动脉的关系。

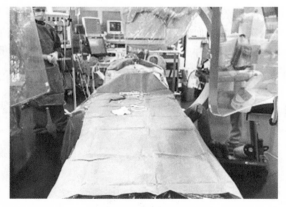

**图34.12　患者在介入室备好双侧腹股沟，拟行血管
腔内治疗**

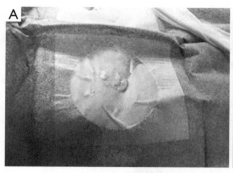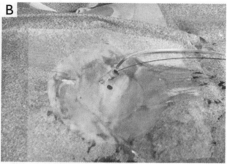

图34.13　A~B：5 Fr鞘置入股总动脉，重叠于股总动脉中下1/3处并延至髂内动脉起始部。静脉注射肝素，使患者的ACT值两倍于基线水平以减少鞘与导丝血栓形成

　　一般而言，髂动脉血管成形术建议运用75 cm长度、5~10 mm直径，能通过5~7 Fr的鞘，并能通过0.035英寸导丝、2~4 cm长度的球囊。

　　完成血管造影。

　　血管造影的最后阶段可能发现新的病变，包括动脉破裂、夹层撕裂，支架移位、支架错位或者需进一步治疗的病变。

2.3　缝合

　　8 Fr以下的鞘，每1 Fr需压迫股动脉3~5 min。如果9 Fr或者更大的，建议直接缝合血管。按压股动脉时，建议患者卧床6 h。另外，可以运用血管缝合器。其可以减少按压的时间，便于患者早期活动，但有1.5%的感染风险。

3　术后

3.1　并发症

　　术后常见并发症包括：①所有住院患者中，肾功能不全患者的（血清肌酐>1.5）术后造影剂肾病是引起急性肾衰竭的第三大最常见原因。②腹股沟穿刺点伤口并发症发生率为1%~3%。最严重的并发症是后腹膜血肿，血肿位置常位于髂外动脉较高位置。③其他常见并发症包括假性动脉瘤、夹层、血管痉挛和血栓形成。

　　术后罕见并发症包括：围术期心脑血管事件；支架感染；动静脉瘘；有症状的远端栓塞；动脉破裂；支架位置错误、移位或栓塞。

3.2　术后结果

　　（1）根据FDA标准，技术成功定义为残余狭窄<30%，或收缩压力差

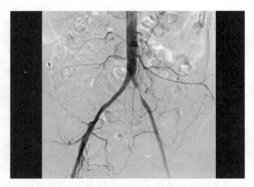

图34.14 将冲洗导管置入肾下腹主动脉水平造影从前后位显示主动脉、主动脉分叉

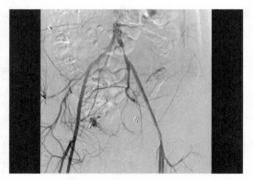

图34.15 右前斜24°行盆腔造影能较好地显示从股总动脉发出的髂内动脉。髂内动脉近端至主髂动脉分叉远端病变位置为支架植入提供了空间

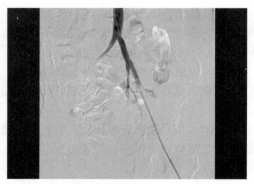

图34.16 植入8 mm直径，37 mm长自膨胀支架。狭窄消失，髂内动脉仍存在。没有假性动脉瘤、夹层或血管破裂

>5 mmHg。

（2）ABI术后增加0.1，Rutherford分级改善1个等级以上，或体格检查发现术后脉搏搏动改善则认为手术成功。

（3）与正常人相比，间歇性跛行患者预期寿命较普通人群短10年。

（4）间歇性跛行患者行血管成形术成功率为96%，1年通畅率为86%和5年通畅率为71%：①严重下肢缺血的患者较间歇性跛行的患者预后差；②初始或选择性髂动脉支架植入术与血管成形术相比疗效好。

（5）内膜增生、血管回缩、动脉粥样硬化进展是导致再狭窄和髂动脉闭塞的主要原因。与非吸烟者相比，吸烟者需再干预的比例更高：Murphy等的研究表明，髂动脉支架植入术的手术成功率为98%，1年一期通畅率为89%，5年通畅率为75%，主要并发症发生率为7%，30 d死亡率为0.5%[2]。

3.3 出院随访

建议在术后1个月、3个月、半年和1年行多普勒超声和ABI/PVRs检查，以后每年1次。因疾病进展或影像学上显示血管内径减少50%以上，收缩期流速呈现双峰，或者ABI降低0.1以上会导致患者症状加重/生存质量降低。此类患者需要行CT或血管造影以便进一步评估和介入治疗。

3.4 专家电子邮箱

邮箱地址：smolocc@ccf.org；milerr@ccf.org；rangell@ccf.org

推荐阅读

（1）Bosch JL，Hunink MG. Meta-analysis of the results of percutaneous transluminal angioplasty and stent placement for aortoiliac occlusive disease[J]. Radiology，1997，204：87-96.

（2）Galaria II，Davies MG. Percutaneous transluminal revascularization for iliac occlusive disease：long-term outcomes in TransAtlantic Inter-Society Consensus A and B lesions[J]. Ann Vasc Surg，2005，19：352-360.

（3）Hirsch AT，Haskal ZJ，Hertzer NR，et al. ACC/AHA 2005 practice guidelines for the management of patients with peripheral arterial disease (lower extremity，renal，mesenteric，and abdominal aortic)：a collaborative report from the American Association for Vascular Surgery/Society for Vascular Surgery，Society for Cardiovascular Angiography and Interventions，Society for Vascular Medicine and Biology，Society of Interventional Radiology and the ACC/AHA Task Force on Practice guidelines (Writing Committee to Develop Guidelines for the Management of Patients With Peripheral Arterial Disease)：endorsed by the American Association of Cardiovascular and Pulmonary Rehabilitation；National Heart，Lung，and Blood Institute；Society for Vascular Nursing；TransAtlantic Inter-Society Consensus；and Vascular Disease Foundation[J]. Circulation. 2006；113(11)：

e463-e654.

（4） Klein WM, Van Der Graaf Y, Seegers J, et al. Long-term cardiovascular morbidity, mortality, and reintervention after endovascular treatment in patients with iliac artery disease: the Dutch iliac stent trial study[J]. Radiology, 2004, 232: 491-498.

（5） Leville CD, Kashyap VS, Clair DG, et al. Endovascular management of iliac arery occlusions: extending treatment to TransAtlantic Inter-Society Consensus class C and D patients[J]. J Vasc Surg, 2006, 43: 32-39.

（6） Rzucidlo EM, Powerll RJ, Zwolak RM, et al. Early results of stent grafting to treat diffuse aortoiliac occlusive disease[J]. J Vasc Surg, 2003, 37: 1175-1180.

（7） Tetteroo E, van der Graaf Y, Bosch JL, et al. Randomised comparison of primary stent placement versus primary angioplasty followed by selective stent placement in patients with iliac artery occlusive disease: Dutch Iliac Stent Trial Study Group[J]. Lacent. 1998: 351(9110): 1153-1159.

参考文献

[1]　Norgren L, Hiatt WR, Dormandy JA, et al. Inter-society consensus for the management of peripheral arterial disease (TASC II) [J]. J Vasc Surg, 2007, 45(Suppl S): S5-S67.

[2]　Murphy TP, Ariaratnam NS, Carney WI Jr, et al. Aortoiliac insufficiency: long-term experience with stent placement for treatment[J]. Radiology, 2004, 231(1): 243-249.

译者：李森
审校：尹黎，刘震杰

测试

问题1. 女性，72岁，因"间歇性跛行100米"就诊。每次休息5 min，待疼痛缓解后才能继续行走。吸烟50年，每天1包。3年前因心肌梗死行冠脉搭桥术。半年前植入心脏裸支架一枚。有憩室炎病史。自述2周前右脚小拇指踢到路边，划了一个小伤口，目前痊愈。下列哪一项处理措施最合理（　　　）

a. 切一小块腿上愈合的地方做组织活检以排除不典型疾病

b. 行下肢CT扫描，因为她的主诉说明有PAD病史，通过CT可以看清血管病变，从而评价目前是TASC分级中的哪一级，从而决定是行开放手术或者腔内治疗

c. 带她至导管室进行诊断性血管造影，因为她的症状较轻，因此她很可能是TASC A或B级病变。因她有外周血管病变，故行血管腔内治疗

d. 体格检查，包括脉搏检查、非侵入性检查，比如ABI/PVR。因她的病史更倾向于外周血管病变，同时你也需要更进一步确认疾病

问题2. 患者再次就诊表示她戒烟并进行锻炼，病情稍有改善。但她的体格检查没有变化。腹主动脉与双下肢CT血管成像显示右主髂动脉分叉处至右髂内动脉近端有80%弥漫性狭窄，髂总动脉伴50%圆形钙化。她的肌酐水平为1.4 mg/dL。该患者为TASC哪一级，行开放手术治疗与血管腔内治疗，哪种治疗措施更佳（　　　）

a. TASC A；开放手术

b. TASC A；腔内治疗

c. TASC B；开放手术

d. TASC B；腔内治疗

问题3. 患者于介入室内植入双侧髂动脉对吻支架。血管造影显示髂动脉处有新发夹层，然而这在刚开始进行盆腔造影时并未见。夹层从右髂总动脉远端开始延续至髂内动脉。下一步该如何治疗（　　　）

 a. 气管插管、全麻、腹膜后切口、转开放手术修补夹层

 b. 植入支架

 c. 髂内动脉栓塞

 d. 不需要进一步急诊介入，随访即可

问题4. 术后患者右下肢足背动脉与胫后动脉可触及搏动。她右下肢的ABI值改善至0.9。术后症状改善明显，去购物的时候腿也不疼，伤口几天内也痊愈了。下列哪一种情况下你会建议患者行诊断性血管造影，甚至介入治疗（　　　）

 a. 术后1年随访期间，患者又开始吸烟，也不进行锻炼。患者没有症状，但因为这是诊断金指标，所以患者想进行血管造影

 b. 因有化脓的、腐臭的液体从右腹股沟流出，伴发热、寒战和夜间盗汗，遂于当地急诊住院

 c. 因右腿夜间静息痛，只有将她的腿悬挂在床边才能缓解疼痛，患者在门诊随访了3年

 d. 以上都是

第三十五章　股腘动脉血管成形术与支架植入术

Steven Satterly, Niten Singh

1　术前准备

1.1　适应证

股腘动脉血管成形与支架植入术的适应证为：运动疗法和/或药物治疗无效；股腘动脉粥样硬化狭窄导致间歇性跛行；尚未完全闭塞的股腘动脉病变；静息痛、组织缺损、肢体坏疽但开放手术风险较高者。

其禁忌证为：解剖条件差；导丝不能通过的闭塞性病变；血管腔内治疗失败；急性缺血性病变/创伤；依从性差的患者。

1.2　循证证据

TASC A和B型病变，建议行腔内治疗：包括单一节段狭窄<10 cm，单一节段闭塞<5 cm；多发病变（狭窄或闭塞）长度<5 cm，单个狭窄或闭塞长度<15 cm且不累及膝下动脉，在胫动脉没有持续的血流情况下，进行外科旁路移植术可改善向肢体远端供血的严重钙化闭塞<5 cm，单纯腘动脉闭塞【C】。

TASC C型病变对于低风险患者建议行开放手术治疗：多段闭塞或闭塞全长>15 cm，两次血管腔内治疗后再发狭窄或闭塞【C】。

TASC D型病变，建议行开放手术：股总动脉或股浅动脉，包括腘动脉在内病变>20 cm的慢性完全闭塞，腘动脉和临近三分叉处的慢性完全闭塞【C】[1-3]。

1.3　手术器械

（1）有DSA的介入室；

（2）5 Fr穿刺套装（图35.1）；

（3）5 Fr 穿刺针；

（4）穿刺导丝；

（5）扩张器；

（6）冲洗导管；

（7）5 Fr鞘（图35.2）；

（8）0.035英寸、180cm软头导丝（J形导丝、Benston导丝）（图35.3）；

（9）冲洗导管、交换导管、超选导管（图35.4A~B）；

（10）亲水性导丝、硬的亲水性导丝（180 cm 和260 cm）（图35.5）；

（11）长鞘（55 cm 和70 cm等）（图35.6）；

（12）自膨式支架（直径5~7 mm、长40~100 cm）（图35.7）；

（13）各种规格的4~7 mm直径的球囊（图35.8）；

（14）压力泵（图35.9）；

（15）肝素化盐水；

（16）造影剂（图35.10）；

（17）射线防护装备，比如铅衣和铅眼镜（图35.11、图35.12）。

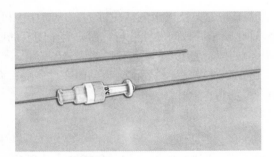

图35.1　穿刺套装（Cook Medical，Bloomington，IN）

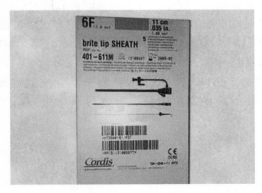

图35.2　5~6 Fr鞘

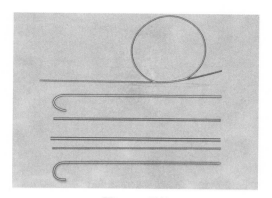

图35.3 导丝

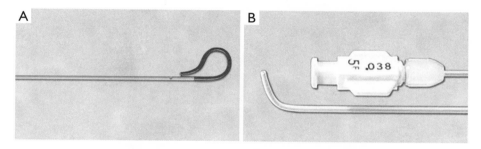

图35.4 导管

（A）造影导管，用于血管造影及进入对侧髂动脉；（B）超选导管，用于下肢血管造影。

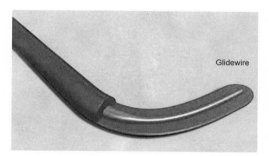

图35.5 亲水性导丝（Guidewire，Terumo，Smerset，NJ）

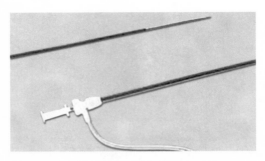

图35.6　进行对侧血管操作的长鞘。一般50 cm或70 cm长的鞘适合于股腘动脉操作

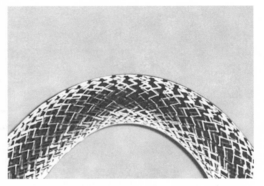

图35.7　镍钛合金支架。股腘动脉支架一般用5~7 mm直径支架

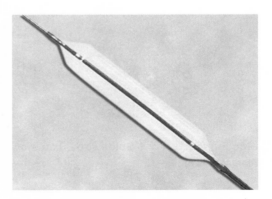

图35.8　血管成形导管—预扩球囊直径为 3 mm，扩张后为7 mm

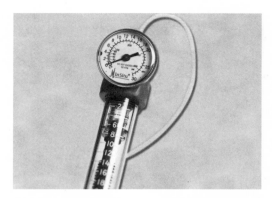

图35.9　扩张器可以控制球囊扩张，可以密切关注
ATM值以避免球囊破裂

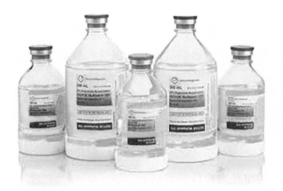

图35.10　稀释造影剂以减少造影剂用量

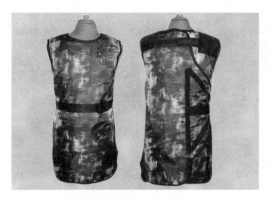

图35.11　保护性铅衣

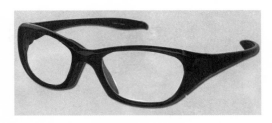

图35.12　铅防护眼镜

1.4　术前准备与风险评估

（1）术前准备

特别是对待间歇性跛行患者，需要进行冠脉风险评估。

对待严重下肢缺血的患者，在尽快完成手术的同时，也要注意心血管风险的规范管理。

术前非侵入性检查：ABI、组织灌注情况（$TcPO_2$）。

血管造影可以清晰地显示远端目标病变血管和股动脉病变（膝上或膝下腘动脉）。

（2）风险评估

术前风险评估见表35.1。

1.5　术前核查

术前核查的步骤和有关项目见表35.2。

表35.1　风险评估

低风险	中等风险	高风险
大部分的患者不会被评价为低风险，因大部分存在相关的冠脉病变	稳定的冠脉病变及伴随的肺部病变	①不稳定心脏病；②不稳定肺部病变；③下肢血管痉挛影响血管显像

表35.2　术前核查

入手术室	手术开始	出手术室
①核对患者并标记患肢；②回顾患者的既往病史与用药史；③回顾患者相关的实验室检查（肌酐、血细胞计数、凝血酶原时间、部分凝血酶原时间和血小板计数）	①核对患者姓名；②拟行手术名称；③确认术前应用抗生素；④确认相关手术设备都已准备齐全；⑤回顾实验室检查与过敏物	①简要回顾手术流程；②明确哪些流程可以改进

1.6　决策流程

决策流程，见图35.13、图35.14。

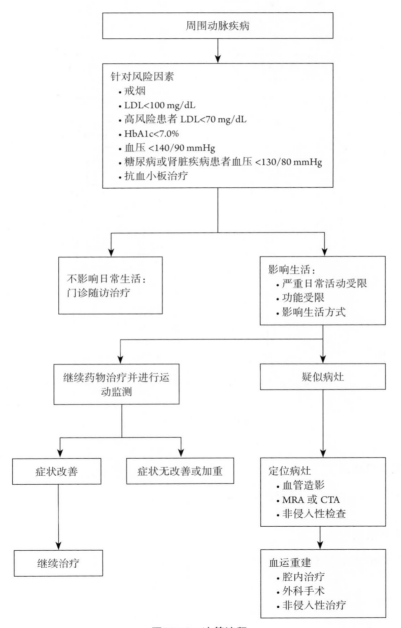

图35.13　决策流程

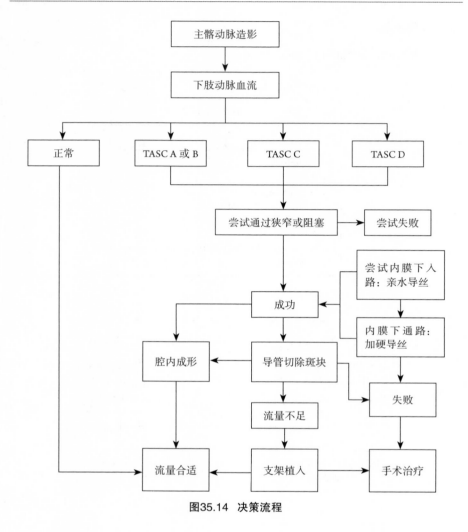

图35.14　决策流程

1.7　要点与难点

该项技术的要点与难点，见表35.3。

1.8　手术解剖

手术解剖，见图35.15。

表35.3 要点与难点

要点与难点	详解
要点	①术前准备时，牢记非侵入性检查信息，并尽量减少造影剂的使用（例如，如果超声或CT示主动脉无病变也不需要治疗，那就不需要行主动脉造影）；
	②将造影剂稀释至一半水平或以上，以便获取合适的影像质量和造影剂负荷；
	③对侧入路植入长鞘可以使手术操作更稳定；
	④将导丝穿过病变部位是手术的关键，如果导丝能够成功通过病变部位，那么大部分的病变可以得到解决；
	⑤对于连续性病变，先进行近端血管成形术；
	⑥先用小球囊将严重钙化病变进行预扩以评价斑块的性质；
	⑦球囊扩张时，可能造成病变部位的可控的血管夹层，这种夹层不一定需要植入支架；
	⑧单段、小的病变行支架植入治疗术后疗效好；
	⑨内膜下平面入路有利于处理慢性全闭塞性病变；
	⑩镍钛合金支架遇热后能够对抗病变部位的挤压，撑开至其正常大小；
	⑪慢性闭塞性病变处有造影剂外溢时，不要急于行开放手术治疗，因为当导丝撤出后，此处很可能还会闭塞
难点	①行动脉造影便于确保正确的手术入路，入路位置过高易导致患者腹膜后血肿，过低易导致假性动脉瘤，在更换较大尺寸的鞘管，以及加大抗凝药物剂量前，如果发生上述情况，将导丝撤出并压迫可以避免并发症的发生；
	②对于严重的慢性闭塞性病变，如果导丝不能穿过病变，则意味着手术失败；
	③过多不必要的血管造影会导致造影剂性肾病；
	④导丝不能重新进入真腔是内膜撕裂的重要因素；
	⑤未仔细阅读设备使用说明可能会导致术后疗效稍差（如支架释放技术）

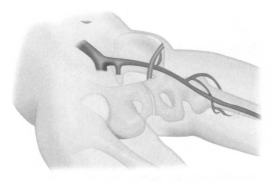

图35.15 手术解剖示意图

股动脉入路——耻骨结节与髂前上棘有助于定位股动脉搏动处。

1.9 体位

患者体位，见图35.16。

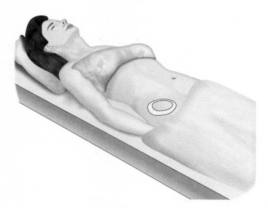

图35.16 体位

患者取仰卧位，腹股区备皮剃毛，用洗必泰或无
菌溶液洗涤。在腹股沟区与同侧腿部铺巾，将腿
部以无菌巾包裹并暴露穿刺部位。

1.10 麻醉

麻醉需要关注的要点有：Mallampati 评分；氧气源；静脉镇静剂和止痛
药；插管套装。

2 手术过程

2.1 入路评估

手术入路，见图35.17。

2.2 步骤

手术步骤，见图35.18~图35.21。

2.3 缝合

手术结束前，根据鞘的大小、血管样硬化病变的程度决定缝合。合理运用
经皮缝合设备、拔鞘及动脉压迫。术后应对双下肢颜色/脉搏进行临床评估并
进行多普勒超声检查。

3　术后

3.1　并发症

术后并发症包括：不适感、血肿/出血、血管破裂或夹层、假性动脉瘤、远端栓塞、支架内血栓、支架断裂、造影剂过敏、造影剂性肾衰竭、再灌注性疼痛、骨筋膜室综合征。

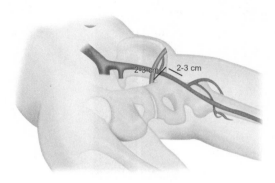

图35.17　股动脉入路
在耻骨联合与髂前上棘连线接近距耻骨联合1/3处下方2~3 cm处能摸到股动脉搏动处，即穿刺点。可以利用透视定位其是否是最合适的穿刺点。将金属物件置于皮肤上，运用透视定位并将其覆盖于股骨头处。通常来讲此处的股动脉是最佳的穿刺点。

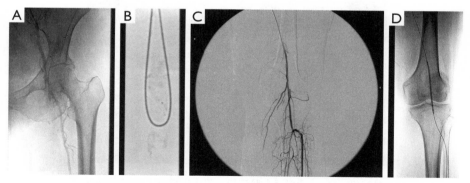

图35.18　选择对侧的髂动脉，并将导丝置入对侧的股动脉。接着，交换造影导管以便于超选或端孔导管置入，并对对侧下肢动脉造影。处理股腘动脉时，全身应用25~75 IU/kg肝素
（A）股浅动脉闭塞；（B）导丝通过动脉内膜下通道越过病变部位；（C）通过血管造影，导管能够再次通过真腔至末端血管；（D）用4 mm的球囊对病变末端进行预扩。

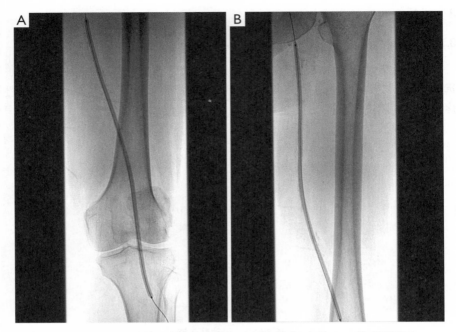

图35.19　完全闭塞的股浅动脉近端（A）和远端（B）被6 mm的球囊扩开

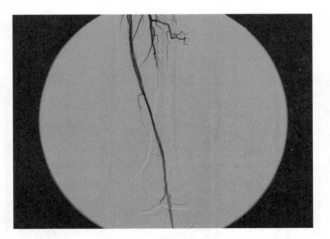

图35.20　血管造影示血管造影结果令人满意，没有导致血流受限的夹层，故无须运用支架

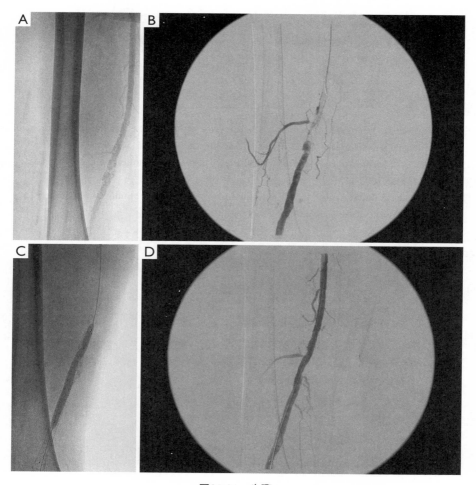

图35.21　步骤

（A）病变部位进行血管成形术与支架植入术（运用之前提到过的手术技术造影）；（B）将导管放在离开口更近的位置，造影示病变位置高并且钙化严重；（C）放置6 mm自膨式镍合金支架，并用6 mm的球囊后扩；（D）再次血管造影显示血管显影良好。

3.2　术后结果

术后结果包括：远端灌注改善、间歇性跛行改善、伤口愈合、ABI改善。

3.3　出院随访

（1）术后短期内行踝肱指数检查（大约术后4周）；

（2）短期内对病变部位行多普勒超声检查，以后每年1次；

（3）运动疗法/随访；

（4）为患者提供最佳的药物治疗；

（5）纠正危险因素。

参考文献

[1]　Norgren L，Hiatt WR，Dormandy JA. Inter-society consensus for the management of peripheral arterial disease (TASC II) [J]. J Vasc Surg，2007，45：S5-S67.

[2]　Hiatt WR. Medical treatment of peripheral arterial disease and claudication[J]. N Engl J Med，2001，344：1608-1621.

[3]　Schneider P. Endovascular Skills：Guidewire and Catheter Skills for Endovascular Surgery [M]. 3rd ed. Informa Healthcare，2008.

译者：李森

审校：尹黎，刘震杰

测试

问题1.关于股腘动脉血管成形与支架植入术的指征下列哪项是对的（　　　　）

  a. 股腘动脉血管成形与支架植入术的指征与开放手术相比相差甚多

  b. 依从性好的患者更适合行血管腔内治疗

  c. 血管腔内治疗的患者不需要纠正风险因素与运动

  d. 药物治疗与运动疗法失败的间歇性跛行患者适合行血管腔内治疗

问题2.关于股动脉入路下列哪项是对的（　　　　）

  a. 最佳的入路在于摸到股动脉搏动处

  b. 超声引导对于入路的选择没有帮助，只会增加穿刺时间

  c. 穿刺点动脉造影可以避免术后并发症

  d. 腹股沟处的皮肤皱褶是股动脉入路的标志

问题3.关于股腘动脉血管成形与支架植入术，下列哪项是对的（　　　　）

  a. 所有的股浅动脉病变都需要行支架植入术

  b. 内膜下入路最难的是进入内膜下平面

  c. 如果需要用自膨式支架，镍钛合金支架是最好的选择

  d. 慢性完全闭塞不可以用血管成形与支架植入术

答案：1.d　2.c　3.c

373

第三十六章　股动脉瘤开放修复术

Robert Molnar, Maria Molnar

1　术前准备

1.1　适应证与禁忌证

股动脉瘤开放修复术的适应证包括以下几种。①有症状的：疼痛；静脉受压梗阻；急性血栓形成导致跛行、动脉栓塞、肢体静息痛或坏疽；破裂（极少危及生命）；②无症状但瘤体直径>2.5 cm；③假性动脉瘤压迫治疗或者超声引导下凝血酶注射治疗失败。

禁忌证：患者手术风险较高，且动脉瘤较小时，可随访观察患者动脉瘤增大速度及症状。

1.2　循证证据

股动脉孤立真性动脉瘤发生率较低，同时有关股动脉瘤自然病程的数据报道较少，在已有的报道中，大多数外科医生选择手术风险低且动脉瘤直径>2.5 cm的患者进行手术。

1.3　手术器械

（1）通常来说，血管外科手术常规器械已足够；

（2）合适尺寸的移植血管（涤纶或者聚四氟乙烯）；

（3）对于近端瘤体在腹股沟韧带水平上方的高手术风险患者，通常选择通过对侧股动脉入路球囊阻断或者使用三通阀行腔内球囊阻断来控制近端流入道而不是开放腹膜后入路阻断近端髂动脉。任何标准的血管成形用的球囊辅以充足的放射影像就能通过对侧入路实现近端流入道控制。

1.4　术前准备与风险评估

（1）术前准备

1）超声、CT或者MRI评估扩张动脉瘤的直径以及真实范围，并优先处理可能累及主动脉、髂动脉、对侧股动脉或者腘动脉的动脉瘤[1-2]。图36.1A显示的是左股总动脉动脉瘤的超声多普勒图像。

2）使用动脉造影、CTA或者MRA评估闭塞性动脉疾病的进程，尤其是对那些存在远端动脉栓塞的患者，需评估是否有充足的流入道及流出道。图36.1B显示的是右股动脉直径5 cm动脉瘤的血管造影图像。

3）血型鉴定和交叉配血，备2个单位的红细胞悬液，以防术中大量失血或者术前贫血。

4）围术期抗生素的使用。

5）基础的动脉多普勒超声。

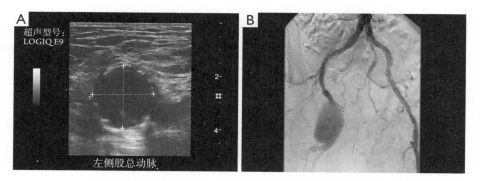

图36.1　左股总动脉动脉瘤的超声多普勒图像和右股动脉直径5 cm动脉瘤的血管造影图像
（A）超声提示股动脉巨大真性动脉瘤；（B）动脉瘤直径5 cm，位于右股动脉（图片来源：Michigan血管中心）

（2）风险评估

1）仔细评估心、肺功能及凝血功能，合理药物治疗以减少相关风险。

2）心脏介入手术相关的股动脉假性动脉瘤，如果术中植入了药物洗脱支架，需要长期抗血小板治疗，但在动脉瘤修补围术期需停用波立维，并且请心内科医生会诊以优化抗血小板方案。

3）对于炎性动脉瘤或者可能感染的动脉瘤，合理使用抗生素抗感染，同时需在手术过程中留样培养。对于怀疑有感染的动脉瘤，需术前描记静脉，术中使用自体静脉修复动脉瘤。如果自体血管不够或者无法取得，可考虑使用冻存的静脉或者动脉。

1.5 术前核查

术前核查遵循世界卫生组织（World Health Organization，WHO）术前核查表，项目包括确认患者身份、正确手术部位、合理的手术知情同意、术中所需的器械及耗材、术前使用的抗生素以及术中难点。

1.6 要点与难点

该项技术的要点与难点，见表36.1。

表36.1 要点与难点

要点与难点	详解
要点	①预留消毒范围，为切口延伸或者术中后腹膜暴露近端控制做好准备； ②对于大的动脉瘤，没有必要完全切除瘤体，这反而容易导致神经及血管的损伤，在移植血管外包裹动脉瘤壁可作为额外的一层保护； ③因经皮穿刺导管置入损伤导致的巨大假性动脉瘤往往伴随着明显的血肿，难以完整切除，为避免破坏瘤体周围组织，可以控制瘤体近远端后直接切开动脉瘤再行穿刺点破口的缝合修补； ④对于医源性的导管相关假性动脉瘤，确保缝合时贯穿全层动脉壁而不是假性动脉瘤的瘤壁，否则会导致假性动脉瘤的复发或者不受控制的出血； ⑤对于医源性的导管相关假性动脉瘤，术中需仔细检查动脉壁四周避免遗漏后壁导致动脉穿刺损伤
难点	①仔细结扎淋巴结及淋巴管避免术后淋巴漏，可以考虑侧边切口，轻轻推开富含淋巴液的皮下组织避免切断淋巴管； ②缝合切口前切除失活的皮下组织及受损的皮肤切缘，避免术后切口愈合并发症的发生

1.7 手术解剖

股总动脉起自髂前上棘与耻骨联合连线中点处，在腹股沟韧带下方走行一段距离后（通常大约4 cm）分出股浅动脉及股深动脉。

1.8 体位

患者取仰卧位，留置导尿管，上臂根据手术医生或者麻醉医生的偏好或是外展置于手板架上或是平放塞进束臂带里。消毒范围上至肋缘、外侧至髂嵴、内至耻骨联合、远端至膝盖水平。

1.9 麻醉

全身麻醉或是脊髓麻醉是比较适合的。但是对于高麻醉风险的患者，可以选择镇静配合局部麻醉区域阻滞。

2　手术过程

2.1　切口

　　股总动脉可以沿着动脉走行做纵切口也可以做由外向内的斜切口。对于肥胖患者，消毒前可以用胶带将腹壁向上腹部固定。做斜切口时可以沿着腹股沟韧带逐层分离，游离腹股沟韧带，方便暴露近心端股总动脉及远心端的髂外动脉。或者做纵切口时如果需要更多近端股总动脉的暴露，也可以选择离断腹股沟韧带，关闭切口时再缝合离断的韧带。图36.2A是6 cm假性动脉瘤开放修补的术前标记，图36.2B显示的是沿着腹股沟韧带设计的斜切口标记以便于术中暴露及更高的近端控制。

2.2　步骤，见图36.3~图36.4

　　步骤一：游离瘤体近端动脉，将血管提拉带绕于瘤体上方正常直径动脉（图36.4A）；

　　步骤二：游离动脉瘤远端股浅、股深动脉以便控制（图36.4B），侧支动脉的控制可以用血管提拉带也可以用动脉夹；

　　步骤三：瘤体近远端控制达成后，根据主刀医生偏好选择肝素或者其他药物抗凝；

　　步骤四：用动脉夹或者血管提拉带阻断瘤体近远端动脉血流，然后纵行切开瘤腔（图36.4C）；

　　①对于Ⅰ型动脉瘤（仅累及股总动脉），游离瘤体近远端瘤颈备用，选择对应的待修复动脉直径的移植血管，用标准的血管技术将移植血管间置移植到动脉瘤体内（图36.3A~B）。动脉瘤的瘤壁可包裹在移植血管外面，类似于主动脉瘤修复，连续或者间断缝合瘤壁作为移植血管的一层保护。

　　②对于Ⅱ型动脉瘤（累及股总动脉及股深动脉），可以用移植血管桥接股总和股深动脉，再将股浅动脉直接端侧吻合到移植血管的侧面上，或者用第2根移植血管行股浅动脉和第1根移植血管的端侧桥接。可以根据解剖特点及主刀医生偏好选择合适的组合方式（图36.3C~G）。

　　③在医源性的假性动脉瘤中，我们通常可以在动脉瘤体的基底部发现动脉壁的缺损部位，简单的缝合就可以修复封闭缺口。直接缝合修补务必确保贯穿全层缝合（图36.4D~E）。根据操作的难易程度，手术医生可选择完整切除或者部分切除假性动脉瘤的瘤腔（图36.4F）。

　　④对于感染或者可疑感染的动脉瘤，需选择自体静脉作为移植血管，伴

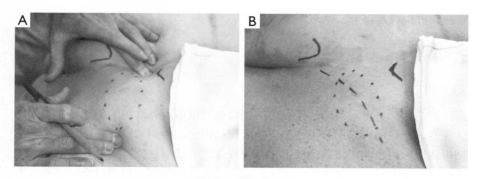

图36.2　切口标记

（A）6 cm假性动脉瘤开放修补的术前标记；（B）沿着腹股沟韧带设计的斜切口标记以便于术中暴露及更高的近端控制。

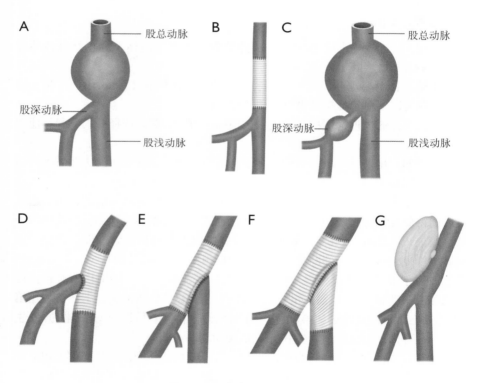

图36.3　手术步骤——示意图

（A）Ⅰ型股动脉瘤；（B）Ⅰ型修补；（C）Ⅱ型动脉瘤，累及股深动脉；（D）Ⅱ型股动脉瘤修补；（E）Ⅱ型股动脉瘤修补；（F）Ⅱ型股总动脉瘤修补；（G）医源性动脉损伤导致假性动脉瘤。

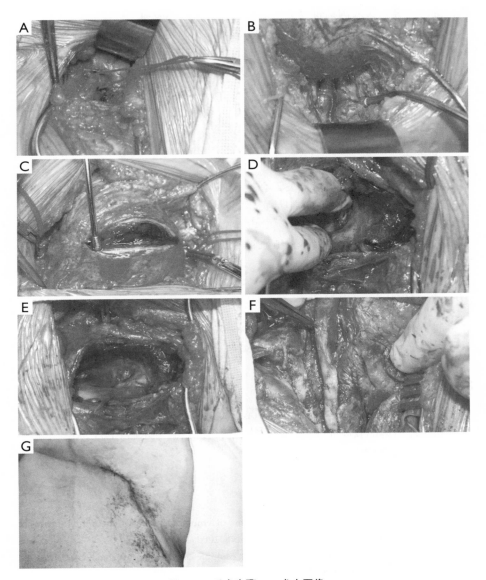

图36.4　手术步骤——术中图像

（A）血管阻断带于股总动脉上环绕；（B）血管阻断带于股浅动脉6 cm假性动脉瘤下方环
绕；（C）进入管腔前近端、远端控制阻断；（D）术中图片：股浅动脉动脉壁破损导致
6 cm假性动脉瘤；（E）三根相同的缝线水平缝合一个导管导致的动脉壁损伤；（F）切除动
脉瘤瘤壁后缝合修补动脉瘤；（G）逐层缝合腹股沟切口。

或不伴缝匠肌皮瓣的覆盖。将缝匠肌从髂前上棘连接点上离断，沿着外侧缘游离，翻转后缝入腹股沟韧带以提供血管化肌瓣覆盖修复处[3]。

⑤修复完成后，应仔细检查切口，适当结扎以防淋巴漏。任何坏死、失活或者血供差的组织都应切除，包括受损的切缘皮肤。逐层缝合切口，以手术医生偏好的方式缝合皮肤，需注意避免皮肤切缘张力过高（图36.3G）。

⑥如果放置引流管，需从另外的切口穿出并以缝线固定。

3 术后

3.1 并发症

术后常见的并发症包括：关于心脏方面，合理的术前评估及心脏相关风险因素的处理如围术期血压的控制是必要的；淋巴漏和淋巴囊肿；皮肤坏死或切口裂开；感染；出血。

术后少见的并发症包括：移植血管的血栓形成、栓塞、神经损伤、静脉血栓形成。

3.2 术后结果

通常效果较好。围术期死亡率为0%~4%，受合并症影响较大[4-5]。人工血管和大隐静脉移植血管的5年通畅率为80%[5]。

3.3 出院随访

术后肢体远端血供和切口愈合情况需每天评估，直至出院。出院后7~10 d门诊随访评估远端肢体灌注情况，拆线或者拆除皮钉。术后1个月、6个月随后每年超声评估及ABI检查，监测修复效果。

参考文献

[1] Diwan A, Sarkar R, Stanley JC, et al. Incidence of femoral and popliteal aneurysms in patients with abdominal aortic aneurysms[J]. J Vasc Surg, 2000, 31: 863-869.

[2] Dent TL, Lindenauer SM, Ernst CB, et al. Multiple arteriosclerotic arterial aneurysms[J]. Arch Surg, 1972, 105: 338-344.

[3] Reddy DJ, Smith RF, Elliott JP, et al. Infected femoral artery false aneurysms in drug addicts: evolution of selective vascular reconstruction[J]. J Vasc Surg, 1986, 3: 718-724.

[4] Graham LM, Zelenock GB, Whitehouse WM Jr, et al. Clinical significance of arteriosclerotic femoral artery aneurysms[J]. Arch Surg, 1980, 115: 502-507.

[5] Sapienza P, Mingoli A, Feldhaus RJ, et al. Femoral artery aneurysms: long-term follow-up and results of surgical treatment[J]. Cardiovasc Surg, 1996, 4: 181-184.

[6]　Cutler BS，Darling RC. Surgical management of arteriosclerotic femoral aneurysms[J]. Surgery，1973，74：764-773.

译者：张丽斌
审校：尹黎，刘震杰

第三十七章　腘动脉瘤开放修复术

Giye Choe

1　术前准备

1.1　适应证

腘动脉瘤开放修复术的适应证包括：①有症状的腘动脉瘤（血栓形成、疼痛、远端栓塞、缺血症状等）；②瘤体>2 cm[1]；③对于不能耐受开放手术的患者，可考虑行介入治疗，但相对于开放手术，介入治疗常需要经过多次治疗[2-3]。

腘动脉瘤开放修复术的禁忌证为无法耐受全身麻醉。

1.2　循证证据

由于存在肢体严重缺血甚至截肢的风险，因此需要对有症状及瘤体>2 cm腘动脉瘤进行外科治疗[4-5]。

开放手术治疗腘动脉瘤的远期通畅率相当好，一期通畅率为66%~69%，二期通畅率为83.6%~87%，肢体救治率为86.7%~87%[5-6]。

无症状的动脉瘤患者预后较有症状的患者预后更好[5-6]，远端动脉搏动消失的患者预后相对较差。

在2013年的统计中，介入治疗虽然与开放治疗的远期通畅率相当[7]，但是有较高比例的患者需在短期内再干预[2-3]，因而腘动脉瘤的标准治疗方案仍然是选择开放手术。

1.3　材料准备

获取桥血管：以取大隐静脉或小隐静脉作为搭桥血管为例，需准备10号刀片、电凝止血器、自动牵开器、尖头组织剪、3-0及4-0丝线、罂粟碱盐溶液、蚊式血管钳、镊子、动脉夹。术前对静脉行超声定位。

血管搭桥：10号及11号刀片、电凝止血器、爱迪生镊、两把以上的自动牵开器、两个以上的血管阻断环、胶带、各种尺寸的直角夹、组织剪、血管剪、各种尺寸的血管夹、6-0聚丙烯缝线、3-0 Vicryl 线、持针器、无损伤镊、显微持针器、皮肤缝合包、超声设备。若不使用静脉作为搭桥血管，也可以选择合适尺寸的PTFE或涤纶材料的人工血管。

1.4　术前准备与风险评估

（1）标准的血管手术前风险评估内容必须包括与全身麻醉相关的心血管风险评估。

（2）检查身体其他部位，特别是对腹主动脉和对侧肢体的评估。

（3）术前对作为搭桥血管的大隐静脉或者小隐静脉的情况进行评估。

1.5　术前核查

手术核查：核对手术部位、手术入路、手术方式以及患者体位。

麻醉核查：标准的麻醉安全核查应包括气道管理以及备血。

护理核查：术前核查手术器械是否完备，备皮及消毒范围应包括整条肢体，理想状态下应包含足部。

1.6　决策流程

手术方式的选择：如果动脉瘤范围超出腘窝，并进入内收肌管或延伸至腓肠肌，可选择股腘间或股胫间搭桥。

血管移植物的选择：应在术前评估静脉情况。在腘窝这种活动度大的部位，自体静脉移植往往比人工血管移植的效果更好。如果静脉条件不适合作为移植物，则可选择与患者正常动脉直径相匹配的人工血管。

是否切除动脉瘤：如果动脉瘤与周围组织粘连紧密，在切除动脉瘤时不能避免损伤周围组织，则不必切除瘤体，残留组织可包绕并保护移植血管（图37.1）。

1.7　要点与难点

该项技术的要点与难点，见表37.1。

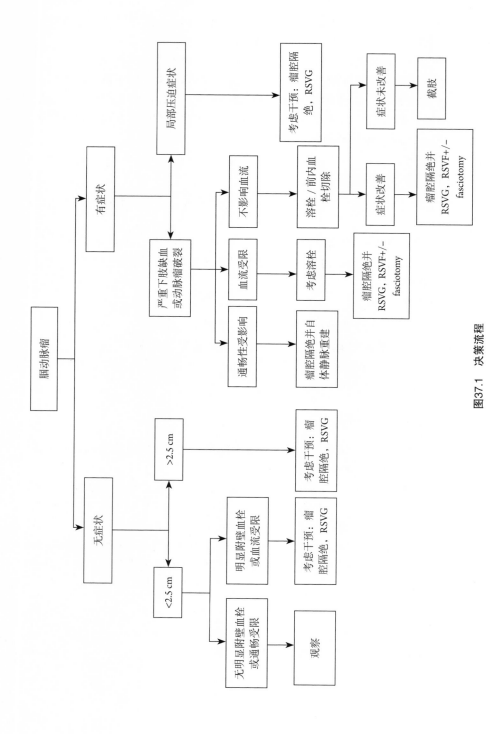

图37.1 决策流程

表37.1　要点与难点

要点与难点	详解
要点	①错误估计动脉瘤长度，以及选择错误的手术入路均会增加手术难度； ②如果腘动脉瘤的瘤壁与周围组织紧密粘连，术中可像腹主动脉瘤手术一样，保留部分瘤壁
难点	在分离时注意避免损伤胫神经和腓总神经

1.8　手术解剖

手术取"S"形切口，充分解剖腘窝并暴露以下结构：与腘动脉、腘静脉相关的腓肠肌的两头、半膜肌、半腱肌、股二头肌、胫神经和腓总神经（图37.2）。

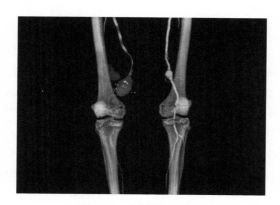

图37.2　手术解剖示意图

1.9　体位

后方入路时采用俯卧位，所有压力集中在健侧肢体；内侧入路时可采用仰卧位。

1.10　麻醉

除关注患者既往全身健康状况及俯卧位的气道管理外，无其他特殊的麻醉难点。

2　手术过程

内侧入路适用于股腘动脉或股胫动脉间搭桥（图37.3B）。在此主要详细

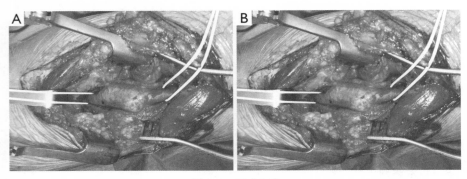

图37.3　手术入路

后入路（A）和内侧入路（B）。

阐述后侧入路的手术方法（图37.3A）。大隐静脉的获取与其他手术中使用的方法一致，在此不再赘述。此外需注意，在俯卧位很容易触及大隐静脉。

2.1　切口

在腓肠肌内侧头区域做"S"形切口，穿过腘窝并延伸至小隐静脉。切口一直到动脉瘤表面，在术区放置自动牵开器并暴露手术视野。术中注意避免损伤腓总神经和胫神经。

2.2　**步骤**

（1）通过触诊确定动脉瘤的近端，然后解剖动脉瘤近端并放置血管阻断环。

（2）暴露动脉瘤表面：若不切除动脉瘤瘤体，则无须分离动脉瘤深部。

（3）暴露动脉瘤的远端直至正常动脉，在动脉瘤远端放置血管阻断环。

（4）静脉注射肝素（常用剂量为5 000 IU）。

（5）在动脉瘤近端和远端分别放置血管钳，理想状况是在正常健康组织形成一个袖口样结构，便于进行血管吻合。

（6）用11号手术刀和血管剪切除动脉瘤。缝合动脉瘤壁内侧，阻断膝状动脉的分支血供。缝合通常采用"8"字缝合法。

（7）用6-0聚丙烯缝线"端端"吻合近端血管。然后松开近端的血管钳检查是否漏血，同时充盈血管避免形成空气栓塞。搭桥血管上的血管夹可以适当移动以达到利于吻合的长度。

（8）相同的手法"端端"吻合远端血管，注意避免张力过大或者扭曲。

（9）松开远端血管夹，并注意观察有无漏血。

（10）用多普勒探头检查远端脉搏情况（图37.4）。

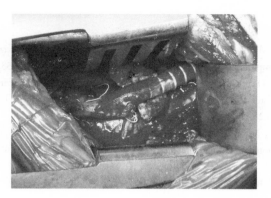

图37.4　手术步骤

2.3　缝合

通常用2-0或者3-0的缝线，用单纯间断缝合法缝合深筋膜。用单纯间断缝合或者连续缝合法缝合皮下组织和皮肤。

3　术后

3.1　并发症

术后并发症包括：移植血管闭塞，早期和晚期均可发生；手术切口感染；血肿形成；动脉瘤深部血供控制不佳引起的动脉瘤持续增大（类似于2型内漏）；截肢；死亡[6,8]。

3.2　术后结果

一期和二期通畅率分别为66%和85%。无症状的动脉瘤患者预后较有症状的患者预后更好，患肢远端动脉搏动消失的患者预后也相对较差。择期手术患者预后相对较差。同时，大隐静脉的通畅率较人工血管更高。

3.3　出院随访

出院随访的原则如下：①术后首次随访时测量动脉超声和踝肱指数（ABIs）；②后期随访由外科医生自行判断，通常术后最初的6~12个月内每3个月随访1次，随后每年随访1次，随访内容包括超声和ABIs。

3.4　专家电子邮箱

邮箱地址：choeg@ohsu.edu

参考文献

[1]   Cross JE, Galland RB, Hingorani A, et al. Nonoperative versus surgical management of small (less than 3 cm), asymptomatic popliteal artery aneurysms[J]. J Vasc Surg, 2011, 53: 1145-1148.

[2]   Galiñanes EL, Dombrovskiy VY, Graham AM, et al. Endovascular versus open repair of popliteal artery aneurysms: outcomes in the US medicare population[J]. Vasc Endovascular Surg, 2013, 47: 267-273.

[3]   Lovegrove RE, Javid M, Magee TR, et al. Endovascular and open approaches to non-thrombosed popliteal aneurysm repair: a meta-analysis[J]. Eur J Vasc Endovasc Surg, 2008, 36(1): 96-100.

[4]   Dawson I, Sie RB, van Bockel JH. Atherosclerotic popliteal aneurysm[J]. Br J Surg, 1997, 84: 293-299.

[5]   Mahmood A, Salaman R, Sintler M, et al. Surgery of popliteal artery aneurysms: a 12-year experience[J]. J Vasc Surg, 2003, 37(3): 586-593.

[6]   Pulli R, Dorigo W, Troisi N, et al. Surgical management of popliteal artery aneurysms: which factors affect outcomes? [J]. J Vasc Surg, 2006, 43(3): 481-487.

[7]   Antonello M, Frigatti P, Battocchio P, et al. Open repair versus endovascular treatment for asymptomatic popliteal artery aneurysm: results of a prospective randomized study[J]. J Vasc Surg, 2005, 42(2): 185-193.

[8]   Dawson I, van Bockel JH, Brand R, Terpstra JL. Popliteal artery aneurysms. Long-term follow-up of aneurysmal disease and results of surgical treatment[J]. J Vasc Surg, 1991, 13(3): 398-407.

译者：余凯琳
审校：尹黎，刘震杰

测试

问题1. 在大样本的单中心及多中心回顾性研究中，对腘动脉瘤治疗正确的是
（   ）

    a. 对绝大多数患者使用后侧入路

    b. 血管内治疗与搭桥手术的效果相当

    c. 用人工材料搭桥的效果优于自体静脉搭桥

    d. 介入治疗的截肢率更高

    e. 介入治疗是急性肢体缺血的禁忌证

问题2. 腘动脉瘤（   ）

    a. 是最常见的外周动脉瘤

    b. 在不到半数的患者中为单发

    c. 近50%为双侧发病

    d. 体检无法发现

    e. 很少导致急性肢体缺血

答案：

1. b   2. c

第三十八章　腘动脉瘤腔内修复术

James R Ballard, Erica Mitchell

1　术前准备

1.1　适应证

腘动脉瘤（图38.1）修复（腔内）的适应证包括：①腘动脉瘤>2 cm；②由于医学并发症和/或无合适的开放重建入路而行开放修复术具有高危风险的患者。

腘动脉瘤修复（腔内）的禁忌证包括：①患者术后无法服用抗血小板药物；②无法建立血管通路进行腔内修复；③动脉瘤延伸至距离胫腓干<1 cm；④动脉瘤引起占位效应；⑤腘动脉闭塞。

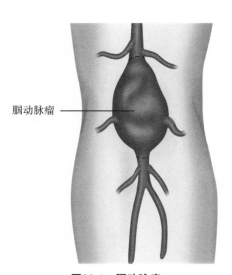

腘动脉瘤——

图38.1　腘动脉瘤

1.2　循证证据

　　胭动脉瘤腔内修复是开放性动脉瘤修复的一种替代方法，可减少失血，加速恢复和缩短住院时间[1]。在开放和腔内修复中保肢率是相似的[2-5]。

1.3　手术器械

　　（1）腔内治疗单元或可造影的手术室（固定或移动式C臂机）（图38.2A）；

　　（2）用于辅助建立入路的多普勒超声（图38.2B）；

　　（3）入路：微穿刺工具，7~12 Fr的动脉鞘（取决于使用的支架大小）（图38.2C）；

　　（4）导丝：0.035英寸穿刺导丝（微穿刺导丝0.018英寸，Benson，J导丝）、超滑导丝、Storq 导丝，工作长度将取决于经顺行或对侧动脉入路；

　　（5）冲洗导管、导引导管（Kumpe）；

　　（6）支架型血管：覆膜支架（Viabahn，WL Gore and Associates，Inc，Scottsdale，Flagstaff，AZ）（图38.2D）；

　　（7）血管成形球囊；

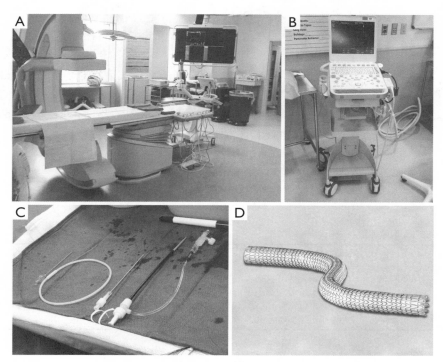

图38.2　可选择材料

（A）血管造影单元；（B）多普勒超声；（C）微穿刺工具；（D）Viabahn 支架型血管。

（8）可选择材料：造影剂注射器、球囊扩张器。

1.4　术前准备与风险评估

术前准备包括以下内容（图38.3A~B）：

（1）血管评估：踝肱指数（ABI），下肢动脉超声；

（2）术前CTA或MRA评估流出道，或术前动脉造影；

（3）根据术前影像测量和选择支架，测量入路血管；

（4）检查所有必要的支架和/或鞘/导管/导丝在术中可用。

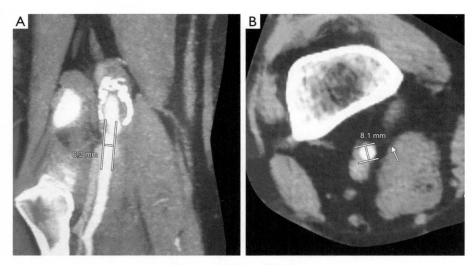

图38.3　下肢流出道的CTA

术前风险评估，见表38.1。

表38.1　风险评估

低、中风险	高风险
无高风险因素	①年龄＞80岁； ②严重的心功能不全：a.左心室射血分数＜25%，b.NYHA分级Ⅲ或Ⅳ心衰，c.心绞痛，d.心肌缺血的心脏负荷试验阳性，d.严重的肾功能不全（肌酐＞3.0 mg/dL）或需定期透析

1.5 术前核查

术前核查的步骤和有关项目，见表38.2。

表38.2 术前核查

入手术室	手术开始	出手术室
①确认患者身份、知情同意书、部位，和即将进行的手术；②手术部位标记可见；③麻醉设备和药品检查完成；④确认过敏史；⑤困难气道／误吸风险；⑥失血量＞500 mL 的风险	①确认所有团队成员在场并介绍自己的姓名和角色；②确认患者姓名、手术部位和手术方式；③预计关键步骤；④确认划皮前 60 min 内已给予术前预防性抗生素；⑤确认所有需要的设备在场；⑥显示必要的影像	①记录的手术名称；②器械、纱布和针的数量正确；③手术标本已进行标记；④明确已发现的设备问题；⑤明确患者恢复的问题；⑥术晨口服 300 mg 氯吡格雷或先前开始每日75 mg 氯吡格雷；⑦术前和术中的血压管理

1.6 要点与难点

该项技术的要点与难点，见表38.3。

表38.3 要点与难点

要点与难点	详解
要点	①涉及胫腓干或胫前动脉起源的异常解剖需要在支架植入前明确，尤其是胫动脉流出道受限的患者；②开放的顺行入路以避免病变动脉经皮闭合
难点	①对陡峭的主动脉分叉或有主动脉手术史的患者避免对侧入路；②在股总或股浅动脉严重病变时避免经皮入路

1.7 体位

患者采取仰卧体位，若在手术室，确保手术室台面与DSA相兼容。

1.8 麻醉

麻醉监测；镇静下的局部麻醉；在特定情况下全身麻醉。

2 手术过程

2.1 切口

腘动脉的手术解剖见图38.4。
①穿刺同侧股浅动脉；②使用微穿刺套件经皮穿刺进入同侧股浅动脉或对

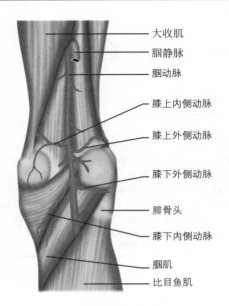

大收肌

腘静脉

腘动脉

膝上内侧动脉

膝上外侧动脉

膝下外侧动脉

腓骨头

膝下内侧动脉

腘肌

比目鱼肌

图38.4　腘动脉的手术解剖示意图

侧股总动脉；③置入血管鞘。

2.2　步骤

（1）进行股浅动脉（SFA）/腘动脉动脉造影：明确植入支架尺寸；测量要植入支架的长度。

（2）导丝穿过动脉瘤，初次尝试使用引导导丝或软头导丝开通通路，有时需要导管。

（3）放置工作导丝通过病损区域。

（4）通过导丝和鞘放置支架，造影观察支架是否放置到位。

（5）释放支架，支架尺寸应该和血管直径相符，支架直径>血管直径的10%会导致支架内折或皱褶，形成Ⅰ型内漏。

（6）球囊扩张成形术后再行造影观察。

（7）完成后造影观察血流情况（图38.5A~E）。

2.3　缝合

开放入路：用5-0或6-0聚丙烯缝合线间断缝合股总动脉或股浅动脉（横）切口；切口3层组织逐层缝合，2层用可吸收线，皮下组织可用胶水粘合。

经皮穿刺入路：可选择血管封合器闭合；可手动压迫。

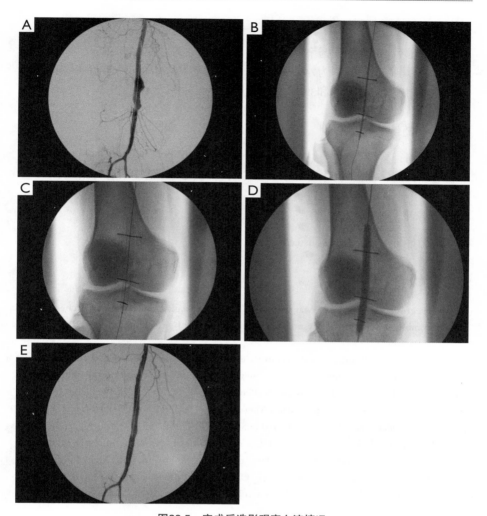

图38.5 完成后造影观察血流情况
（A）导丝到位后造影观察；（B）支架到位；（C）支架释放；（D）球囊扩张支架贴合血管壁。

3 术后

3.1 并发症

术后最常见并发症包括：穿刺点出血或血肿；切口皮肤周围麻木或感觉异常。

术后少见并发症包括：早期支架血栓形成引起肢体缺血；下肢栓塞或缺血。

3.2　术后结果

　　介入术后血管1年通畅率差异较大，文献统计为47%~93%。介入术后1年和3年血管平均通畅率分别为74%和87%，与开放手术87%和86%的通畅率相当。1年和3年截肢率分别为2%和3%，与择期开放手术的7%与4%相当。

3.3　出院随访

　　出院前行多普勒超声检查评估内漏情况与血管瘤大小；1年内每3个月行多普勒超声检查，往后每6个月1次；每6个月行1次X线评估支架有无断裂。

3.4　专家电子邮箱

　　邮箱地址：mitcheer@ohsu.edu

参考文献

[1]　Lovegrove RE，Javid M，Magee TR，et al. Endovascular and open approaches to non-thrombosed popliteal aneurysm repair: a meta-analysis[J]. Eur J Vasc Endovasc Surg，2008，36：96-100.

[2]　Antonello M，Frigatti P，Battocchio P，et al. Open repair versus endovascular treatment for asymptomatic popliteal artery aneurysm repair: are the results comparable to open surgery?[J]. Eur J Vasc Endovasc Surg，2006，32：149-154.

[3]　Liem T K，Landry G J. Endovascular Management of Popliteal Aneurysms-ScienceDirect[J]. Endovascular Surgery (Fourth Ed)，2011：529-534.

[4]　Pulli R，Dorigo W，Fargion A，et al. Comparison of early and midterm results of open and endovascular treatment of popliteal artery aneurysms[J]. Ann Vasc Surg，2012，26：809-818.

[5]　Tsilimparis N，Dayama A，Ricotta JL. Open and endovascular repair of popliteal artery aneurysms: tabular review of the literature[J]. Ann Vasc Surg，2013，27(2)：259-265.

　　译者：章乃鼎
　　审校：尹黎，刘震杰

第三十九章　股腘动脉旁路术

Tina Chen, Peter Henke

1　术前准备

1.1　适应证

股腘动脉旁路术的适应证为：股浅动脉粥样硬化闭塞所导致的间歇性跛行；严重下肢缺血伴静息痛或组织缺损。

1.2　循证证据

最新的Cochrane综述探讨了两项临床研究：将膝上静脉倒转后搭桥与人工合成材料搭桥术后的临床疗效进行比较。两项研究都表明静脉桥5年一期通畅率高于合成材料。目前还没有别的研究直接比较静脉与其他移植物的通畅率。

一项为期10年的单中心经验性研究回顾了235例大隐静脉桥作为移植物行膝上或膝下搭桥，并阐述了3年一期通畅率为87%±4%和5年通畅率为81%±6%。与同中心中将PTFE材料作为桥血管相比，PTFE桥的总体失败率是大隐静脉的3或4倍。

1.3　手术器械

手术器械，见图39.1~图39.4。

1.4　术前准备与风险评估

术前需要进行以下准备：腹部/盆腔与下肢CT；下肢血管造影；描绘与测量大隐静脉。

术前风险评估，见表39.1。

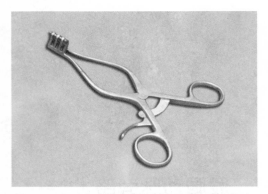

图39.1　自动牵开器，暴露股浅动脉和大隐静脉

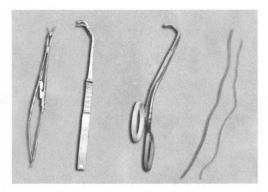

图39.2　血管夹、血管钳、血管阻断带，减少分离暴露过程中的出血

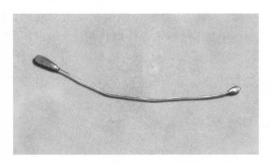

图39.3　隧道器，用于建立桥血管通路

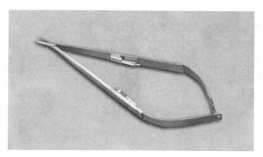

图39.4　弹簧持针器

表39.1 风险评估			
风险因素			得分
基于PREVENT Ⅲ（通过转染制造体外静脉移植物组织工程）术前风险因子来预测术后不需要截肢患者的生存率		透析	4分
		组织缺损	3分
		年龄≥75	2分
		血细胞比容≤30	2分
		冠心病	1分
低风险			≤3分
中风险			4~7分
高风险			≥8分

1.5　术前核查

　　术前，服用倍他乐克、阿司匹林和他汀类药以减少心脏风险；影像学检查以评估目标血管的流入道与流出道；运用超声描绘大隐静脉，并做好标记；记录踝臂指数脉搏；如为高风险患者，应进行心脏评估包括负荷测试与颈动脉多普勒超声；运用抗生素预防感染，如第一代头孢，对于青霉素过敏的患者用万古霉素；手术区域备皮；用洗必泰消毒。

1.6　决策流程

　　决策流程，见图39.5。

1.7　要点与难点

　　该项技术的要点与难点，见表39.2。

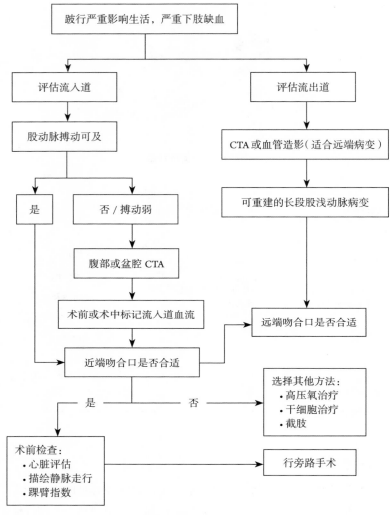

图39.5　决策流程

1.8　手术解剖

手术解剖，见图39.6、图39.7、图39.9、图39.10。

1.9　体位

患者体位，见图39.6。

表39.2　要点与难点

要点与难点	详解
要点	①其他可用的桥血管也应充分评估，以防意外事件发生：如血管病变超出意料、吻合口近端有斑块或静脉桥质量差、长度不够； ②流入道与流出道对于旁路移植物的远期通畅率起重要作用。术前与术中评估合适的流入道与流出道对于远期通畅率很重要； ③术中比较血管移植物内压力与桡动脉压力，从而选择合适的流入道吻合口。静息状态下压力差 >10 mmHg 对于血流动力学稳定具有重要意义； ④如果术前担心同侧静脉血管的质量，建议将双下肢准备，以便获取对侧静脉； ⑤术前将膝外展 30°。当进行膝上血管旁路移植术时，小腿近端垫一块布巾以便于评估与暴露。当进行膝下血管旁路移植术时，大腿末端垫一块布巾以便于评估与暴露
难点	①不要过度拉伸静脉，以免血管内皮损伤； ②尽量避免选择严重钙化的远端吻合口； ③于隧道表面用美蓝标记血管走向，避免将血管置于弯曲皮下隧道中（不要用同样颜色的笔进行皮肤标记）

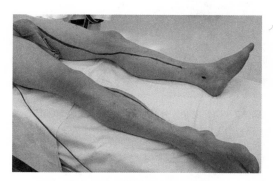

图39.6　标记大隐静脉全长（没有皮桥）
双腿都进行标记，并摆好体位，以便获取。

1.10　麻醉

全麻与硬膜外麻醉。

建立动脉通路便于采血，定时监测术中ACTs值（活化凝血酶时间）。

将血压维持在100~160 mmHg；心率维持在60~100 bpm。

2 手术过程

2.1 切口

手术切口，见图39.6。

2.2 步骤

手术步骤，见图39.7~图39.12。

（1）向后牵拉缝匠肌，向前牵拉股内侧肌以暴露腘动脉膝上至大腿末端中下1/3水平。进一步分离内收肌裂孔腱可以更好地暴露内收肌裂孔。必须要保护好膝关节血管网与股神经大隐静脉分支。

（2）向后牵拉腓肠肌内侧头可以正中暴露膝下腘动脉（图中未描述）。因为腘静脉位在腘动脉表面，可以应用血管牵拉带将腘动脉暴露在视野中。

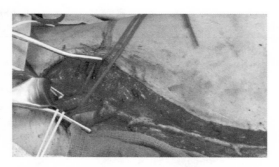

图39.7 切开皮肤，分离股动脉、股浅动脉和股深动脉
分离以上动脉及其主要分支并用血管夹夹住。

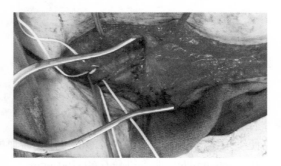

图39.8 分离并离断大隐静脉与股动脉交界区
用聚丙烯线连续缝合股动脉残端。

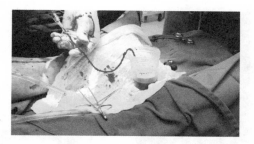

图39.9　分离大隐静脉，并用丝线结扎大隐静脉分支

用肝素化血和罂粟碱混合液分段扩张静脉。将静脉结扎在钝头的注射器上，将混合液注入静脉，并用手指捏住静脉远端。按此手法扩张静脉。

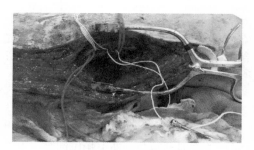

图39.10　解剖远端血管

内侧入路对于膝上、膝下腘动脉的暴露是最常见的入路。向下分离取大隐静脉的切口，便能暴露目标血管。

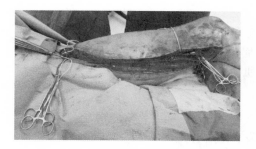

图39.11　将静脉移植物置于皮下隧道

膝上腘动脉正中入路时，将移植物置于缝匠肌下，以达到自然的解剖位置。同时，缝合在膝下的腘动脉的移植物也可置于缝匠肌下（图中未描述）；然后继续将静脉移植物置于膝盖后方，即股骨髁与暴露的腘动脉节段后方。

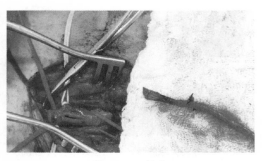

图39.12　缝合

钳夹动脉以前，全身给予肝素，使ACTs>250 s。血管远端与近端的吻合，目标血管都可以运用血管环或血管夹夹闭。用11号刀片切开没有斑块的动脉节段并用Potts剪刀延长切口至与静脉移植物切口匹配。将静脉移植物剪成斜切口吻合至目标血管。将静脉反方向后缝合，以避免因静脉瓣的原因而阻塞血流。用5-0或6-0的聚丙烯线从血管根部至头部连续缝合血管。降落伞技术也同样适合。缝合完成后，用多普勒超声检查吻合口，下肢远端的血流信号。

2.3　缝合

缝合腹股沟区，需要缝合股动脉鞘、斯卡帕氏筋膜、皮下组织和皮肤。缝合膝下小腿时不需要缝合筋膜，以减少骨筋膜室综合征的发生。

3　术后

3.1　并发症

术后常见并发症包括：移植物闭塞；主要伤口并发症。

术后罕见并发症包括：移植物感染、大截肢、移植物出血、脑卒中/短暂性脑缺血发作、心肌梗死、死亡。

3.2　术后结果

从1981年至今发表的所有文章来看：

（1）膝上大隐静脉（RGSV）通畅率：1个月通畅率为99%，半年通畅率为91%，1年通畅率为84%，2年通畅率为82%，4年通畅率为69%。

（2）膝上PTFE血管通畅率：半年通畅率为89%，一年通畅率为79%，2年通畅率为74%，4年通畅率为60%。

（3）膝下RGSV通畅率：1个月通畅率为98%，半年通畅率为90%，一年通畅率为84%，2年通畅率为79%，4年通畅率为77%。

（4）膝下PTFE血管通畅率（二期）：1个月通畅率为96%，半年通畅率为80%，1年通畅率为68%，2年通畅率为61%，4年通畅率为40%。

3.3　出院随访

术后服用抗血小板药物中首选阿司匹林。对于高风险患者行旁路移植术，建议抗凝（再次手术，远端吻合条件差，移植物条件差）。服用合适的他汀类药物治疗。出院前行ABI测量。术后1个月行ABI与移植物检查。每3个月行移植物检查，以后每半年一次，2年后每年检查一次。

3.4　专家电子邮箱

邮箱地址：henke@med.umich.edu

3.5　网络资源

（1）www.vascularweb.org

（2）www.mdconsult.org

（3）Albers M，Battistella VM，Romiti M，et al. Meta-analysis of polytetrafluoroethylene bypass grafts to infrapopliteal arteries[J]. J Vasc Surg，2003，37：1263-1269.

（4）Albers M，Romiti M，Braganca Pereira CA，et al. A meta-analysis of infrainguinal arterial reconstruction in patients with end-stage renal disease[J]. Eur J Vasc Endovasc Surg，2001，22(4)：294-300.

（5）Archie JP Jr. Femoropopliteal bypass with either adequate ipsilateral reversed saphenous vein or obligatory polytetrafluoroethylene[J]. Ann Vasc Surg，1994，8(5)：475-484.

（6）Conte MS. Challenges of distal bypass surgery in patients with diabetes：patient selection，techniques，and outcomes[J]. J Vasc Surg，2010，52(3 Suppl)：96S-103S.

（7）Dalman RL. Expected outcome：Early results，life table patency，limb salvage[M]. In：Mills JL (Ed). Management of Chronic Lower Limb Ischemia. London：Arnold，2000：106-112.

（8）Mills JL Sr. Infrainguinal disease：surgical treatment[M]. In：Cronenwett JL，Johnston KW (Eds). Rutherford's Vascular Surgery. 7th ed. Philadelphia：Saunders，2010：1682-1703.

（9）Twine CP，McLain AD. Graft type for femor-opopliteal bypass surgery[J]. Cochrane Database Syst Rev，2010，12(5)：CD001487.

译者：李森
审校：尹黎，刘震杰

测试

问题1. 基于PREVENT Ⅲ临床试验，外科旁路移植术术后，下列哪项因素不是预测不伴截肢患者的生存率的（　　　）

  a. 血细胞比容≤30%
  b. 组织缺失
  c. 血小板计数≥500×10^9/L
  d. 透析

问题2. 行股动脉与膝下腘动脉旁路移植术中，下列哪种移植物的通畅率最高（　　　）

  a. PTFE
  b. 手臂静脉
  c. 涤纶
  d. 大隐静脉

问题3. 术前运用以下哪项药物不会减少患者心脏风险（　　　）

  a. 西洛他唑
  b. 倍他乐克
  c. 阿司匹林
  d. 他汀类药

问题4. 股动脉至膝下大隐静脉旁路术中，2年通畅率为多少（　　　）

  a. 60%
  b. 70%
  c. 80%
  d. 95%

问题5. 在旁路手术中，下列哪项指标用于检测肝素化程度（　　　）

    a. PTT

    b. INR

    c. Factor Xa

    d. ACT

1.c　　2.d　　3.a　　4.c　　5.d

答案：

第四十章　股腘动脉自体大隐静脉旁路术（翻转）

Jean Marie Ruddy, Luke P Brewster

1　术前准备

1.1　适应证

关于股腘动脉自体大隐静脉旁路术（翻转）的适应证，有如下介绍：

该手术最主要用于治疗症状性股浅动脉和/或腘动脉动脉粥样硬化症，包括间歇性跛行、静息痛、无法愈合的缺血性溃疡或坏疽。

股动脉或腘动脉动脉瘤以及非动脉粥样硬化闭塞症，如腘动脉陷迫综合征及囊性血管病，有时也选择性采用股腘动脉旁路转流术。

间歇性跛行症状不严重的患者很少使用旁路术，因为间歇性跛行的自然病程很少进展到危及肢体，而失败的旁路手术可能明显加重缺血症状并危及下肢。

当静脉直径<2.5 mm，或静脉描记证实静脉有长段的硬化性改变时，不建议使用反转的大隐静脉作为血管移植物。但是，在挽救肢体方面，静脉的通畅率明显高于人工血管移植物。

1.2　循证证据

目前，关于股腘动脉自体大隐静脉旁路术（翻转）相关的循证证据，有如下介绍[1-3]：

（1）单根自体大隐静脉（反转或原位）是下肢动脉旁路手术的最佳移植物。

（2）自体静脉移植物的失败发生在多种情况类型中。术后第1个月内发生的急性血栓可能需要归因于手术技术缺陷或流入道及流出道较差。

（3）有10%~35%的患者在旁路手术后的起初2年内会发生移植物血栓，在这个时间点，最可能的原因是内膜增生，它可能会引起静脉或吻合口狭窄。

（4）超过2年，移植物的失败通常归因于动脉粥样硬化的进展。

（5）旁路手术的失败通常表现为术前症状的复发，而且这些症状可能比最初出现的症状更为严重。在失败前，旁路移植物的失败通常是无症状的，并且可能无法通过查体或踝压检测来发现。

（6）假如失败之前的干预获得了很好的二次通畅率结果，对自体大隐静脉旁路移植物进行监测是必需的。

（7）旁路移植物的血栓性堵塞可能突然发生，呈现出急性症状。这类患者如果已做过旁路手术来保肢，此时可能发展成严重的下肢缺血，或术前间歇性跛行症状的复发。

1.3　手术器械

（1）主要的血管手术器械；
（2）静脉隧道器；
（3）5-0、6-0聚丙烯血管缝线；
（4）多普勒超声探头。

1.4　术前准备与风险评估

以下被认为是该手术的高风险因素（也是NEJM文献中曾提到的四大致死手术之一）：

（1）冠心病（CAD）；
（2）糖尿病（DM）；
（3）慢性阻塞性肺疾病（COPD）；
（4）急性下肢缺血；
（5）对侧截肢；
（6）小静脉（<2.5 mm）；
（7）膝下动脉流出道差。

1.5　术前核查

术前核查的步骤和有关项目见表40.1。

表40.1　术前核查

入手术室：	手术开始：	出手术室：
①标记手术部位；②手术同意书签订	①核对手术部位；②确定流入道；③确定流出道；④确定旁路手术使用的管道	①核查并标记远端动脉信号；②计划术后心血管功能的监测

1.6 决策流程

生活方式受限性间歇性跛行，进行手术决策时可参考：①运动锻炼及最大化药物治疗；②踝肱指数（ABI）及脉搏容积记录仪（PVR）检测；③对比剂成像；④静脉描记；⑤手术相关的心血管危险因素。

远端静息痛或组织缺损，进行手术决策时可参考：①创面护理；②对比剂成像；③静脉描记；④手术的心血管相关风险。

1.7 要点与难点

该项技术的要点与难点，见表40.2。

表40.2　要点与难点

要点与难点	详解
要点	①大隐静脉直径 >2.5 mm，长度足够，确保侧支安全，手术室内的术前超声及静脉描记；
	②如果有必要，综合运用股总动脉内膜剥脱或髂动脉支架成形术使流入道最大化；
	③具有足够流出道的靶血管；
	④采用解剖性隧道，减少移植物张力
难点	降低缝合张力以降低皮肤坏死及伤口感染概率

1.8 手术解剖

（1）髂外动脉穿过腹股沟韧带移行到股总动脉（图40.1A）。

（2）股浅动脉粥样硬化病变通常开始于其起始部位，可能延伸到全程，但它也常常在收肌管出口处开始狭窄/闭塞。出收肌管口后，股浅动脉变成了腘动脉，根据该动脉斑块负荷，腘动脉可能成为膝上或膝下动脉旁路手术的靶血管位点。

（3）在大腿中部，大隐静脉可以从靠近踝关节中部的起始部位开始采集，直到隐股静脉交界处（图40.1B）。

1.9 体位

手术体位采用仰卧位，从脐平面开始到足趾的旁路手术下肢及采集血管下肢全面消毒准备；手术区域粘贴Ioban含碘贴膜；下肢外旋外展暴露腹股沟区域（图40.2）；膝关节蛙位并垫高便于显露腘动脉。

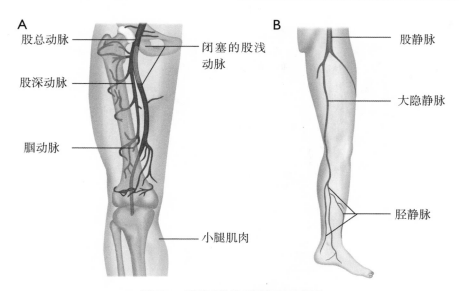

图40.1 下肢动静脉手术解剖示意图

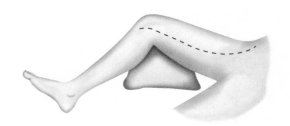

图40.2 下肢股腘旁路转流术的体位

1.10 麻醉

该手术采用全身麻醉；积极气道管理确保术后立即拔管；切开1小时内给予抗生素治疗；术中保温；尽量缩短手术时间。

2 手术过程

2.1 入路

手术入路见图40.3A~C。

2.2 步骤

手术步骤见图40.4A~F。

411

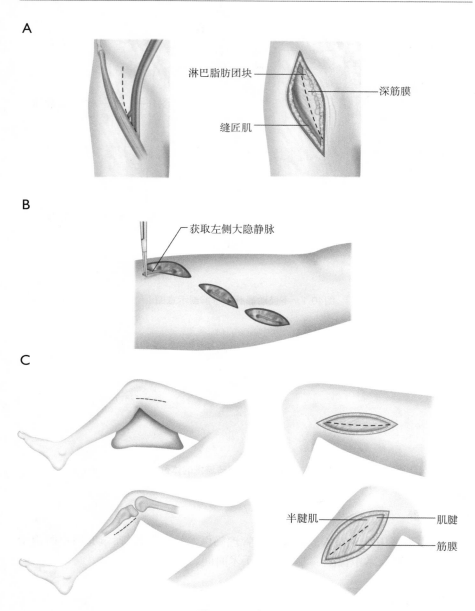

图40.3 手术入路

（A）腹股沟区纵行切口可以显露股总动脉和大隐静脉股静脉交界处，为避免瘢痕组织及方便再次手术时解剖股总动脉，切口可改在动脉外侧；（B）远端的切口应位于膝上及膝下腘动脉显露处；（C）为采集静脉的大腿中央的切口。

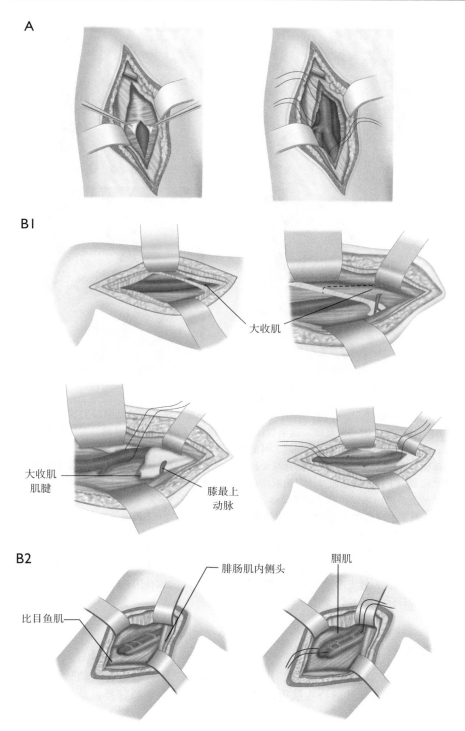

413

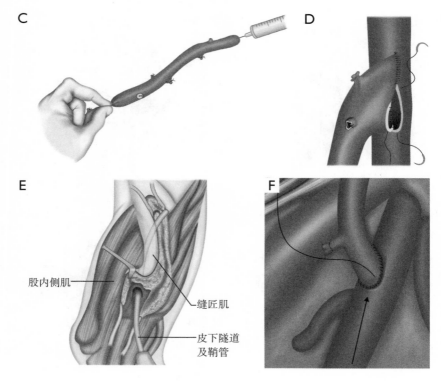

股内侧肌

股内侧肌

缝匠肌

皮下隧道
及鞘管

40.4 手术步骤

（A）近端动脉暴露，作腹股沟纵向切口以暴露股总动脉、股浅动脉及股深动脉。
（B1）远端膝上腘动脉暴露，远端股浅动脉或膝上部分的腘动脉暴露，需拉开大收
肌，进入收肌管。暴露动脉远端时，可能需探查至腘窝，腘动脉位于腘窝中间，腘静
脉深面。此外，切开时应先暴露远端动脉。（B2）远端显露膝下腘动脉。显露膝下腘
动脉需要向下拉开腓肠肌及比目鱼肌。在这个部位，腘静脉位于内侧，所以必须小心
从动脉上游离出来以显露足够的动脉。（C）静脉准备。采集好静脉后，往大隐静脉
内注入肝素生理盐水，持续加压扩张静脉，并检查漏血。（D）近端的吻合口。可以用
5-0聚丙烯缝线连续缝合完成近端吻合。（E）按解剖制作静脉隧道。必须非常小心，
防止静脉在隧道中的扭曲。而且，建议采用2步法建隧道，以避免由于意外的壁内隧道
引起的外来的压迫。（F）远端吻合口。测量静脉长度，在张力最小的前提下修剪静
脉，用6-0 Prolene缝线连续缝合的方式完成远端吻合口。经常使用Yasorgil夹来阻断近端
及远端的目标血管以减少血管损伤。

2.3 缝合

　　腹股沟伤口需要分层缝合，用 Vicryl 缝线分三层有效缝合股动脉鞘及脂肪
组织。间断垂直褥式缝合皮肤可以额外加强伤口。采集静脉及远端的伤口也可

以用一层微乔缝线缝合，皮肤可以使用皮钉缝合。

3 术后

3.1 并发症

术后常见并发症包括：出血；心肌梗死；伤口感染；移植物闭塞。不论是否再手术探查，在离开手术室之前需要制定治疗方案。

术后最常见的远期并发症包括：肢体肿胀；移植血管狭窄及血栓形成。

3.2 术后结果

自体大隐静脉膝上股腘动脉旁路转流术的5年通畅率高达75%，二期通畅率为65%。

据报道，膝下腘动脉大隐静脉旁路术的一期及二期通畅率为65%。

3.3 出院随访

术后起初18个月中，每隔3个月临床回访，之后每隔6个月随访复查：临床症状的讨论；移植血管的超声检测；ABI的检测。

3.4 专家电子邮箱

邮箱地址：j.m.ruddy@emory.edu;lukebrewst@aol.com

3.5 网络资源

（1）http://www.webmd.com/a-to-zguides/femoropopliteal-bypass-fem-pop-bypass-for-peripheral-arterial-disease

（2）http://www.hopkinsmedicine.org/healthlibrary/test_procedures/cardiovascular/femoral_popliteal_bypass_surgery_92,P08294/

（3）http://www.urmc.rochester.edu/encyclopedia/content.aspx?ContentTypeID=92&ContentID=Po8294

（4）http://www.keckmedicalcenterofusc.org/condition/document/14810

参考文献

[1] Johnson WC，Lee KK. A comparative evaluation of polytetrafluoroethylene，umbilical vein，and saphenous vein bypass grafts for femoral-popliteal above-knee revascularization：a prospective randomized Department of Veterans Affairs cooperative study[J]. J Vasc Surg,2000,32(2):268-277.

[2] Landry GJ，Moneta GL，Taylor L M Jr，et al. Long-term outcome of revised lower-

extremity bypass grafts[J]. J Vasc Surg, 2002, 35(1): 56-62.

[3]　Mills JL Sr, Wixon CL, James DC, et al. The natural history of intermediate and critical vein graft stenosis: recommendations for continued surveillance or repair[J]. J Vasc Surg, 2001, 33(2): 273-278.

译者：高志伟
审校：尹黎，刘震杰

测试

问题1. 一名54岁男性患者，因右侧股浅动脉远端硬化闭塞症可能需要利用反转大隐静脉作为静脉移植物行股腘旁路转流术，手术适应证不包括以下哪种情况（　　　）

   a. 轻度间歇性跛行1英里
   b. 静息痛
   c. 组织缺失
   d. 坏疽

问题2. 在解剖显露膝下腘动脉的时候，第一个看到的血管是（　　　）

   a. 胫前动脉
   b. 膝上动脉
   c. 腘静脉
   d. 腓动脉

问题3. 在用反转大隐静脉行股腘动脉旁路手术后，当你发现踝肱指数比预期的低，其原因不包括以下哪项（　　　）

   a. 静脉隧道不小心横越筋膜平面
   b. 静脉隧道被股二头肌腱卡压
   c. 穿越静脉隧道时，静脉移植物被扭曲
   d. 静脉瓣引起的静脉狭窄

问题4. 在手术台上检查静脉移植物时，发现一部分狭窄段静脉没有扩张开，此时，以下哪个做法最正确（　　　）

   a. 放弃静脉而改用人工血管
   b. 对狭窄段加压努力使其扩张
   c. 切除狭窄段静脉行静脉吻合
   d. 用人工血管补片处理这段狭窄的静脉段

问题5.旁路手术后2年中，每次随访发现患者踝肱指数每次下降0.1，目前血管移植物的远端血流速度已低于40 cm/s，以下不合适的做法是（　　　）

a. 加双联抗血小板治疗

b. 安排动脉造影

c. 安排CTA检查

d. 制定挽救静脉移植物治疗计划

第四十一章　股腘动脉自体大隐静脉旁路术（原位）

Domenic R Robinson, Barend ME Mees

1　术前准备

1.1　适应证

股腘动脉自体大隐静脉旁路术（原位）的适应证包括：间歇性跛行严重影响生活质量；严重肢体缺血（CLI）；腘动脉瘤；腘窝陷迫；创伤。

其禁忌证包括：大隐静脉（GSV）缺失或狭窄（<2.5 mm）。

1.2　循证证据

相关循证证据表明，开放手术重建血运适用于内科治疗无效的间歇性跛行，以及由股腘动脉段TASC C和D型病变引起的严重肢体缺血[1]。如果患者的预期寿命超过2年，开放性血管重建手术优于血管腔内手术[2]。使用自体静脉行腹股沟以下的动脉旁路手术比人工血管具有更好的通畅率[3]。逆行的GSV或原位的GSV搭桥手术在通畅率或者保肢率上没有差异[3]。

1.3　手术器械

（1）瓣膜刀（Mills、Lemaitre）（图41.1~图41.2）；
（2）手持多普勒超声（图41.3）；
（3）成像设备（针、管道、对比剂、图像增强器）（图41.4）。

1.4　术前准备与风险评估

术前需要进行的准备工作包含：①流入道和靶血管成像（血管造影、

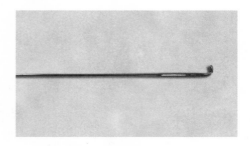

图41.1　Mills瓣膜刀（闭合状态）

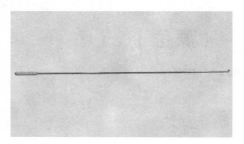

图41.2　Mills瓣膜刀

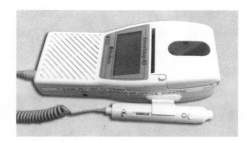

图41.3　手持多普勒超声

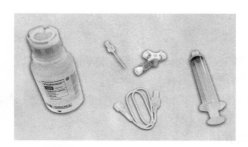

图41.4　血管成像：三通套管、导管、造影剂

CTA、MRA）；②GSV多普勒成像（标记）。

外周血管旁路手术是高风险手术，所有准备行外周血管旁路手术的患者都需要做完整的术前心血管/肺/肾的评估。术前使用他汀类药物、阿司匹林，甚至β受体阻滞药来降低手术风险。

手术的高风险因素，见表41.1。

表41.1 术前风险评估

风险类型	风险因素
高风险因素	①心脏：缺血性心脏疾病；严重主动脉狭窄；年龄＞70岁；急诊手术
	②肺：COPD；吸烟
	③高血压
	④糖尿病
	⑤肥胖

1.5 术前核查

术前核查的步骤和有关项目见表41.2。

表41.2 术前核查

入手术室	手术开始	出手术室
①腿是否标记正确？②GSV是否标记？	①给予预防性抗生素；②在血管阻断前，静脉注射肝素；③讨论可能的紧急情况（近端夹闭困难等）；④预计手术时间2~3小时；⑤确定已准备好必要的设备（瓣膜刀等）	①术后血压正常；②术后抗凝；③血管检查（脉搏）

1.6 决策流程

决策流程，见图41.5。

1.7 要点与难点

该项技术的要点与难点，见表41.3。

1.8 手术解剖

手术解剖，见图41.6~图41.9。

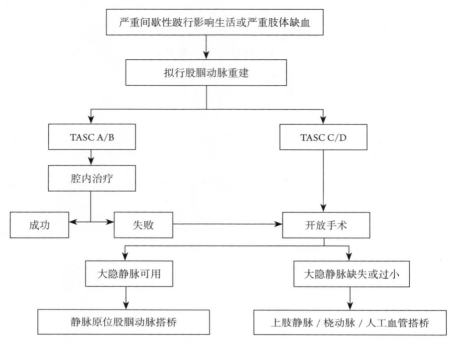

图41.5 决策流程

表41.3 要点与难点

要点与难点	详解
要点	①术前超声标记 GSV 可使静脉更加易于识别，避免建立易于坏死的大皮瓣； ②大腿血管造影时放一个测量标签； ③在股总动脉较短或大隐静脉近端长度不够时，在股深动脉近端或者（动脉内膜切除的）股浅动脉近端吻合； ④在远端吻合口近端保留一个通畅的动静脉瘘，以保留近端移植物血流以防止移植物闭塞； ⑤如果可能的话，通过一个合适的分支延长静脉切口，用于近端和远端吻合，防止吻合口足跟部狭窄； ⑥保留足够长的大隐静脉近端侧支以便于完成造影
难点	①在近端吻合前，用 Pott 剪修剪 GSV 的末端瓣膜； ②注意双 GSV 畸形； ③充分松解附近软组织，避免移植物远端扭转； ④在解剖膝上段腘动脉时，避免损伤隐神经； ⑤大的侧支结扎不彻底可能导致有症状的动静脉瘘； ⑥GSV 残留瓣膜容易导致移植物早期闭塞； ⑦有移植物感染合并切口感染的风险

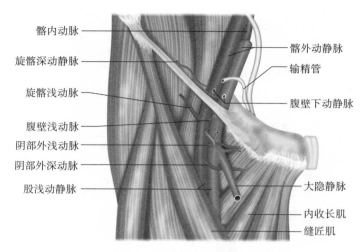

髂内动脉

旋髂深动静脉

旋髂浅动脉

腹壁浅动脉

阴部外浅动脉

阴部外深动脉

股浅动静脉

髂外动静脉

输精管

腹壁下动静脉

大隐静脉

内收长肌

缝匠肌

图41.6　髂腹股沟血管解剖示意图

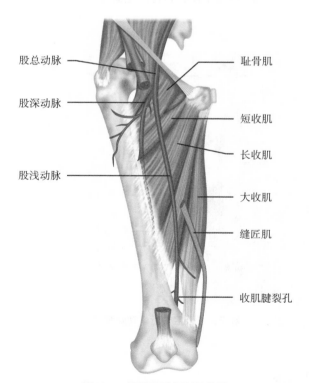

股总动脉

股深动脉

股浅动脉

耻骨肌

短收肌

长收肌

大收肌

缝匠肌

收肌腱裂孔

图41.7　股浅动脉解剖示意图

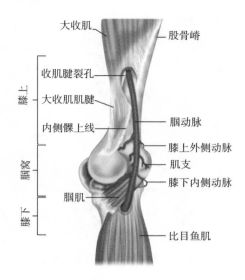

大收肌 —— 股骨嵴

膝上
　　收肌腱裂孔
　　大收肌肌腱
　　内侧髁上线 —— 腘动脉
　　　　　　　　—— 膝上外侧动脉
腘窝　　　　　　—— 肌支
　　　　　　　　—— 膝下内侧动脉
　　腘肌
膝下
　　　　　　　—— 比目鱼肌

图41.8　膝上腘动脉解剖，后面观

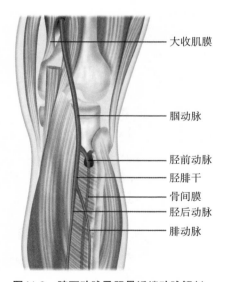

大收肌膜

腘动脉

胫前动脉
胫腓干
骨间膜
胫后动脉
腓动脉

图41.9　膝下动脉及胫骨近端动脉解剖

1.9　手术体位

在麻醉架上充分备皮；尿管放置在对侧腿下；手术采用仰卧位，将凝胶垫放置在手术台末端以帮助患者膝部的外展，30°弯曲；同侧下腹部和整条腿消毒，将足放置在无菌塑料袋内。

1.10　麻醉

预防性抗生素一般适用于全身麻醉或椎管内麻醉，以及需要有创动脉血压监测时。

2　手术过程

2.1　切口

（1）远端切口：

1）膝上腘动脉（图41.10、图41.11）：

①在术前标记的GSV上，大腿内侧远侧三分之一处做一个纵切口；

②解剖GSV，确定直径>3 mm；

③打开缝匠肌筋膜；

④将缝匠肌向后牵拉，内收肌向前牵拉，水平解剖暴露血管鞘；

⑤避免隐神经损伤；

⑥暴露目标（软的）膝上腘动脉，将它与静脉分离。

2）膝下腘动脉（图41.12~图41.13）：

①在术前标记的GSV上，小腿内侧近端三分之一处做一个纵切口；

②解剖GSV，确定直径>3 mm；

③打开小腿筋膜；

④将腓肠肌向后侧牵拉，如果需要远端暴露，将比目鱼肌从胫骨上切下；

⑤如果需要更充分的近端暴露，将缝匠肌、股薄肌腱和半腱肌肌腱切断；

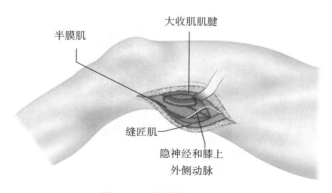

图41.10　腘动脉膝上切口

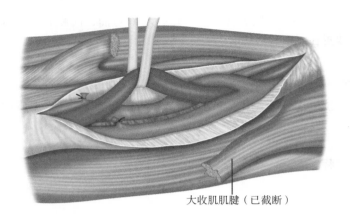

大收肌肌腱（已截断）

图41.11　游离膝上腘动脉

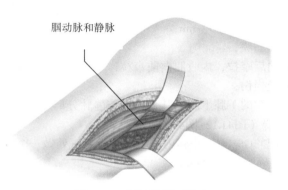

腘动脉和静脉

图41.12　腘动脉膝下切口

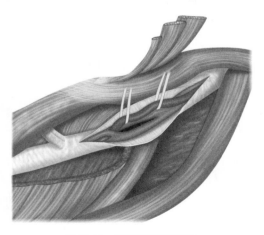

图41.13　游离膝下腘动脉

⑥从胫骨后，水平解剖，暴露血管鞘；

⑦解剖目标（软的）膝下腘动脉，通常位于伴随静脉后面。

（2）近端切口：

1）腹股沟斜切口或纵切口；

2）斜切口紧贴腹股沟皱褶上方，平行于腹股沟韧带；

3）纵切口直接位于股动脉搏动处（腹股沟韧带的上三分之一和下三分之二）和在隐股交界与GSV处弯向内侧；

4）解剖包含腹股沟淋巴结浅表组织，结扎股血管浅支；

5）打开筋膜，将缝匠肌牵向外侧（图41.14、图41.15）；

6）解剖隐股交界处和近端GSV，确定直径>3 mm；

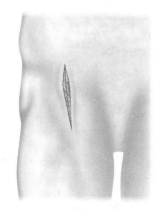

图41.14 腹股沟处做纵切口，延长切口至大隐静脉上方

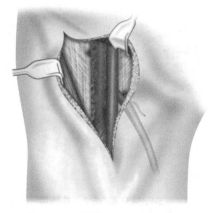

图41.15 暴露股鞘和隐股交界点

7）打开股鞘和解剖股总动脉（CFA）、深股动脉或股深动脉（PFA）和股浅动脉（SFA）（图41.16）。

2.2 步骤

（1）静脉注射70~100 IU/kg肝素。

（2）获取GSV：

1）结扎和切断隐股交界处分支（留下一个长的分支）；

2）在大腿夹闭GSV的近端分支；

3）在Stainsky夹上，从股总静脉小袖套处切断隐股交界（图41.17）；

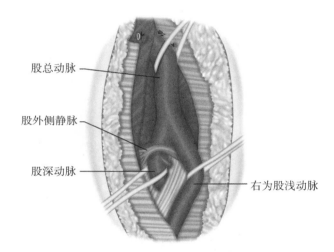

股总动脉 —————

股外侧静脉 —————

股深动脉 —————

————— 右为股浅动脉

图41.16 游离股动脉

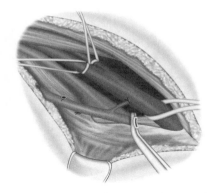

图41.17 从SFJ处分离GSV，并预留一个较长的分支（SFJ：隐股交界）

4）用5-0聚丙烯缝线连续缝合关闭股总静脉开口。

（3）近端吻合：

1）准备好GSV用于吻合，用Potts剪剪除末端瓣膜，通过一个合适的分支延长静脉切口；

2）夹闭CFA、SFA和PFA；

3）根据GSV的长度确定吻合的位置；

4）若长度不够，进一步解剖GSV；

5）打开CFA，确保足够的血流，必要时行内膜切除术；

6）静脉切口与动脉切口匹配（图41.18A~C）；

7）用5-0聚丙烯缝线做一个cobra-hood端侧吻合（图41.19）；

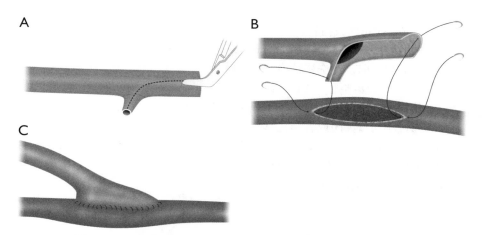

图41.18　延长静脉切口，以用于近端和远端吻合，避免吻合口狭窄

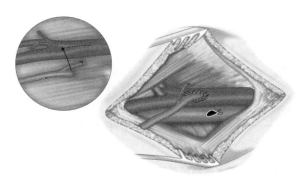

图41.19　近端GSV到CFA吻合口，若GSV长度不足，可在股深动脉上做吻合

8）开放血流。

（4）准备GSV：

1）结扎和切断远端GSV，保证足够的长度到目标胭动脉；

2）在远端GSV用瓣膜刀破坏所有瓣膜；

3）注意瓣膜刀不要进入近端吻合口。

（5）远端吻合：

1）确定通过GSV有足够的搏动血流；

2）在注入肝素化生理盐水后用软夹夹在远端GSV；

3）夹住胭动脉；

4）在胭动脉无病变段做一个动脉切口；

5）将静脉切口与动脉切口吻合；

6）确认存在回流；

7）避免GSV扭曲或扭转；

8）用6-0聚丙烯缝线做一个cobra-hood端侧吻合；

9）完成吻合前，冲洗移植物和胭动脉。

（6）动静脉瘘结扎（AVFs）：

1）使用手持多普勒超声，按压旁路，确定AVFs位置（图41.20）；

2）通过小切口夹闭或者结扎AVFs（图41.21）；

3）通过近端GSV支流做一个血管造影，确定残留的AVFs位置，确定吻合口的通畅性以及满意的流出（图41.22）；

4）夹闭或者结扎剩余的AVFs。

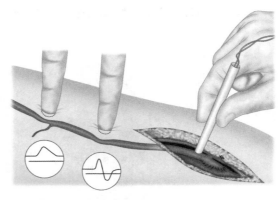

图41.20　用多普勒超声定位动静脉瘘位置，观察异常波形

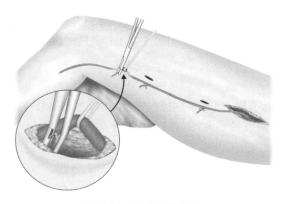

图41.21　结扎动静脉瘘

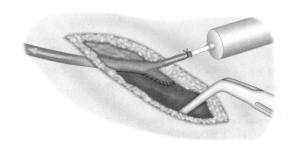

图41.22　通过GSV近端分支进行血管造影

2.3　缝合

（1）分两层以上逐层闭合腹股沟切口；

（2）在GSV移植物上，远端切口处，关闭浅筋膜；

（3）用可吸收线关闭皮肤；

（4）在近端和远端吻合口处可选择放置引流。

3　术后

3.1　并发症

术后的一般并发症包括：2.5%的死亡率；5%的心脏问题（心肌梗死、心房颤动）；呼吸问题（肺部感染、肺栓塞）；尿路感染。

术后的特殊并发症包括：5%的切口感染/裂开（注意原位旁路处浅表位置）；血肿；淋巴瘘；早期移植物闭塞（5%）；截肢（2%）；神经痛（股/隐）。

3.2 术后结果

膝上股腘动脉旁路：5年一期通畅率为70%，5年保肢率为75%。膝下股腘动脉旁路：5年一期通畅率为75%，5年保肢率为80%。

3.3 出院随访

抗血小板和他汀类药物治疗；术后4~6周复查；随后每3~6个月复查。

3.4 专家电子邮箱

邮箱地址：domenicrobinson@gmail.com；barend.mees@mumc.nl

参考文献

[1] Norgren L，Hiatt WR，Dormandy JA，et al. TASC II Working Group. Inter-society consensus for the management of peripheral arterial disease (TASC II) [J]. J Vasc Surg，2007，45(Suppl S)：S5-S61.

[2] Bradberry AW. Bypass versus angioplasty in severe ischemia of the leg (BASIL)：multicenter，randomized controlled trial. BASIL trial participants[J]. Lancet，2005，366：1925-1934.

[3] Twine CP，McLain AD. Graft type for femoro-popliteal bypass surgery[J]. Cochrane Database Syst Rev，2010，12(5)：CD001487.

译者：季赟
审校：尹黎，刘震杰

第四十二章　股腘动脉旁路术——人工血管/自体静脉袖套技术

Niten Singh

1　术前准备

1.1　适应证

　　腘股动脉旁路术的适应证为：严重跛行；严重肢体缺血（静息痛或者组织缺损）。

1.2　循证证据

　　循证证据表明[1-4]：①下肢动脉重建的金标准是用自体静脉建立股腘动脉旁路；②在所有腹股沟下重建当中，使用人工血管搭桥的费用均要比使用自体血管搭桥高；③当静脉不能使用时，可选择膝上腘动脉的人工血管旁路术（聚四氟乙烯和涤纶）；④膝下腘动脉的人工血管旁路术的预后不良，需要辅助措施，如抗凝治疗和吻合方式的改变（静脉补片或者静脉袖套）；⑤对于膝下旁路，与没有辅助措施相比，远端静脉补片等辅助措施对保肢有帮助。

1.3　手术器械

　　（1）固定牵开器（图42.1）；
　　（2）Scanlon隧道系统（图42.2）；
　　（3）血管持针器和缝线（6-0和7-0丙纶缝线）（图42.3）；
　　（4）血管移植物——PTFE或涤纶，通常是6 mm（图42.4）。

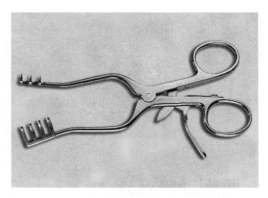

图42.1　固定牵开器

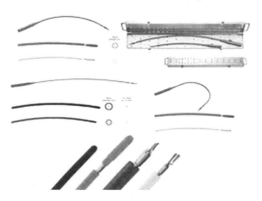

图42.2　隧道装置

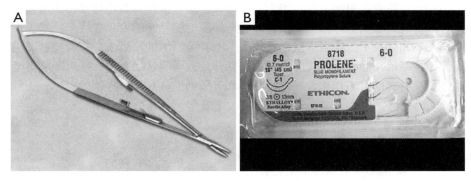

图42.3　血管持针器和缝线

（A）血管持针器（图为Castro-Viejo）；（B）血管缝线（图为Prolene缝线）。

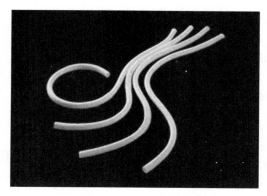

图42.4　PTFE人工血管

1.4　术前准备与风险评估

（1）术前准备：

1）进行冠状动脉风险评估，特别是对于具有跛行症状的患者；

2）对于严重肢体缺血的患者，需要围术期完善心血管风险管理，同时缩短手术时间；

3）术前非侵入性的检查[踝臂指数（ABI），组织灌注（$TcPO_2$）]；

4）血管造影明确远端目标（膝上或者膝下腘动脉），以及明确股动脉存在的问题（图42.5）。

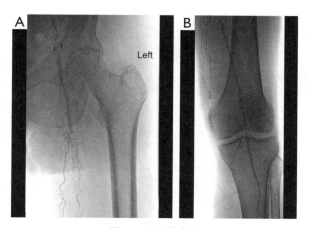

图42.5　血管造影

（A）左下肢动脉造影显示流入道、股总动脉。发现股深动脉闭塞以及股浅动脉闭塞，并且近端已植入支架；（B）同一患者的动脉造影显示旁路流出位置（膝上动脉）。

（2）风险评估：

1）低风险：鉴于大部分患者有冠脉疾病，故他们都不属于低风险人群。

2）中等风险：冠脉疾病及肺部疾病稳定的患者。

3）高风险：不稳定性心脏疾病的患者；不稳定性肺部疾病的患者；下肢挛缩致暴露困难的患者。

1.5　术前核查

（1）术前评估患者用药史，包括β受体阻滞药、他汀类药物和抗血小板药物；

（2）应保证有合适的移植物；

（3）术前静脉定位有助于膝下旁路静脉补片。

1.6　决策流程

决策流程，见图42.6。

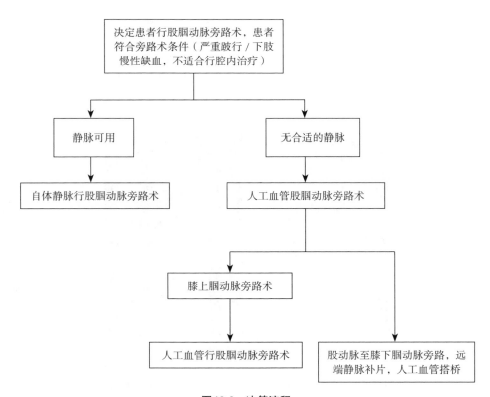

图42.6　决策流程

436

1.7　要点与难点

该项技术的要点与难点，见表42.1。

表42.1　要点与难点

要点与难点	详解
要点	①旁路手术时，由于远端流出道比近端流入道的位置更加多样，故应先暴露远端（流出道）；
	②膝上腘动脉和膝下腘动脉分离时应避免穿过肌肉；
	③在暴露膝上腘动脉时，触摸缝匠肌与股内侧肌之间的沟，将缝匠肌推向后面；
	④在膝下切口的上半部分切断半膜肌和半腱肌的肌腱有助于暴露腘动脉；
	⑤如不需要暴露更多的腘动脉的远端，则无需切断近端比目鱼肌纤维；
	⑥当建立静脉补片时，需要一个 2~3 cm 的静脉段，通常可以在大腿接近大隐静脉（GSV）的地方找到，即便大隐静脉已被取出；
	⑦与皮下相比，缝匠肌深层建立隧道能够提供更好的保护；
	⑧在充分暴露并且建立隧道后肝素化；
	⑨即便没有证实带环人工血管可以改善通畅率，在屈曲位置仍常采用带环人工血管；
	⑩在隧道装置放置完成后，在大腿上裹上一个无菌的6英寸的薄膜巾，可以在患者抗凝后减少这个部位的出血
难点	①随意切断比目鱼肌会导致术后血肿；
	②静脉补片太短将影响动脉与移植物间的吻合；
	③在腘动脉暴露时切断肌肉是错误的；
	④将隧道放置在皮下平面比放置在正常解剖平面更易受损

1.8　手术解剖

手术解剖，见图42.7。

1.9　体位

将患者置于仰卧位，使用"隆起物"（消毒巾）抬高腿部。将隆起物放置在小腿下面用于膝上暴露；将隆起物放置在大腿下面用于膝下暴露。

1.10　麻醉

硬膜外或者脊髓区域麻醉的结果更好；如果预计手术时间较长，则不应使用脊椎麻醉；但这类患者需谨慎考虑全身麻醉[5]。

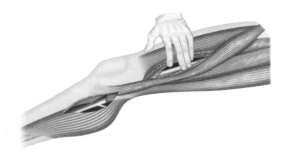

图42.7　手术解剖示意图
这里描述了下肢的膝上和膝下暴露。采用传统入路，
在大腿缝匠肌和股内侧肌之间游离，在胫骨边缘解剖
膝下腘动脉。注意两个切口接近膝关节。

2　手术过程

2.1　切口

手术切口，见图42.8A~C。

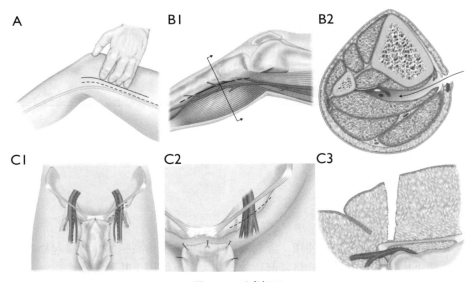

图42.8　手术切口

（A）用于暴露膝上腘动脉的切口。切口位置在大腿内侧，在股内侧肌与缝匠肌之间的沟。
（B）用于暴露膝下腘动脉的切口。切口位置在小腿内侧，膝盖远端、胫骨下方。（C）股
动脉切口可以是纵切口也可以是斜切口。触诊髂前上棘和耻骨韧带，两者之间是腹股沟韧
带。若没有动脉搏动或者患者肥胖，则往往可以触诊到股动脉钙化。

2.2　步骤

（1）膝上股腘动脉旁路术，见图42.9。

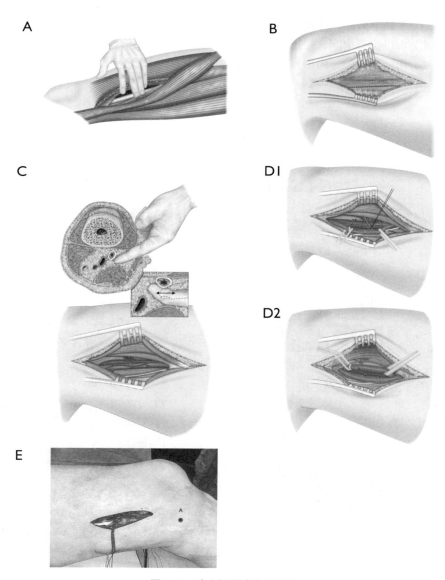

图42.9　膝上股腘动脉旁路术

（A）膝上腘动脉切口深入到皮下组织；（B）打开缝匠肌和股内侧肌间筋膜；（C）股骨下端就可以摸到血管；（D）腘动脉用血管阻断带控制；（E）膝上切口的术中照片。

1）切口位置在股内侧肌与缝匠肌之间；

2）切断筋膜，将缝匠肌推向后方；

3）确定静脉位置，解剖静脉，将静脉与动脉分离；

4）确定适合于旁路的通道。

（2）膝下旁路，见图42.10。

1）切口位于中间，接近膝盖；

2）切开浅筋膜，向后推开腓肠肌；

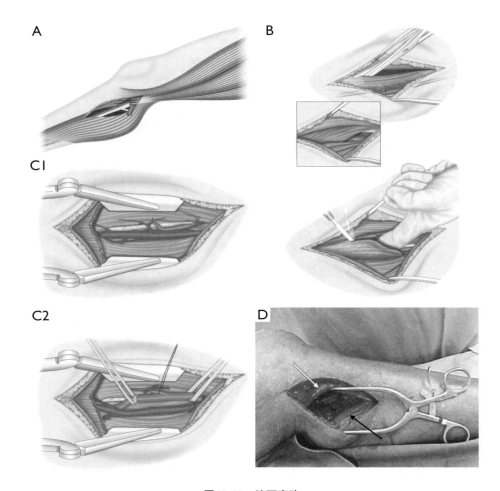

图42.10　膝下旁路

（A）膝下腘动脉暴露深入到皮下组织，向后推开腓肠肌内侧头（注意在切口近端切断半膜肌和半腱肌肌腱可以更好地暴露）；（B）如果需要暴露更多的腘动脉远端，可以切断近端比目鱼肌纤维；（C）将腘静脉从腘动脉处分离后，用阻断带控制血管；（D）膝下暴露的术中照片。

3）在切口的上半部分切断半膜肌和半腱肌的肌腱；

4）解剖腘静脉，将腘静脉与腘动脉分离；

5）确定合适的位置用于旁路；

6）腘动脉没有充分暴露便于旁路时，可能需要切断比目鱼肌。

（3）处理股动脉，见图42.11。

1）切口：纵切口或者斜切口；

2）分离股总动脉、股浅动脉和股深动脉，并使用阻断带控制；

3）取得一个股总动脉的分离区域，可能需要切断腹股沟韧带。

（4）建立隧道，见图42.12。

1）对于膝上旁路，移植物从远端切口至在缝匠肌下近端切口再至近端切口；

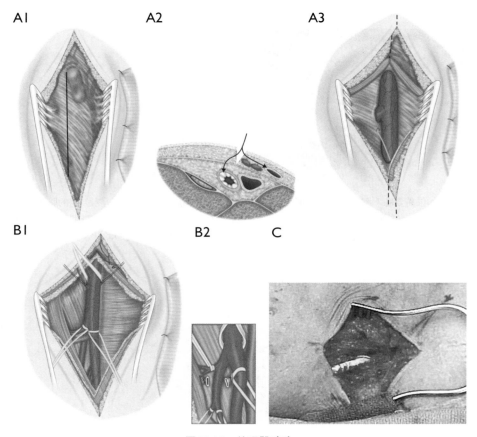

图42.11　处理股动脉

（A）股总动脉的切口在动脉的上方，尽量避免使用皮瓣；（B）用阻断带控制股总动脉、股浅动脉和股深动脉，必要时可以夹闭；（C）股总动脉的术中照片。

2）确保移植物的相同位置在一条线上，防止移植物扭曲；

3）当建立膝下腘动脉隧道时，一个膝上的切口（与膝上动脉暴露相同）可以帮助在腓肠肌的两头尖更容易地放置移植物。

（5）吻合，见图42.13。

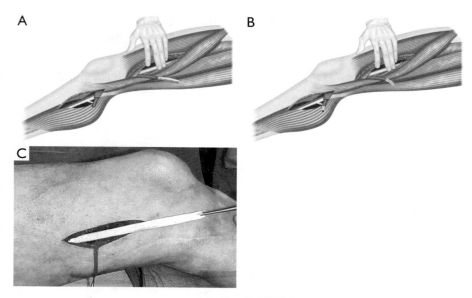

图42.12　建立隧道

（A）如果需要膝下腘动脉吻合，那么应作如图42.9的大腿切口，以便于在进入大腿的腓肠肌两头间创建一个隧道；（B）在远端隧道建立后，移植物可以更接近于股部，在缝匠肌下平面（这个平面与用于股动脉至膝上腘动脉旁路的平面是一样的）；（C）膝上腘动脉暴露至股部暴露的术中照片。

1）移植物切成斜面，用于与股总动脉的近端吻合；

2）类似地，移植物切成斜面，用于远端吻合。

（6）建立膝下腘动脉旁路。

1）建立2~3 cm静脉补片（图42.14）；

2）静脉补片近端三分之二切口（图42.15）；

3）建立旁路至静脉补片/腘动脉（图42.16A~C）。

2.3　缝合

（1）关闭腹股沟切口，并用可吸收缝线连续或间断缝合、层层缝合。

（2）皮下筋膜和皮肤缝合，关闭远端切口。

3　术后

3.1　并发症

术后最常见并发症包括：术后血肿/血清肿；移植物闭塞；心脏并发症。

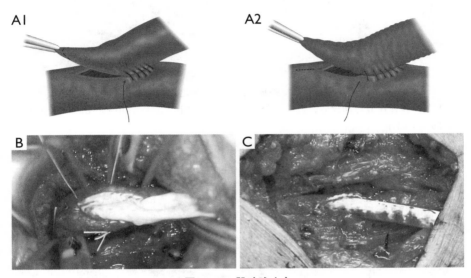

图42.13　股动脉吻合

（A）从近端到远端，用6-0聚丙烯或聚四氟乙烯缝线进行的一个标准吻合；（B，C）股部吻合的术中照片。

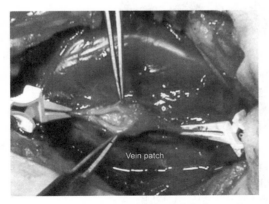

图42.14　建立膝下腘动脉旁路

若要建立膝下腘动脉旁路，可将2~3 cm静脉袖套缝至腘动脉。即使大隐静脉之前已经被取走，通常还是可以在大腿找到合适的静脉段。

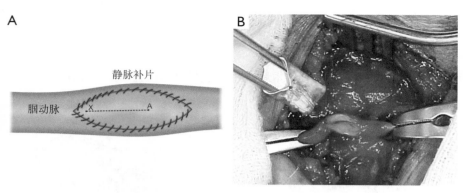

图42.15　静脉补片近端三分之二切口

（A）在静脉补片缝合动脉后，近端三分之二被切断，用于吻合；（B）移植物与静脉补片吻合的术中照片。

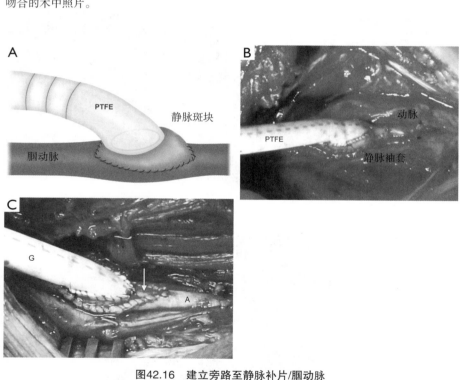

图42.16　建立旁路至静脉补片/腘动脉

（A）6 mm的PTFE移植物缝至腘动脉的静脉补片上，形成远端吻合；（B）移植物与腘动脉静脉补片吻合的术中照片；（C）放大的照片显示了移植物与静脉补片吻合[G是人工血管（Graft）；白色箭头是静脉补片；A是动脉（Artery）]。

术后最少见并发症包括：即刻的切口问题；心肺并发症，特别是使用区域麻醉时。

3.2　术后结果

膝上人工血管旁路术后3年的一期通畅率是66%；

使用静脉补片的膝下人工血管旁路2年的一期通畅率是50%。期望结果：

（1）跛行症状缓解；

（2）组织缺损广泛时，缺血性组织缺损得到治愈或者成功保肢；

（3）在术后第一天，仅有跛行症状的患者应该能够行走。

3.3　出院随访

（1）对人工血管进行常规检查并无必要；

（2）当采用静脉补片时，对远端吻合口行常规检查即可；

（3）ABI和趾动脉压是随访人工血管及症状缓解的好方法；

（4）膝下腘动脉采用静脉补片时，需抗凝治疗。

参考文献

[1] Veith FJ, Gupta SK, Ascer E, et al. Six year prospective multicenter randomized comparison of autologous saphenous vein and expanded polytetrafluoroethylene grafts in infrainguinal arterial reconstructions[J]. J Vasc Surg, 1986, 3: 104-114.

[2] Stonebridge PA, Prescott RJ, Ruckley CV. Randomized trial comparing infrainguinal polytetrafluoroethylene bypass grafting with and without vein interposition cuff at the distal anastomosis. The Joint Vascular Research Group[J]. J Vasc Surg, 1997, 26: 543-550.

[3] Neville RF, Attinger C, Sidawy AN. Prosthetic bypass with a distal vein patch for limb salvage[J]. Am J Surg, 1997, 174: 173-176.

[4] Neville RF, Lidsky M, Capone A, et al. An expanded series of distal bypass using the distal vein patch technique to improve prosthetic graft performance in critical limb ischemia[J]. Eur J Vasc Surg, 2012, 44: 177-182.

[5] Singh N, Sidawy AN, DeZee K, et al. Factors predictive of acute failure of infrainguinal lower extremity arterial bypass[J]. J Vasc Surg, 2008, 47: 556-561.

译者：季赟

审校：尹黎，刘震杰

测试

问题1. 当考虑腹股沟旁路时，以下哪一项是正确的（　　　）

    a. 膝上腘动脉的补片旁路与自体血管是同样持久的

    b. 膝下旁路的辅助措施可以改善通畅率

    c. 补片移植物的监测与自体移植物的监测是一样的，可以帮助保持辅助通畅

    d. 使用外在的支持性PTFE移植物被证明可以改善通畅性

问题2. 关于膝上腘动脉暴露，以下哪一项是正确的（　　　）

    a. 解剖平面在股内侧肌上方的沟

    b. 解剖平面在股内侧肌和缝匠肌之间

    c. 解剖平面可以通过切断缝匠肌容易获得

    d. 解剖平面可以通过在缝匠肌下解剖获得

问题3. 当膝下腘动脉进行血管旁路术时，下列哪一项是正确的（　　　）

    a. 手术先确定近端（流入）位置，再暴露远端（流出）位置

    b. 移植物在皮下组织，从远端（流出位置）到近端（流入）位置，以便于远端移植物至静脉夹角

    c. 需要7~8 mm长的静脉补片以便于远端吻合

    d. 大腿远端的切口便于移植物进入解剖平面

第四十三章　胫动脉旁路术

Amir Azarbal

1　术前准备

1.1　适应证

胫动脉旁路术的适应证为：静息痛；组织缺损。

胫动脉旁路术的禁忌证为：无法接受手术风险；缺乏静脉移植物（相对禁忌）；解剖上不适合行旁路术——缺少合适的静脉或流出道。

1.2　循证证据

通畅率[1-5]如表43.1所示：

1.3　手术器械

（1）流入道：选择常规无病变的血管；

（2）流出道：流出道不合适将导致旁路血流减少，降低通畅率；

（3）静脉管道；

（4）隧道器（图43.1）；

（5）自动牵开器（图43.2）；

（6）血管阻断带；

（7）取栓导管（用于阻断胫部血管）（图43.3）；

（8）静脉获取相关器械（图43.4）。

表43.1　胫动脉旁路术的术后通畅率

	大隐静脉（5 年随访）	其他静脉（2 年随访）	ePTFE（2 年随访）
一期通畅率	63%~67%	64%	46%
二期通畅率	70%~78%	80%	58%
保肢率	78%	75%	64%

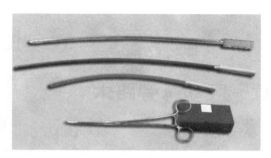

图43.1　隧道器等

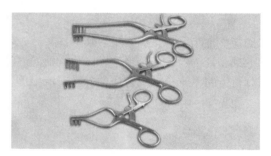

图43.2　自动牵开器

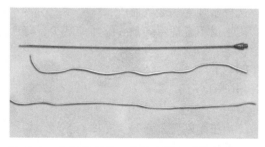

图43.3　血管阻断带，取栓导管可用于控制远端血管

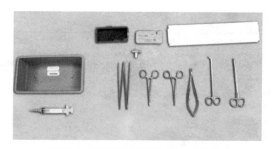

图43.4　静脉桥血管获取和修剪器械

1.4　术前准备与风险评估

按ACC/AHA指南进行评估，周围血管手术为高风险操作[6]。

无急性下肢缺血的患者需进行充分的术前心血管评估。以下情况需要进行心血管评估和治疗：①不稳定型心绞痛；②新发的心力衰竭；③NYHA标准心功能Ⅳ级的心力衰竭。④严重的心律失常[Ⅱ度房室传导阻滞、Ⅲ度房室传导阻滞、有症状的室性心律失常、新发的室性心动过速、室上性心动过速（SVT）控制不佳]；⑤严重的血管疾病[主动脉狭窄（压力梯度>40 mmHg\瓣膜区<1 cm）、有症状的二尖瓣狭窄]。

当患者功能当量>4代谢当量（METS）时，行手术治疗。当患者功能当量<4 METS：①<3个临床风险，在控制心率的基础上行手术；②>3个临床风险，评估远期心功能，考虑改变治疗方案。

1.5　术前核查

术前需要核查阿司匹林和他汀类药物的应用，必要时术前应使用β受体阻滞药。术前应控制血糖，回顾血管影像学检查，明确静脉位置。

1.6　决策流程

评估患者基本情况、解剖、患肢缺血情况，以及成功率等，包括以下治疗手段之间的比较：腔内治疗、旁路术、截肢。

选择作为流入道的血管和远端目的血管，设计方案时旁路应尽量短。

选择作为旁路的血管：GSV；多段GSV；头臂静脉；人工血管；动脉。

1.7　要点与难点

该项技术的要点与难点，见表43.2。

表43.2　要点与难点

要点与难点	详解
要点	①"无接触技术"获取静脉：尽可能少地对静脉进行钳夹以避免损伤； ②近端吻合口修剪（图43.5）； ③控制远端血管的器械包括：血管阻断带、取栓导管、止血带； ④选择合适的股深动脉、股浅动脉或腘动脉作为流入道，缩短旁路距离以尽量避免腹股沟二次手术
难点	①跛行患者行胫动脉旁路术：鉴于胫动脉旁路术不改变小腿肌肉供血的膝关节附近分支的血供，故胫部旁路术不能完全改善跛行症状； ②缺乏流出道

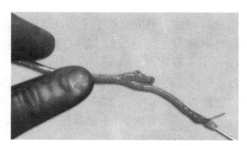

图43.5　准备静脉桥血管用于近端吻合

1.8　手术解剖

手术解剖时需明确小腿解剖层次（图43.6）。胫后动脉和近端腓动脉采用内侧切口；胫前动脉采用前外侧切口；远端腓动脉采用外侧切口，必要时离断腓骨。

暴露流入道部位，见第四十二章。

暴露目的血管及其切口方式，见表43.3。

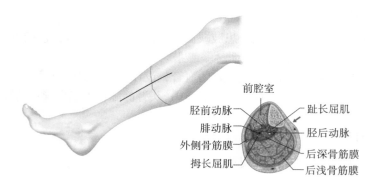

图43.6　筋膜室横断面

表43.3　暴露目的血管及其切口方式

暴露目的血管	切口方式
胫前动脉	前切口
胫后动脉	小腿内侧切口
近端腓动脉	小腿内侧切口
远端腓动脉	小腿外侧切口及腓骨切除（避免覆盖）

1.9　体位

手术采用仰卧位；备皮剃毛；上方充分暴露，必要时暴露隐股交界点和股总动脉；大腿远端铺垫无菌单。

1.10　麻醉

着力点需加垫软垫；固定绑带需尽量置于较高位置以免影响股动脉入路；阻断血管前3 min给予80~100 IU/kg肝素，血管阻断期间每小时给予1 000 IU肝素；抗凝相关的出血时可给予鱼精蛋白中和肝素（每1 000 IU肝素最多 1 mg 鱼精蛋白）。

2　手术过程

2.1　切口

（1）胫前动脉：穿过前筋膜

（2）PT/腓动脉：小腿中段切口，胫骨后方（图43.7）。

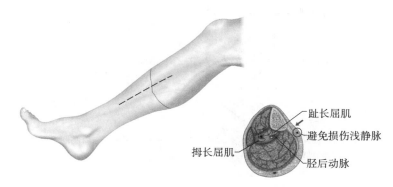

趾长屈肌
避免损伤浅静脉
拇长屈肌
胫后动脉

右小腿中段横截面

图43.7　小腿内侧正中切口用以暴露胫后动脉及肺动脉

2.2　步骤

（1）胫前动脉：

1）分离：电刀分离皮下组织；钝性分离趾长伸肌和胫骨前肌；胫前动脉通常位于骨筋膜前方，与胫前静脉伴行。

2）建立隧道：

①解剖（图43.8和图43.9）：从小腿中部切口建立至腘窝的静脉桥隧道；分离近端比目鱼肌与胫骨间隙，暴露骨筋膜；切开连接后深筋膜和浅筋膜之间筋膜。

②皮下（图43.10）：膝外侧或内侧。

（2）胫后动脉/腓动脉：

分离（图43.11）；做小腿内侧切口；逐层分离（避免损伤隐静脉）；向后方牵开腓肠肌；分离比目鱼肌和胫骨（结扎涉及的静脉，图43.12）；找出胫后动脉，常与胫后静脉伴行（图43.13）；拉动胫后动脉和胫后静脉后方，分离后深筋膜，可找到腓动脉；建立隧道：解剖至腘窝的隧道，需在腓肠肌内侧和外侧头之间（图43.14~图43.15）。

2.3　缝合

缝合切口用2-0可吸收缝线逐层缝合皮下组织；用尼龙线垂直褥式缝合皮肤。

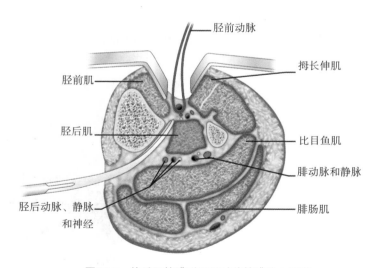

图43.8　从后深筋膜附近经过前筋膜建立隧道

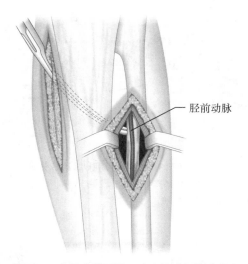

胫前动脉

图43.9　血管弯钳可用于建立筋膜间的隧道

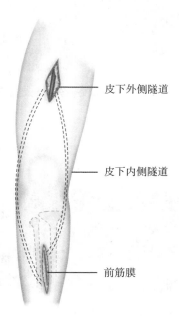

皮下外侧隧道

皮下内侧隧道

前筋膜

图43.10　胫前动脉旁路术可经膝外侧或内侧建立皮下隧道

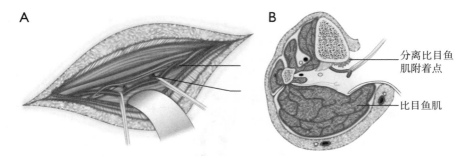

图43.11 胫后动脉/腓动脉分离

（A）胫动脉穿过静脉前方可结扎暴露合适的节段用于远端吻合；（B）后深筋膜的暴露需分离比目鱼肌与胫骨，向后方牵开比目鱼肌。

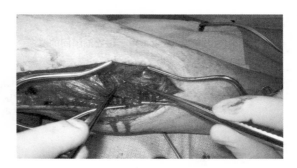

图43.12 比目鱼肌附着胫骨处，分离此处暴露小腿后深筋膜

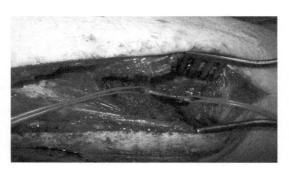

图43.13 胫后动脉

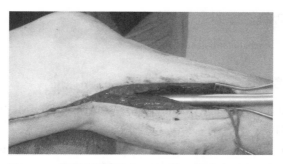

图43.14 经腘窝解剖隧道，用于建立股动脉至胫后动
脉的血管旁路

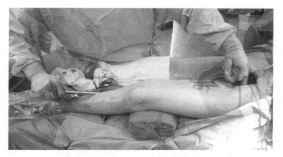

图43.15 从腘窝解剖隧道，用于建立股动脉至胫后
动脉的血管旁路

3 术后

3.1 并发症

术后常见并发症包括：伤口并发症；心血管并发症；移植物内血栓。

3.2 术后结果

预期结果：详见表43.1。

3.3 出院随访

出院后需要进行超声随访——常规超声监测；术后第1年，每3个月复查超
声，此后每6~12个月复查超声。

遇到以下情况，需行血管造影：移植物内血流速度>350 cm/s；移植物近
端与移植物段血流速度比>3.5；踝肱指数降低>0.15。

3.4 专家电子邮箱

邮箱地址：azarbala@ohsu.edu

3.5 网址及参考书目

（1）Cronenwett JL, Johnston KW. Rutherford's Vascular Surgery[M]. Philadelphia：Elsevier. 2010.

（2）Rutherford's Vascular Surgery online：www.expertconsultbook.com.

（3）Valentine J, Wind G. Anatomic Exposures in Vascular Surgery[M]. Philadelphia：Lippincott Williams & Wilkins, 2003.

（4）Zarins C, Gewertz B. Atlas of Vascular Surgery[M]. Philadelphia：Elsevier；2005.

参考文献

[1]　Taylor LM Jr, Edwards JM, Porter JM. Present status of reversed vein bypass grafting：five-year results of a modern series[J]. J Vasc Surg, 1990, 11(2)：193-205；discussion 205-206.

[2]　Donaldson MC, Mannick JA, Whittemore AD. Femoral-distal bypass with in situ greater saphenous vein. Long-term results using the Mills valvulotome[J]. Ann Surg, 1991, 213(5)：457-64；discussion 64-65.

[3]　Mortality results for randomised controlled trial of early elective surgery or ultrasonographic surveillance for small abdominal aortic aneurysms. The UK Small Aneurysm Trial Participants[J]. Lancet, 1998, 352(9141)：1649-1655.

[4]　Albers M, Romiti M, Brochado-Neto FC, et al. Meta-analysis of alternate autologous vein bypass grafts to infrapopliteal arteries[J]. J Vasc Surg, 2005, 42(3)：449-455.

[5]　Dorigo W, Pulli R, Castelli P, et al. A multicenter comparison between autologous saphenous vein and heparin-bonded expanded polytetrafluoroethylene (ePTFE) graft in the treatment of critical limb ischemia in diabetics[J]. J Vasc Surg, 2011, 54(5)：1332-1338.

[6]　Fleisher LA, Beckman JA, Brown KA, et al. ACC/AHA 2007 guidelines on perioperative cardiovascular evaluation and care for noncardiac surgery：a report of the American College of Cardiology/American Heart Association Task Force on Practice Guidelines (Writing Committee to Revise the 2002 Guidelines on Perioperative Cardiovascular Evaluation for Noncardiac Surgery)：developed in collaboration with the American Society of Echocardiography, American Society of Nuclear Cardiology, Heart Rhythm Society, Society of Cardiovascular Anesthesiologists, Society for Cardiovascular Angiography and Interventions, Society for Vascular Medicine and Biology, and Society for Vascular Surgery[J]. Circulation, 2007, 116(17)：e418-e499.

译者：尹黎
审校：尹黎，刘震杰

测试

问题1. 以下哪项不是胫动脉旁路术的适应证（　　）

  a. 静息痛

  b. 不愈合的溃疡

  c. 1度跛行

  d. 坏疽

问题2. 用于胫动脉旁路术的最不适合的桥血管是（　　）

  a. 单条大隐静脉

  b. 多段大隐静脉

  c. 多段头臂静脉

  d. 肝素包埋的ePTFE

问题3. 经小腿内侧切口无法暴露哪条胫部血管（　　）

  a. 胫前动脉

  b. 近端胫后动脉

  c. 远端胫后动脉

  d. 近端腓动脉

问题4. 哪些结构属于前筋膜室（　　）

  a. 比目鱼肌

  b. 胫后动脉

  c. 隐静脉

  d. 趾长伸肌

问题5. 对于非急诊的周围血管手术，哪些情况需常规术前评估心血管因素
（　　）

    a. 主动脉狭窄，压力差>40 mmHg

    b. 房颤，心率80次/min

    c. I 型房室传导阻滞

    d. 病情稳定，心功能降低（EF 45%），4 MET功能储备

答案：1.c　2.d　3.a　4.d　5.a

第四十四章 动脉溶栓和机械碎栓吸栓术

Barend ME Mees, Ramon L Varcoe

1 术前准备

1.1 适应证

动脉溶栓和机械碎栓吸栓术的适应证为由于以下原因引起的肢体动脉急性缺血或跛行的发作/恶化：动脉粥样硬化斑块破裂引起的动脉血栓形成；血栓栓塞；旁路术后桥血管闭塞；腘动脉瘤血栓栓塞；动脉受压导致的血栓形成（腘窝陷迫，或囊性疾病）。

动脉溶栓和机械碎栓吸栓术的绝对禁忌证包括：明确的脑血管病史（包括TIA，时间在2个月内）；活动性出血；近期的消化道出血（10天以内）；神经系统手术（近3个月内）；颅内创伤（近3个月内）。

动脉溶栓和机械碎栓吸栓术的相对禁忌证如下：

（1）主要禁忌：心肺复苏（10天内）；大型手术或者创伤（10天内）；无法控制的高血压（收缩压>180 mmHg或舒张压>110 mmHg）；在不可受压血管处穿刺；颅内肿瘤；近期眼科手术。

（2）次要禁忌：肝功能衰竭；细菌性心内膜炎；怀孕；糖尿病出血性视网膜病变。

1.2 循证证据

溶栓治疗的三项大型临床试验研究显示（Rochester、TOPAS和STILE）[1-3]，与导管溶栓和血管重建手术相比，动脉溶栓的保肢率和死亡率无显著差别。

由于动脉溶栓治疗创伤小、死亡率低，在处理急性的肢体缺血患者Ⅰ级、Ⅱa级时，动脉溶栓治疗是一线治疗方案（TASC Ⅱ共识）[4]。

在处理急性血栓性腘动脉瘤时，与单纯血管重建手术相比较，经过术前的溶栓治疗后可以提高患者的保肢率（Swedish Vascular Registry）[5]。

1.3 手术器械

（1）基本的血管造影仪器；

（2）超声；

（3）溶栓导管（不同的长度）（图44.1~图44.3）；

（4）溶栓药物（尿激酶、阿替普酶rt-PA、替奈普酶TNK-tPA）；

（5）机械性血栓切除仪器（Possis，Trellis；详见本章2.3节）。

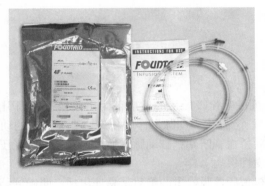

图44.1 溶栓导管，4 Fr，90 cm，40 cm侧孔；导丝；止血阀

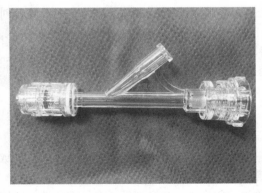

图44.2 止血阀及输液泵、导丝连接

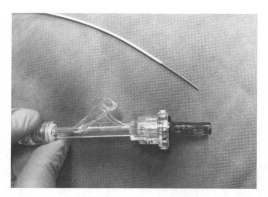

图44.3 溶栓导管、导丝、包括导管末端侧孔

1.4 术前准备与风险评估

术前需要进行缺血患肢的动脉造影以及流入道评估（超声、CT血管造影、MRI血管造影）（图44.4）。

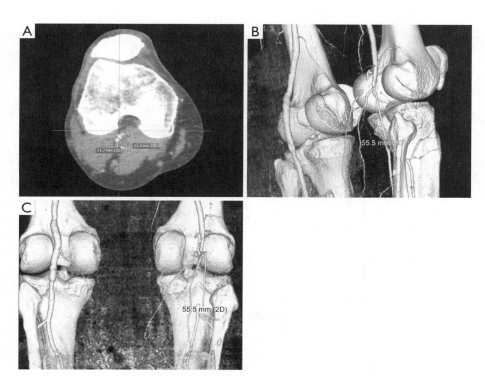

图44.4 患侧肢体CT血管成像，明确腘动脉瘤
注意使用移植物修补对侧腘动脉瘤。

高龄患者（>75岁）有相对较高的出血风险。

1.5 术前核查

术前核查的步骤和有关项目见表44.1。

表44.1 术前核查

入手术室	手术开始	出手术室
是否正确标记穿刺部位	①使用预防性抗生素；②肝素输注；③讨论可能的紧急情况，例如出血和栓塞；④预计手术时间1小时；⑤确认仪器设备到位（鞘、导丝、导管、溶栓药物、机械性血栓切除设备等）	①严密监测的 ICU 单元；②神经性疾病监护；③血管疾病监护

1.6 决策流程

决策流程，详见图44.5。

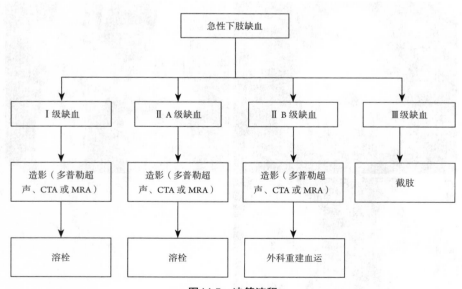

图44.5 决策流程

1.7 要点与难点

该技术的要点与难点，见表44.2。

表44.2 要点与难点

要点与难点	详解
要点	①使用对侧股动脉入路；
	②在超声引导下穿刺，避免创伤性穿刺、穿刺失误、高位穿刺；
	③如果手术中行皮肤切开，尽量保持小切口，从而可用鞘来止血；
	④如果存在出血，使用大一号的鞘来止血；
	⑤治疗性输注肝素；
	⑥固定鞘管于皮肤时，可以使用敷贴固定，以此避免意外拔管；
	⑦溶栓完成后，使用皮肤闭合装置（重复浸润性局麻）
难点	①避免高于腹股沟的高位穿刺；
	②避免对动脉有创伤性的多次穿刺；
	③溶栓治疗之前，避免血管重建或行有创治疗；
	④避免同侧穿刺多根鞘管，因为鞘管纠缠是常见的问题

1.8 手术解剖

手术解剖，见图44.6。

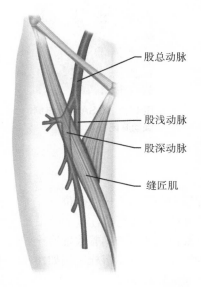

股总动脉

股浅动脉

股深动脉

缝匠肌

图44.6 股总动脉及分支解剖（前方髂血管、耻骨、腹股沟韧带）

1.9　体位

在X光手术台上仰卧位。

1.10　麻醉

麻醉使用预防性抗生素。如果需要镇静，可局麻浸润。

2　手术过程

2.1　穿刺

双侧腹股沟消毒准备：①局部麻醉；②对侧降低CFA穿刺；③对患肢行血管造影，包括动脉的流入和流出（图44.7）。

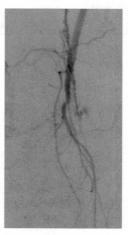

图44.7　DSA确认右侧腘动脉闭塞

2.2　步骤

（1）使用导丝和锋利鞘管插入栓塞部位。
（2）选择合适长度的导管进行输注。
（3）在栓塞动脉部位或通过长鞘管放置溶栓导管（图44.8~图44.9）。
（4）使用强效的溶栓药物开始溶栓（例如20万IU尿激酶）。
（5）使用低治疗剂量肝素输注（例如500IU/h）防治鞘管血栓形成。
（6）如果有指征，可行机械性血栓切除术（详见本章2.3节）。
（7）复查血管造影。

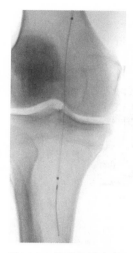

图44.8　导丝穿过病变
进入血管

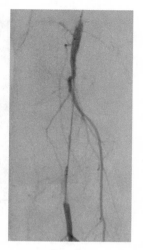

图44.9　溶栓导管形成侧
支，位于腘动脉

2.3　机械性血栓切除术

（1）AngioJet（Possis）

AngioJet的设计基于Bernoulli原理，即高速液体产生局部的低压区。AngioJet装置可以在导管顶部，向后方泵出生理盐水，以此产出负压区，将血栓吸收进导管将其打碎并外排到收集带（图44.10~图44.11）。

（2）Trellis

Trellis装置系统应用两个顺应性球囊来分离血栓并输送溶栓药物至靶点。这套系统由一条窦状的线连接在一个电池驱动的马达上，并插入至导管的末端。导丝的摆动频率为500~3 000转/分，从而使血栓更大程度地暴露于溶栓药物中，促进溶栓。大量文献研究记载，在一个治疗部位，大约运行Trellis 10分钟，便可以成功达到治疗目的。当溶栓治疗结束时，剩余的或者液化的栓体会被Trellis吸引装置清除（图44.12~图44.13）。

2.4　包扎固定

将鞘和溶栓导管原位固定，胶带固定导管至大腿，最后敷料多层包扎，如3M公司的IV3000。

用清洁的输液管连接输液导管和溶栓泵（尿激酶剂量80 000 IU/h）。

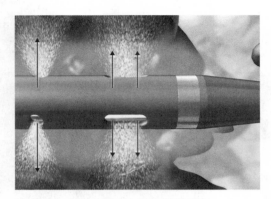

图44.10　AngioJet导管尖端

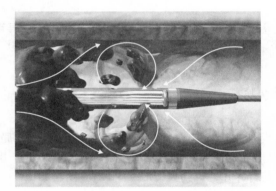

图44.11　导管穿过病变

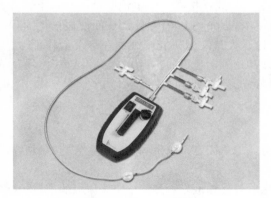

图44.12　Trellis 系统

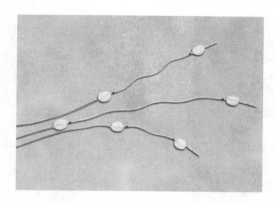

图44.13　不同长度的溶栓导管

2.5　再次核对

溶栓开始8~12 h后，复查血管造影；通过留置导管行血管造影；如果溶栓不完全，继续行溶栓治疗（最大治疗时间48 h）；如果继续存在疼痛或溶栓效果不佳，增大溶栓剂量（例如尿激酶10万IU/h）；当溶栓效果达到满意并血管再通之后，对可能存在的动脉狭窄行球囊血管重建，也可植入支架（图44.14~图44.17）。

2.6　缝合

缝合时移除鞘管，使用动脉闭合装置；或者在移除鞘管之前，原位留置鞘管观察4 h，同时手动加压。

3　术后

3.1　术后并发症

术后并发症包括：死亡率（3%~5%）；大出血（5%）；少量出血（15%）；栓塞（1%~5%）；房室综合征（1%~10%）。

3.2　术后结果

术后的结果：一年保肢率为80%；一年死亡率为15%。

3.3　出院随访

术后是否使用口服抗凝药（时间6~12周），取决于复发的可能性/致病因素；4~6周后B超复查。

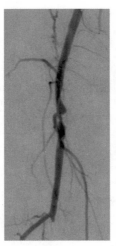

图44.14 溶栓后24 h 再次造影(尿激酶20万IU单次使用,8万 IU/h,肝素500 IU/h)证实闭塞的腘动脉瘤中血栓溶解

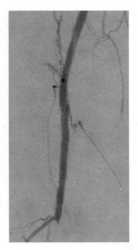

图44.15 覆膜支架(7 mm ×100 mm)置于开通血管

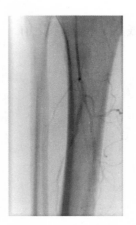

图44.16 局部血栓闭塞

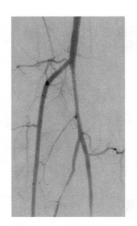

图44.17 全血管造影

3.4　专家电子邮箱

邮箱地址：r.varcoe@unsw.edu.au;barend.mees@mumc.nl

推荐阅读

（1）Cronenwett JL，Johnston KW. Rutherford`s Vascular Surgery[M]. Philiadelphia: Elsevier，2010.

（2）Thompson MM，Morgan RA，Matsummra JS，et al. Endovascular Intervention for Vascular Disease[M]. New York：Informa Healthcare，2008.

参考文献

[1]　Ouriel K，Shortell CK，DeWeese JA，et al. A comparison of thrombolytic therapy with operative revascularization in the initial treatment of acute peripheral arterial ischemia[J]. J Vasc Surg，1994，19(6)：1021-1030.

[2]　Weaver FA，Comerota AJ，Youngblood M，et al. Surgical revascularization versus thrombolysis for nonembolic lower extremity native artery occlusions：results of a prospective randomized trial. The STILE Investigators. Surgery versus Thrombolysis for Ischemia of the Lower Extremity[J]. J Vasc Surg，1996，24(4)：513-21；discussion 521-523.

[3]　Ouriel K，Veith FJ，Sasahara AA. A comparison of recombinant urokinase with vascular surgery as initial treatment for acute arterial occlusion of the legs. Thrombolysis or peripheral arterial surgery (TOPAS Investigators) [J]. N Engl J Med，1998，338(16)：1105-1111.

[4]　Norgren L，Hiatt WR，Dormandy JA，et al. TASC II Working Group. Inter-Society Consensus for the Management of Peripheral Arterial Disease (TASC II) [J]. J Vasc Surg，2007，45(Suppl S)：S5-67.

[5]　Ravn H，Bergqvist D，Björck M. Swedish Vascular Registry. Nationwide study of the outcome of popliteal artery aneurysms treated surgically[J]. Br J Surg，2007，94(8)：970-977.

译者：沈跃

审校：尹黎，刘震杰

第四十五章 股动脉—股动脉旁路术

Elliot Stephenson, Greg Moneta

1 术前准备

1.1 适应证

股动脉—股动脉旁路术的适应证包括：髂动脉闭塞性疾病；联合血管内支架植入术；主动脉—股动脉人工血管闭塞或移植物感染；联合腋动脉至股动脉搭桥术治疗主髂动脉闭塞性疾病。

股动脉—股动脉旁路术的禁忌证包括：缺少合适的供血动脉；流出道不佳。

1.2 循证证据

循证证据表明，两年通畅率>80%，5年通畅率为49%~82%，平均为65%；涤纶和PTFE血管的通畅率无明显差异[1-2]。

1.3 手术器械

（1）血管器械，包括阻断股动脉的血管钳（股深动脉、锁骨下动脉、Debakey钳和Fogarty软钳）（图45.1、图45.2）。

（2）大而直的主动脉钳，用于建立隧道（图45.3）。

（3）聚丙烯缝线（5-0、6-0、7-0）或PTFE CV-6、CV-7。

（4）血管：大部分常用PTFE，但涤纶、低温贮藏的股静脉或同种异体股静脉也可以选用。

（5）自动牵开器和拉钩（图45.4）。

（6）铁制或其他自动牵开器装置可帮助术野暴露，特别是对于肥胖患者。

（7）隧道器械（Scanlon或Oregon Tunneler）也有助于建立隧道。

（8）显微镜。

（9）血管阻断带。

（10）多普勒超声及手持探头。

（11）肝素水（10 IU/mL）。

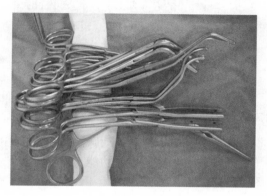

图45.1　血管钳

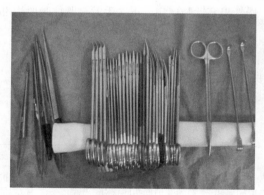

图45.2　血管手术器械，包括Pott's剪、隧道器、
镊子

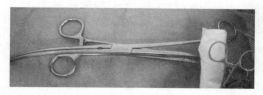

图45.3　大而直的主动脉钳，用于建立隧道

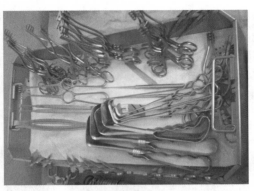

图45.4　自动牵开器和拉钩

1.4　术前准备与风险评估

术前需要检查患者病史及查体，包括动脉搏动检查：心电图、胸片以及基本实验室检查（血常规、血生化、凝血功能、血型等）。必要时需检查：心肺功能、心电图、负荷试验、肺功能检查。影像学检查：血管造影；CT血管造影。

周围血管手术及介入均属于高风险操作。提高手术风险的相关因素有：高龄、心血管疾病、慢性阻塞性肺疾病、再次手术、既往腹股沟部行操作或手术。

1.5　术前核查

术前核查的步骤和有关项目见表45.1。

表45.1 术前核查

入手术室	手术开始	出手术室
①需确认患者：身份、手术部位、手术方案、知情同意；②手术部位正确标记（双侧腹股沟用于股动脉至股动脉旁路术）；③麻醉核查表已完成；④脉搏氧合度监测；⑤过敏史；⑥是否存在困难气道或误吸风险；⑦高出血风险（>500 mL），确保液体及血制品已准备好	①所有人已就位；②手术医师、麻醉医师及护理共同核对：患者身份、手术部位、手术方案；③明确手术关键步骤，包括：股动脉阻断前3分钟给予静脉肝素；术中阻断时每小时或根据ACT结果追加肝素；阻断双侧股动脉；开放阻断的股动脉；④麻醉团队复核患者难点；⑤护理团队保证所有仪器设备可用；⑥切皮前1小时内预防性应用抗生素；⑦展示血管造影或CT血管造影图像	护理团队发起核对：手术方案、纱布及器械数目、仪器有无特殊情况

1.6　决策流程

决策流程，见图45.5。

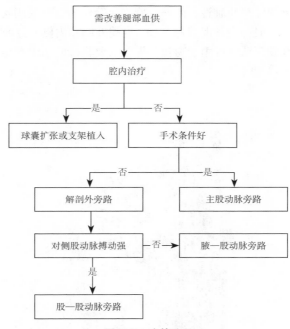

图45.5　决策流程

1.7　要点与难点

该项技术的要点与难点，见表45.2。

表45.2　要点与难点

要点与难点	详解
要点	①需合适的流入道和流出道，术前血管造影明确流入道情况，可球囊扩张或植入支架改善流入道血流； ②股骨沟韧带附近充分暴露，建立筋膜下隧道； ③保证长度及方向适合建立旁路，避免移植物扭曲； ④移植物头端建立隧道，形成倒 U 型结构
难点	①避免移植物扭曲； ②移植物隧道过于表浅可能导致移植物易于活动、扭曲； ③合适的流入道需保证股—股动脉旁路通畅； ④避免流出道不合适

1.8　手术解剖

　　大部分血管外科医师均对解剖较为熟悉。需暴露腹股沟韧带上方用于建立隧道。股总动脉（CFA）、股浅动脉（SFA）和股深动脉位于腹股沟韧带内侧，是主管分离和控制的血管。此外，旋支血管作为重要的侧支血管，需注意保护，避免结扎。股神经和股静脉在CFA近端外侧和内侧。缝匠肌位于股深动脉上方，若只有股深动脉可用于吻合，那么需要将缝匠肌牵开至外侧以暴露股深动脉远端（图45.6）。

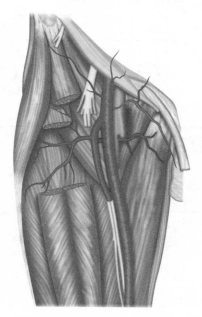

图45.6　股动脉解剖示意图及主要
分支与腹股沟韧带的关系

1.9　体位

　　患者取仰卧位，双上肢外展。注意避免固定引起神经损伤。患者上半身应注意保暖。消毒范围应包括腹部脐以下至膝盖。监测血压，留置导尿。固定带位于胸部或膝部（图45.7）。图示为消毒铺巾区域。
　　手术区域用无菌单铺成方形，腹股沟区域覆盖无菌巾。双下肢分别铺无菌巾（图45.8）。最后薄膜巾覆盖手术区域。

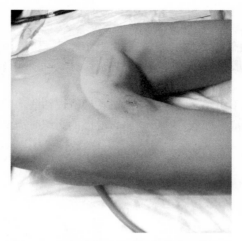

图45.7 双侧腹股沟区域消毒铺巾，包括大腿前面近端，上至脐水平

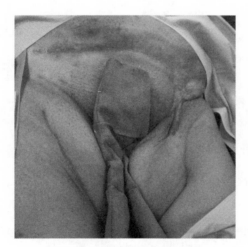

图45.8 薄膜巾覆盖前铺无菌巾

1.10 麻醉

股动脉阻断前静脉给予肝素（80~100 IU/kg）。准备鱼精蛋白（1 mg中和100 IU肝素），以备吻合完成后使用。建立静脉通路，在有显著出血时使用。条件允许时检测有创动脉血压。准备碳酸氢钠注射液和血管升压药，在开放阻断时可能影响血压或导致血钾和乳酸变化。

2 手术过程

根据拟行手术的血管做不同的切口，一般情况下，切口相似。对于CFA需做横切口以避免腹股沟区折叠；对于股深动脉，可采用较长的纵切口（图45.9）。

逐层切开皮肤及皮下组织至缝匠肌内侧。在健侧评估股动脉搏动，注意避免直接分离动脉以免造成淋巴瘤。在分离富含淋巴的组织时需要进行双侧的结

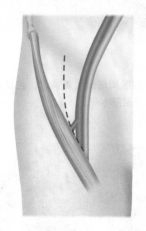

图45.9 缝匠肌和髂前上棘与切口的相对位置

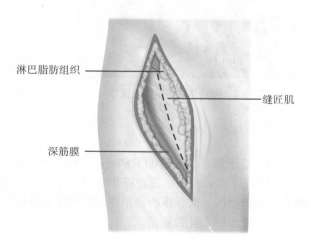

图45.10 切开皮肤后，逐层分离皮下组织至股管

扎及修剪（图45.10）。

　　打开股管暴露股动脉，逐层分离，暴露股深动脉、SFA和CFA以及其周围，以便术中控制及阻断（图45.11）。

　　在健侧及患侧均需选取合适的位置进行血管切开。理论上应选取容易被控制、阻断的血管节段（图45.12）。此外，即便选取的血管常与病变的血管

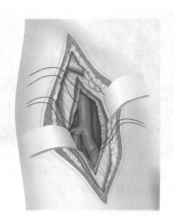

图45.11　打开股管，分离CFA、SFA和股深动脉，环绕血管阻断带

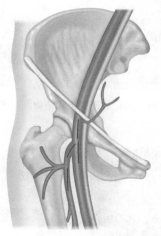

图45.12　CFA、SFA和股深动脉上可能的动脉切开位置
该位置需根据动脉及疾病决定，CFA切开位置过高可能导致移植物扭曲，肥胖患者尤甚。

做缝合，但还是应尽量选取健康的血管。黑线标注出了血管切开的不同部位（图45.13~图45.15）。

建立隧道。最佳方式是暴露腹股沟韧带及腹前筋膜。用1根手指由左右腹股沟切口进入，沿腹前筋膜钝性分离，建立隧道。主动脉直钳可用于辅助建立

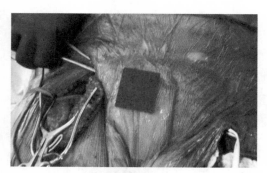

图45.13 主动脉钳辅助建立皮下隧道。注意隧道两端位置，降低移植物扭曲可能

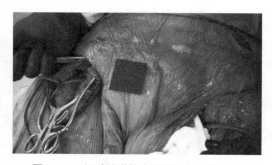

图45.14 经过隧道拉出移植物，注意方向

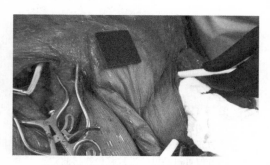

图45.15 通过隧道，移植物方向合适

隧道（图45.13~图45.15）。

　　阻断血管时需静脉给予肝素。3分钟后切开血管，修剪成斜口。动脉严重病变时可行股动脉内膜切除术（图45.16）。

　　使用单股缝线连续缝合，进行血管吻合（图45.17）。冷藏静脉、涤纶和同种异体股静脉时使用聚丙烯缝线缝合。当使用PTFE血管时，使用PTFE缝线。

　　完成股动脉—股动脉旁路术（图45.18~图45.20）。确保避免移植物扭曲，需检查动脉搏动及超声下评估移植物血供。此外，移除牵开器及拉钩，确保未造成新的扭曲，对于肥胖患者尤其需要注意。

　　完成吻合：

　　吻合完成后常常会出现移植物针孔出血。可通过压迫或压迫加止血药物来控制出血。仔细探查有无出血需缝合修补。若持续出血，可使用鱼精蛋白中和肝素。

　　止血后，冲洗切口，用可吸收缝线逐层关闭切口。单股可吸收线皮下缝合皮肤。最后使用皮肤黏合剂量关闭切口。

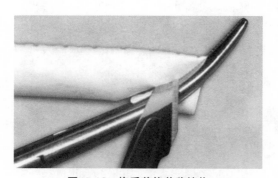

图45.16　梅氏剪修剪移植物

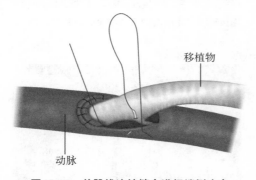

移植物

动脉

图45.17　单股线连续缝合进行端侧吻合

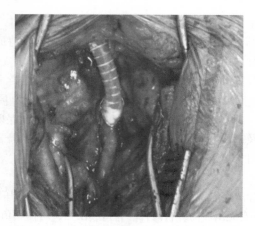

图45.18　移植物至CFA端侧吻合完成。左股动脉至腘动脉支架位于吻合口远端

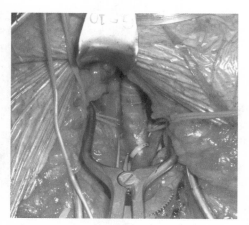

图45.19　完成右侧移植物至CFA的端侧吻合

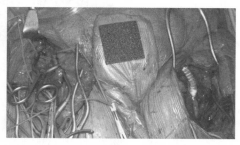

图45.20　股动脉—股动脉旁路术完成，关闭切口前

3　术后

3.1　并发症

术后常见并发症包括：出血或血肿；淋巴囊肿；感染；移植物扭曲或血栓。术后少见并发症包括：移植物感染；假性动脉瘤。

3.2　术后结果

术后长期通畅率2年达80%，5年通畅率为60%；可能需供血侧髂动脉支架辅助保持通畅；可能需要血栓切除术或再次外科手术；伤口并发症需积极处理，避免双腹股沟切口的高风险并发症，对于血清肿应放置引流物，以及必要时用缝匠肌皮瓣覆盖移植物。

3.3　出院随访

术后2周后随访切口情况。术后3个月复查移植物内血流情况。终身超声监测移植物内血流情况，若监测结果没有异常，术后第1年每3个月复查一次，第2年每6个月复查一次，此后2年每年复查一次。

3.4　专家电子邮箱

邮箱地址：stepheel@ohsu.edu

参考文献

[1]　Ricco JB，Probst H. on behalf of the French University Surgeons Association (AURC). Long-term results of a multicenter randomized study on direct versus crossover bypass for unilateral iliac artery occlusive disease[J]. J Vasc Surg, 2008, 47: 45-54.

[2]　Eiberg JP，Roder O，Stahl-Madsen M，et al. Fluoropolymer-coated Dacron versus PTFE grafts for femorofemoral crossover bypass: a randomized trial[J]. Eur J Vasc Endovasc Surg, 2006, 32: 431-438.

译者：燕超
审校：尹黎，刘震杰

测试

问题1. 以下哪项可用于股动脉—股动脉旁路术（　　　）

　a. 外支撑的PTFE

　b. 涤纶血管

　c. 冰冻的大隐静脉

　d. 隐静脉

　e. 以上全部

问题2. 股—股动脉旁路两年通畅率最接近（　　　）

　a. 20%

　b. 40%

　c. 60%

　d. 80%

问题3. 股—股动脉旁路移植物隧道最重要的标志点是（　　　）

　a. 股静脉

　b. 股深动脉

　c. 腹股沟韧带

　d. 缝匠肌

问题4. 在决定股动脉—股动脉旁路术前无须考虑以下哪项因素（　　　）

　a. 存在同种异体血管

　b. 对侧股动脉搏动合适

　c. 血管腔内支架

　d. 外科手术

答案：

1.e　2.c　3.c　4.a

482

第四十六章　外周动脉假性动脉瘤栓塞术

Ashley K Vavra, Mark K Eskandari

1　术前准备

1.1　适应证和禁忌证

外周动脉假性动脉瘤栓塞术的适应证为：巨大或持续增大的有症状或无症状的内脏、下肢、上肢和颈部假性动脉瘤。

外周动脉假性动脉瘤栓塞术的相对禁忌证为：①假性动脉瘤位于需保持通畅的重要血管上；②小口径血管或严重扭曲/成角的血管。

1.2　循证证据

鉴于内脏或外周假性动脉瘤发生率较低，对包括弹簧圈在内的血管介入技术治疗动脉瘤进行长期随访分析的文献报道有限。根据现有文献，与开放手术相比，假性动脉瘤介入栓塞治疗并发症发生率更低，远期技术成功率为80%~100%[1]。

与真性动脉瘤相比，内脏假性动脉瘤破裂风险较高，具有早期干预指征[2-3]。

1.3　手术器械

（1）超声；

（2）固定成像的透视机，包括精确模式单元（图46.1）；

（3）兼容不同导管型号的能处理各类目标血管的同轴导管系统；

（4）配合导管定位和弹簧圈释放的鞘管；

（5）弹簧圈（可回收和不可回收）；

（6）相关辅助材料；

（7）覆膜支架（例如GORE Viabahn、Atrium iCAST）；

（8）可吸收生物材料（明胶海绵、Oxycel）；

（9）不可吸收微粒（聚乙烯醇、栓塞剂）；

（10）聚合物（Onyx胶）。

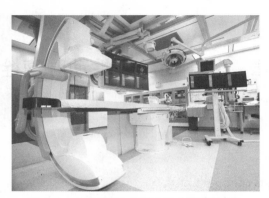

图46.1　血管造影机是腔内治疗的重要元件

1.4　术前准备与风险评估

术前需要进行的无创检查为超声、CT血管造影、核磁共振血管造影。有创血管造影是诊断的金标准。术前风险评估见表46.1。

表46.1　风险评估

低风险	中等风险	高风险
①无症状；②较小的假性动脉瘤；③瘤颈较细	①瘤颈较宽；②血管迂曲	①高龄；②合并多种疾病；③伴有破裂或出血

1.5　术前核查

术前核查的步骤和有关项目见表46.2。

表46.2　术前核查

入手术室	手术开始	出手术室
①确认造影剂过敏史及处置措施；②确认患者血型和交叉配血（考虑有出血风险）；③确认操作部位和入路（穿刺或开放）；④确定设备运转正常	①预防性应用抗生素；②明确麻醉关注点	①确认手术过程；②确认术后护理及监护计划

1.6　决策流程

决策流程，见图46.2。

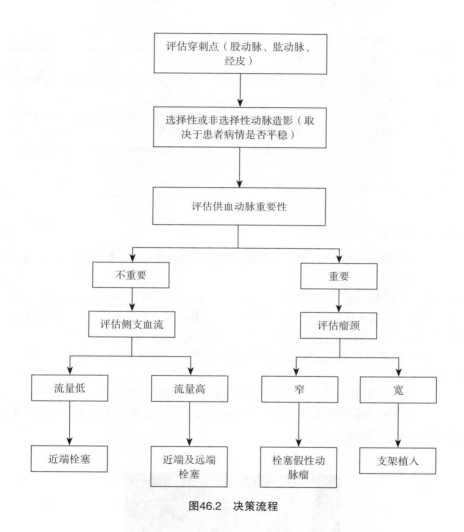

图46.2　决策流程

依据假性动脉瘤的位置，采用股动脉或肱动脉入路；处理创伤或不稳定的患者，必须考虑到介入治疗中超选血管造影的时间因素的制约；明确解剖关系后，评估保留或者牺牲供血血管；必要时评估瘤颈的大小来决定弹簧圈栓塞治疗及是否使用支架。对于非重要血管或者高流量侧支血管，有必要进行近远端的栓塞。

1.7 要点与难点

该项技术的要点与难点，见表46.3。

表46.3 要点与难点

要点与难点	详解
要点	①为保证血流完全阻断，弹簧圈必须形成一个紧密牢固的结构，而非开放结构从而影响血栓的形成； ②弹簧圈太小会有远端栓塞的风险。预先安置一个大 1~2 mm 的锚定弹簧来防止后续弹簧圈安置时远处栓塞的发生； ③导管和弹簧圈的直径应该相匹配，带侧孔的导管会影响弹簧圈的释放，聚氨酯导管则会在释放过程中产生过度的摩擦，在操作中应避免使用
难点	有潜在凝血障碍风险的患者，弹簧圈血管栓塞阻断过程会延长

1.8 手术解剖

对于股动脉入路，穿刺点应选择股总动脉跨股骨头处，股深动脉起始部以上（图46.3）。

对于肱动脉入路，左侧肱动脉通常为降主动脉和腹主动脉提供更直接的入路。左侧肱动脉入路要避免导管或导丝进入无名动脉或颈动脉而导致的围术期脑卒中。肘前窝上方1 cm的穿刺点要注意术后肱骨头压迫的问题（图46.4）。

考虑到假性动脉瘤供血血管重建的风险，必要时应行近端和远端栓塞（图46.5）。

受累血管的扭曲和成角增加术中选择栓塞血管和固定导管的难度（图46.6）。

如果假性动脉瘤为宽颈，需要放置覆膜支架，防止弹簧圈栓塞或促凝药物的远端栓塞（图46.7）。

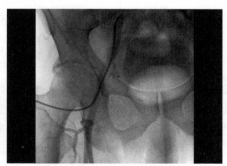

图46.3 经股骨头上方行右侧股总动脉造影明确栓塞左侧髂内动脉假性动脉瘤

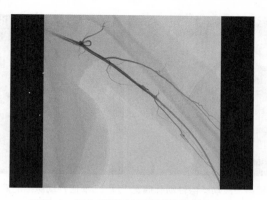

图46.4　经左侧肱动脉穿刺栓塞脾动脉瘤

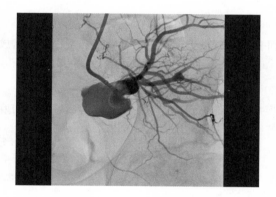

图46.5　髂内分支动脉瘤显示动脉瘤流出道有多支分支动脉

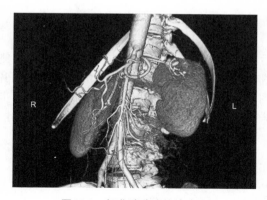

图46.6　扭曲脾动脉的动脉瘤

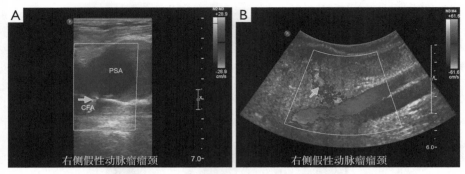

图46.7　超声下股动脉假性动脉瘤宽/短和长/窄假性动脉瘤的瘤颈解剖形态
PSA，假性动脉瘤；CFA，股总动脉。

1.9　体位

患者取仰卧位；手臂放置可根据手术路径和透视区域摆放。

1.10　麻醉

对于合并疾病较多的患者优先考虑局部麻醉或区域阻滞麻醉并给予麻醉监护；对于手术持续时间较长的患者需要全麻。

2　手术过程

2.1　切口

手术切口方面：经皮穿刺股动脉或肱动脉可使用超声辅助。或选择在直视下切开置入鞘管，尤其是大鞘管置入较细的肱动脉。

2.2　步骤

建立通路后置入匹配的鞘管，先行非选择性造影明确侧支血流和是否有出血及来源（图46.8）。小直径的亲水导丝和成角的导管可用来通过流入道进行超选造影（图46.9）。治疗假性动脉瘤或动脉瘤的手术步骤参照上述过程（图46.10）。结束造影保证假性动脉瘤和动脉瘤的完全封闭（图46.11）。

2.3　缝合

（1）拔除6 Fr的鞘管后手动压迫穿刺点。
（2）可使用血管闭合装置，包括：

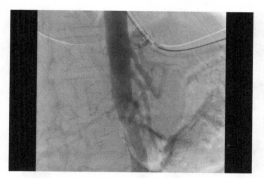

图46.8　腹腔动脉造影显示远端的脾动脉瘤

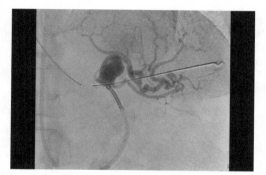

图46.9　选择性脾动脉造影显示动脉瘤和流出道

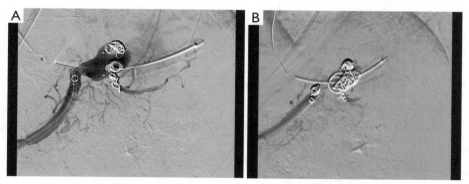

图46.10　可分离的弹簧圈的释放在脾动脉瘤近端和远端的灌流血管

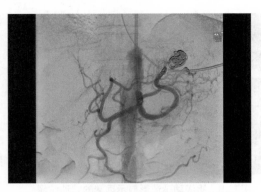

图46.11　结束造影显示动脉瘤从循环中隔绝

1）Boomerang血管封堵器；

2）胶原蛋白塞（如Angioseal）；

3）血管夹（如Starclose）；

4）血管缝合装置（如Perclose）。

3　术后

3.1　并发症

术后常见并发症包括：穿刺部位并发症如疼痛、血肿（股动脉或肱动脉鞘管相关的神经压迫需要减压）；假性动脉瘤。

术后少见并发症包括：栓塞血管再通；弹簧圈的移位或栓塞；术中血管破裂；严重终末器官缺血。

3.2　术后结果

术后的预期结果为：①80%~90%的患者达到动脉瘤初期隔绝，再干预患者成功率为100%；②有感染和炎症时，可能发生动脉瘤侵蚀或再通，伴或不伴有继发出血或破裂，如胰腺炎相关的脾动脉假性动脉瘤。

3.3　出院随访

影像学随访能够明确动脉瘤隔绝情况。影像学检查通常选择CTA、MRA和超声。根据患者的主诉和术后情况考虑影像学检查时机，推荐至少术后30 d进行随访。

3.4 专家电子邮箱

邮箱地址： ashleyvavra@yahoo.com

3.5 网络资源

www.vascularweb.org Society of Vascular Surgeons

参考文献

[1] Frankhauser GT, Stone WM, Naidu SG, et al. The minimally invasive management of visceral artery aneurysms and pseudoaneurysms[J]. J Vasc Surg, 53: 966-970.

[2] Guillon R, Garcier JM, Abergel A, et al. Management of splenic artery aneurysms and false aneurysms with endovascular treatment in 12 patients[J]. Cardiovasc Int Radiol, 2003, 26: 256-260.

[3] Tessier DJ, Stone WM, Fowl RJ, et al. Clinical features and management of splenic artery pseudoaneurysm: case series and review of the literature[J]. J Vasc Surg, 2003, 35(5): 969-974.

译者：燕超
审校：尹黎，刘震杰

测试

问题1. 以下哪种检查是假性动脉瘤的诊断金标准（　　　）

   a. CT造影

   b. 核磁造影

   c. 穿刺造影

   d. 超声

问题2. 多流出道的假性动脉瘤的最佳治疗手段是以下哪项（　　　）

   a. 应用覆膜支架

   b. 只栓塞假性动脉瘤

   c. 栓塞动脉瘤的近端和远端

   d. 凝血酶注射

问题3. 下列哪些因素会影响在假性动脉瘤腔内治疗中弹簧圈的使用（　　　）

   a. 目标血管需要保持通畅

   b. 目标血管严重的扭曲或成角

   c. 严重的动脉粥样硬化疾病

   d. 以上都对

问题4. 34岁的女性患者经左侧肱动脉入路进行脾动脉瘤栓塞。术后患者出现大拇指和小指的麻木和刺痛。最可能的诊断是（　　　）

   a. 肱部鞘管操作所致血肿

   b. 正中神经的直接损伤

   c. 肱动脉血栓形成

   d. 肱动脉入路引起的栓塞

答案：1.c　2.c　3.d　4.a

492

第四十七章　内漏栓塞治疗

LeAnn A Chavez, John G Carson

1　术前准备

1.1　适应证

内漏的定义为：动脉瘤腔内出现持续性血流现象。

内漏的分型包括：

Ⅰ：因移植物近端或远端与病变动脉之间未能完全封闭。

Ⅱ：侧支动脉血流持续返流至动脉腔内。

Ⅲ：移植物中段纤维断裂或移植物模块之间脱节。

Ⅳ：移植物壁孔率过大。

手术的干预指征包括：Ⅰ型或Ⅲ型内漏；Ⅱ型内漏瘤腔持续性扩张。

手术禁忌包括：肾功能衰竭/肾功能不全；菌血症；造影剂过敏。

1.2　循证证据

Ⅱ型内漏的发生率为10%~25%[1-2]。大多数Ⅱ型内漏可自发性修复[3]；持续性Ⅱ型内漏可引起动脉瘤腔增大[4]；再次介入手术修复内漏的成功率是43%[5]。

1.3　手术器械

手术器械见图47.1。

（1）影像学检查或动脉造影；

（2）透视设备；

（3）造影剂；

（4）注射用肝素水；

（5）5 Fr微穿鞘；

（6）4~7 mHz 线阵超声；

（7）0.035英寸弯头导丝；

（8）0.035英寸Rosen导丝；

（9）5 Fr 鞘；

（10）5 Fr 猪尾导管；

（11）5 Fr 亲水导管；

（12）2.8 Fr 微导管；

（13）0.014英寸亲水导丝；

（14）弹簧圈/聚合物；

（15）缝合器（根据实际情况选用）。

1.4 术前准备与风险评估

根据美国麻醉医师麻醉风险分级见表47.1[6]；动脉评估见表47.2。

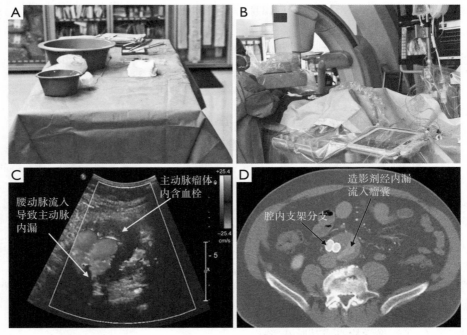

图47.1 手术器械及准备

（A）备有手术材料的无菌操作台，并有其他材料储存备用；（B）为医生提供行右股动脉置管造影空间的导管室，注意透视面板也应无菌覆盖；（C，D）术前超声和CT影像资料。

表47.1　风险评估

低风险	中等风险	高风险
①一般状况良好； ②轻微系统性疾病	①严重系统性疾病	①威胁患者生命健康的系统性疾病； ②非手术治疗即将死亡的患者； ③脑死亡患者并且器官将用于移植

表47.2　动脉评估

低风险	中等风险	高风险
①股动脉和髂动脉无斑块或轻度斑块	①股动脉和髂动脉中度斑块； ②髂动脉扭曲	①股动脉和髂动脉严重斑块； ②髂动脉严重扭曲； ③合并髂动脉瘤； ④下肢流出道受阻

1.5　术前核查

术前核查的步骤和有关项目见表47.3。

表47.3　术前核查

入手术室	手术开始	出手术室
①术中所需材料及库存；②术前影像学资料；③实验室检查结果：血常规、肌酐、电解质、凝血功能；④患者和医生相应的射线保护措施；⑤标记穿刺点	①双人核对患者信息（住院号和出生日期）；②明确手术方案；③明确入路；④过敏史；⑤确认术前抗生素用药；⑥确认设备运转正常	①确认手术结束时间；②全部透视时间和放射量；③造影剂类型和用量；④记录术中使用的材料

1.6　决策流程[7]

决策流程，见图47.2。

建议影像学复查。复查时间取决于内漏、临床可疑度、观察和治疗的预期结果。如果栓塞后内漏仍然持续，可考虑：（1）经皮再次介入治疗：①经腹膜入路；②经腰动脉入路。（2）开放手术：①腹腔镜下夹闭；②开放手术修补。

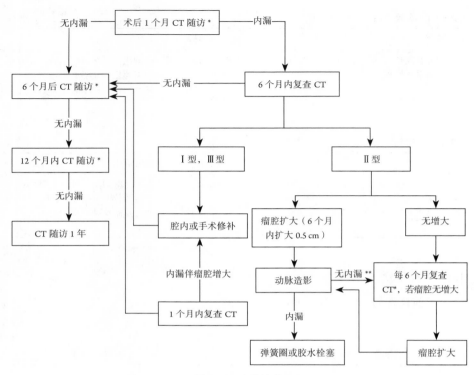

图47.2　决策流程

*，影像学复查包括超声和（或）CT扫描；**，造影未证实内漏，可以考虑影像学复查或手术修补。

1.7　要点与难点

该技术的要点与难点，见表47.4。

表47.4　要点与难点

要点与难点	详解
要点	①选择合适的影像学检查； ②配备各种栓塞产品； ③适当透视成像技术使内漏来源更容易显影（如放大和角度）
难点	①术前影像资料准备不完备，可能会延长手术过程，增加造影剂用量及射线暴露剂量； ②材料准备不完备，会导致出现不必要的操作，增加患者的射线暴露剂量； ③透视角度不合适可能会影响对内漏来源的判断

1.8　手术解剖[8]

手术解剖，见图47.3。

腹主动脉有多个分支。盆腔的分支可提供进入内漏的腔内入路。前臂分叉处可能在肘部折痕处上下存在2~4 cm的变异。超声检查有助于避免不必要的损伤。

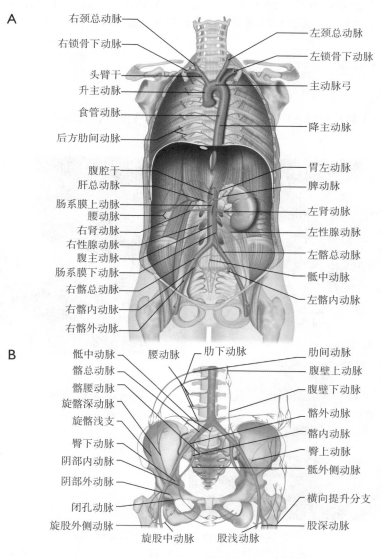

图47.3　手术解剖示意图

（A）腹主动脉及其分支；（B）盆腔分支。

1.9　体位

患者取仰卧位。采取适当的造影防护措施；暴露腹股沟区并做手术准备；备上肢入路，需要注意左侧上肢容易制约导管进入胸主动脉分支。

1.10　麻醉

患者清醒状态给予1%利多卡因适当镇静；术中监测：无创血压带；脉搏、经皮血氧饱和度；自动测量记录；经鼻导管吸氧。

2　手术过程[9]

2.1　切口

（1）超声引导下明确入路通畅性和动脉病变部位，见图47.4。

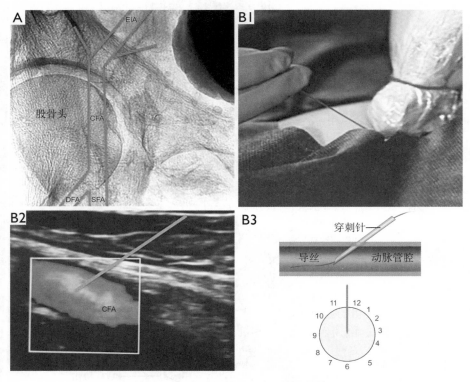

图47.4　超声引导下明确入路通畅性

（A）股动脉造影显示动脉血管和体表标志的关系（EIA，髂外动脉；CFA，股总动脉；DFA，股深动脉；SFA，股浅动脉）；（B1，B2，B3）超声探头行右侧腹股沟动脉纵行扫外观图（蓝色线条是穿刺针超声下轨迹。穿刺针应在横断面12点钟方向进入动脉。CFA，股总动脉）。

（2）髂动脉和耻骨联合骨性标志有助于定位股总动脉。

（3）肱动脉走行经过肘窝折痕处两指。注意尺动脉和桡动脉的高分叉可能。

2.2　步骤

手术步骤，见图47.5。

（1）如需通过肠系膜下动脉进入肠系膜上动脉，或从股总动脉进入髂内动脉入路，则需评估手臂解剖情况。

（2）动脉造影并用0.035英寸亲水导丝和超选导管选入血管（肠系膜上动脉或髂内动脉）。

（3）推进微导管并将0.014英寸的导丝置入瘤腔内。

（4）经导管置入栓塞剂或弹簧圈。

（5）完成动脉造影。

（6）结束（见后面步骤）。

2.3　缝合

（1）如使用了抗凝药物：

1）在拔出动脉鞘管前检测ACT；

2）在ACT<180 sec的时候拔除鞘管较安全；

3）止痛药有助患者配合拔出鞘管。

（2）股动脉入路：

1）卧床；

2）皮肤穿刺点前近端约两手指处压迫；

3）暴露同侧足部以利于观察足部颜色变化；

4）可以应用多普勒超声检测远端信号；

5）5~6 Fr鞘管，需要压迫20 min；

6）更大的鞘管需压迫超过30 min；

7）鞘管移除后患者仍需平躺6 h；

8）反Trendelenburg体位时可抬头。

（3）肱动脉入路：

1）和股动脉的操作过程相似；

2）监测远端脉搏和同侧肢体是否出现神经损伤。

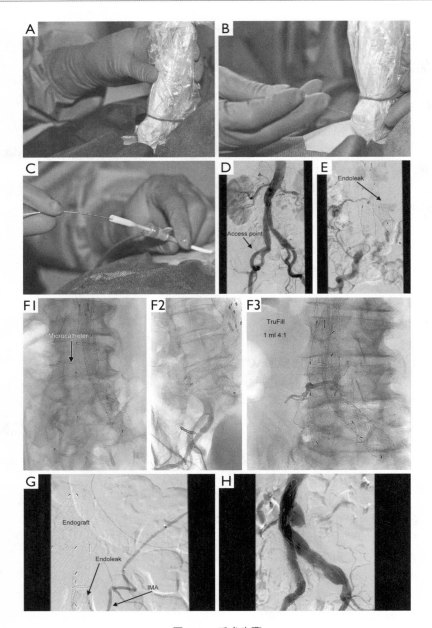

图47.5　手术步骤

（A）超声定位血管；（B）1%利多卡因皮下注射，22号针头行超声引导下穿刺；（C）Seldinger穿刺技术置入导丝并行造影明确，传入鞘管，肝素水冲洗；（D）置入长导丝及猪尾导管。前后位定位内漏。考虑系统性抗凝；（E）右侧轴向位置再次观察内漏；（F1）经鞘管腔内栓塞；（F2）置入弹簧圈或高聚合材料进入瘤腔；（F3）造影明确内漏栓塞成功；（G）动脉造影提示内漏来自肠系膜下动脉；（H）Ⅲ型内漏的造影结果。

3 术后

3.1 并发症

术后常见并发症包括：①内漏处仍有持续血流或内漏复发；②穿刺点并发症（如血肿、假性动脉瘤、动静脉瘘和感染）；③后腹膜血肿；④交换或拔出鞘管时出现迷走神经反射。

术后少见并发症包括：①肾衰竭；②偏瘫；③神经损伤；④移植物感染。

3.2 术后结果

动脉瘤腔顺利栓塞；影像随访确认瘤腔栓塞；内漏消失并且瘤腔缩小；患者可以当天出院。

3.3 术后随访

术后分别在1个月、6个月、1年行影像学随访。随访内容包括CT血管造影、超声[10-11]。

3.4 专家电子邮箱

邮箱地址：john.carson@ucdmc.ucdavis.edu

3.5 网站或其他资源

（1）www.depy.com
（2）www.terumomedical.com
（3）www.cook.com
（4）www.vasularweb.org
（5）Cronenwett JL，Johnston KW. Rutherford's Vascular Surgery[M]. 7th ed. Philadelphia：Saunders，2010.
（6）Ultrasound for Surgeons：A Basic Course[EB/OL]. 2nd Edition CD. http://www. facs.org/education/ultrasound/course.html

参考文献

[1] Rhee SJ，Ohki T，Veith FJ，et al. Current status of management of type II endoleaks after endovascular repair of abdominal aortic aneurysms[J]. Ann Vasc Surg，2003，17：335-344.

[2] Piazza M，Frigatti P，Scivere P，et al. Role of aneurysm sac embolization during endovascular aneurysm repair in the prevention of type II endoleak-related complications[J]. J Vasc Surg，2013，57：934-941.

[3] Owens CD，Yeghiazarians Y. Handbook of Endovascular Peripheral Interventions[M]. New

York: Springer, 2012.

[4]　Sacrac TP, Gibbons C, Vargas L, et al. Long-term follow up for type II endoleak embolization reveals the need for close surveillance[J]. J Vasc Surg, 2012, 55: 33-40.

[5]　Aziz A, Menias CO, Sanchez LA, et al. Outcomes of percutaneous endovascular intervention for type II endoleak with aneurysm expansion[J]. J Vasc Surg, 2012, 55: 233-1267.

[6]　American Society of Anesthesiologists. (2011). ASA physical status classification system[EB/OL]. [2013-03-11]. http://www.asahq.org/Home/For-Members/Clinical-Information/ASA-Physical-Status-Classification-System.

[7]　Karch LA, Henretta JP, Hodgson KM, et al. Algorithm for the diagnosis and treatment of endoleaks[J]. Am J Surg, 1999, 178: 225-231.

[8]　Uflacker R. Atlas of Vascular Anatomy an Angiographic Approach[M]. 2nd ed. Philadelphia: Lippincott Williams & Wilkins, 2007.

[9]　Owens CD, Yeghiazarians Y. Handbook of Endovascular Peripheral Interventions[M]. New York: Springer, 2012.

[10]　Chaer RA, Gushchin A, Rhee R, et al. Duplex ultrasound as the sole long-term surveillance method post-endovascular aneurysm repair: a safe alternative for stable aneurysms[J]. J Vasc Surg, 2009, 49: 845-849.

[11]　Schmieder GC, Stout CL, Stokes GK, et al. Endoleak after endovascular aneurysm repair: duplex ultrasound imaging is better than computed tomography at determining the need for intervention[J]. J Vasc Surg, 2009, 50: 1012-1017.

译者: 燕超
审校: 尹黎, 刘震杰

测试

问题1. 患者经右侧肱动脉行血管造影。在恢复室,患者诉右手无力和麻木。穿刺点处可见明显血肿。行尺动脉及桡动脉超声检查可见信号。下一步最合理的处理措施是( )

  a. 栓塞后行抗凝治疗

  b. 安抚患者此为肱动脉手术入路常见并发症,需要立即手术

  c. 检查穿刺点,排除腕管血肿

  d. CT或MRI评估有无脑卒中

问题2. 支架修复的腹主动脉Ⅱ型内漏成功动脉栓塞后,建议( )

  a. 无影像学随访必要性

  b. 1个月内CT复查

  c. 1个月内超声复查

  d. 1个月内同时行CT和超声检查

  e. 1个月内超声或CT检查

问题3. 合并高血压,糖尿病和慢性肾脏疾病Ⅱ期的腹主动脉瘤患者行支架植入治疗后即刻出现内漏。1个月内随访,瘤腔无明显变化。6个月后CT复查,瘤腔扩大1 cm。下一步最合理的处理措施是( )

  a. 择期动脉造影,术前无须实验室检查

  b. 行肌酐检查得到基线值并考虑行造影

  c. 慢性肾脏疾病Ⅱ期应行开放手术治疗,动脉造影是禁忌

  d. 1年时行CT随访

问题4. 5.5 cm的腹主动脉瘤行腔内修复。完成后，动脉造影提示Ⅰ型内漏。下一步处理措施为（　　）

  a. 1个月内CT扫描

  b. 出院前超声或CT检查

  c. 球囊压迫，必要时扩张主动脉

  d. 开放修复

问题5. 支架断裂属于以下哪种（　　）

  a. Ⅰ型内漏

  b. Ⅱ型内漏

  c. Ⅲ型内漏

  d. Ⅳ型内漏

答案：1.c　2.e　3.b　4.c　5.c

第四十八章　股动脉吻合口动脉瘤

Mitchell R Weaver, Alexander D Shepard

1　术前准备

1.1　适应证

无症状动脉瘤：直径≥2.0~2.5 cm；瘤腔内含有大量附壁血栓。

有症状性动脉瘤：局部压迫（静脉或神经相关症状）；破裂/出血；感染；血栓形成或远端血栓栓塞导致的肢体缺血[1]（图48.1）。

1.2　循证证据

当股动脉吻合口动脉瘤<2 cm时，较少出现并发症，较大的动脉瘤易导致局部并发症和肢体缺血[1-3]。

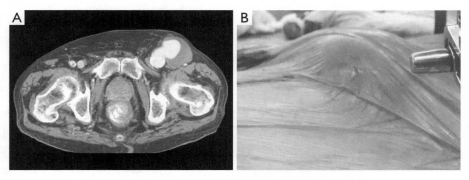

图48.1　左股动脉吻合口动脉瘤

（A）CT检查发现左股动脉吻合口动脉瘤；（B）巨大股动脉吻合口动脉瘤表现为左腹股沟搏动性包块。

1.3 手术器械

固定牵开器：用于手术野的充分暴露（图48.2A）。

球囊阻断导管（#3，4和5 Fr）：在标准暴露困难或危险时，帮助控制血管（图48.2B）。

移植物：用作原位重建。根据流入道和流出道的大小选择移植物的管径。一般移植物大小可介于较大的流入道和较小的流出道之间（图48.2C）。

对于血管可能难以控制的直径较大、迅速扩张或破裂的吻合口动脉瘤，应考虑自体血回输（图48.2D）。

1.4 术前准备与风险评估

术前，腹部、骨盆和下肢的CT血管造影是首选的影像学检查；对于慢性肾病的患者可以选择MRI检查。测量双下肢多普勒计算踝臂指数（ABI）来评估肢体灌注。

术前，利用ACC/AHA 2007年非心脏手术围术期心血管评估和护理指南[4]进行风险评估。

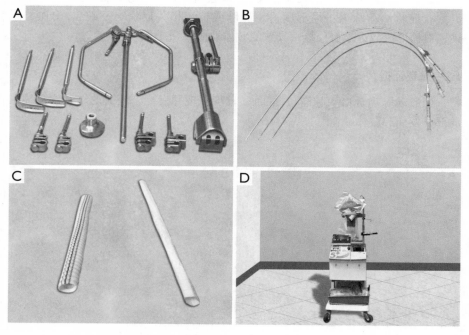

图48.2 手术器械

（A）固定牵开器；（B）球囊阻断导管，带注射器和活塞；（C）人工血管；（D）自体血回输系统。

1.5　决策流程

决策流程，见图48.3。

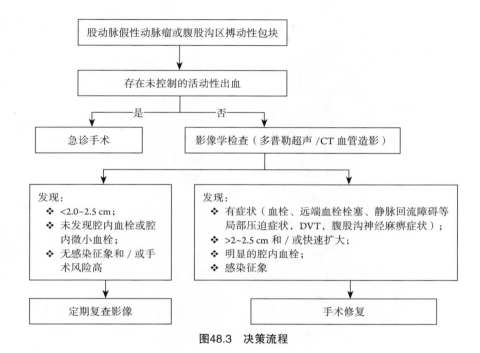

图48.3　决策流程

1.6　要点与难点

该项技术的要点与难点，见表48.1。

表48.1　要点与难点

要点与难点	详解
要点	①对其他吻合口进行影像学检查以明确有无动脉瘤； ②发现吻合口周围积液和／或移植物缺失是可能出现的感染迹象； ③由于手术中常会遇到致密的疤痕组织，故分离组织时最好用锋利的手术刀（#15 刀片）而非剪刀； ④股浅动脉通常相对疤痕化程度较轻，故对于致密的瘢痕化的术区，可从股浅动脉开始进行暴露。确定股浅动脉位置后，继续深入解剖
难点	①在暴露致密瘢痕化的动脉时，应避免进入外膜和中膜之间。当无意中进入时，这个平面经常表现为"易于解剖"的自然解剖平面。但缺少外膜的支持后，"动脉外膜切除术"后的动脉壁太过于脆弱，难以固定缝合线； ②仔细寻找股总动脉的分支，以及近端股动脉最深处，如旋股内侧动脉和旋股外侧动脉。无意中损伤或打开动脉瘤前控制不佳可能导致意外出血及失血过多； ③避免损伤邻近神经和静脉

1.7 手术解剖

手术步骤，见图48.4。

浅层解剖

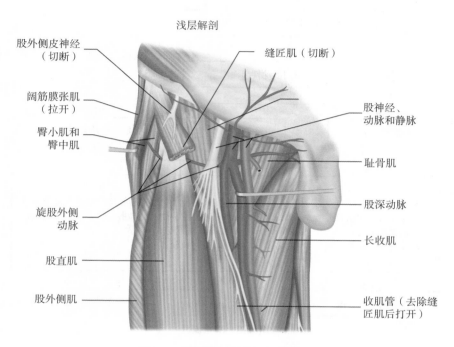

股外侧皮神经
（切断）

阔筋膜张肌
（拉开）

臀小肌和
臀中肌

旋股外侧
动脉

股直肌

股外侧肌

缝匠肌（切断）

股神经、
动脉和静脉

耻骨肌

股深动脉

长收肌

收肌管（去除缝
匠肌后打开）

图48.4 腹股沟区血管解剖示意图

1.8 体位

手术体位，见图48.5。

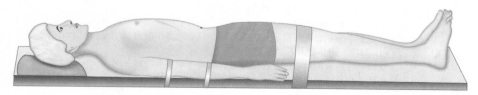

图48.5 患者平卧于手术台上

1.9　麻醉

手术采用全身麻醉或局部麻醉（硬膜外麻醉）。由于手术的潜在风险，可能会延长手术时间，应避免单独使用椎管麻醉。

2　手术过程

2.1　切口

通常选择原疤痕处行手术切口。由于这些手术的复杂性质（如同一位置再次手术、大面积暴露、近端动脉反复手术），这些患者继发淋巴瘘的风险较高[5]。结扎任何可能包含淋巴管道的组织都必须十分小心，尽量避免仅用电切法离断组织。为控制巨大动脉瘤近端供血动脉或人工血管，考虑取腹股沟韧带上方斜切口（图48.6）。

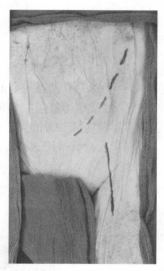

图48.6　为控制近端供血动脉或人工血管，取腹股沟韧带上方斜切口

2.2　步骤

在进入动脉瘤之前应尝试阻断流入和流出血管。但是由于股动脉吻合口动脉瘤附近常常有致密的瘢痕组织，所以在进入动脉瘤之前完全阻断血管较为困

难，在这种情况下，球囊阻断导管可能更加有效（图48.7）。

　　大多数情况下在旧移植物和患者动脉之间植入新的人工血管是最可靠的修复手段。然后切除动脉瘤，并将流入血管和流出血管重新与正常动脉壁吻合。吻合口缝合应置于正常健康的动脉中，确保无张力缝合。可以根据实际情况选择不同的缝合方式。当股浅动脉和股深动脉都受累时，应尽可能保证吻合后两者都血流通畅（图48.8A~C）。当股浅动脉闭塞或病变范围较广时，只需重建股深动脉（图48.8D~E）。有时股总动脉与髂外动脉之间存在明显反流（如反流至同侧肢体的腹壁下动脉），此时保证股动脉之间交通支的通畅尤为重要。此时，我们推荐插入人工血管连接近端股总动脉和远端股总动脉或股深动脉（无论是否需要放置第二根移植物）的方法来重建股总动脉（图48.8F）。

2.3　缝合

　　严密止血后，通常对三层组织逐层缝合以使切口无张力闭合。当患者存在较多软组织缺失时，需考虑肌皮瓣移植，确保有足够的软组织覆盖移植物（图48.9）。

2.4　腔内治疗

　　从解剖或生理学角度来说，开放手术风险过高的股动脉吻合口动脉瘤患者可考虑腔内治疗[6-7]。腔内技术包括从原移植物到流出动脉内植入覆膜支架（图48.10A~C）。但是在髋关节屈曲区域放置的支架通常不耐用，鲜有成功的长期数据报道。迄今为止，我们未发现有采用这种方法的必要性。

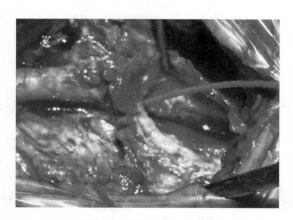

图48.7　球囊阻断股深动脉

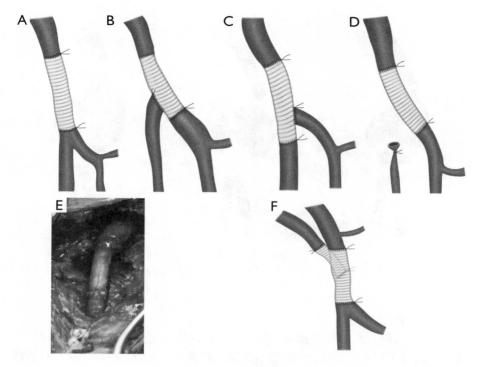

图48.8　手术步骤

（A）从原有移植物中插入新的人工血管至远端股总动脉；（B）从原有移植物中插入新的人工血管至股浅动脉（端端吻合），股深动脉与移植物行端侧吻合；（C）从原有移植物中插入新的人工血管至股深动脉（端端吻合），股浅动脉与移植物行端侧吻合；（D）示意图及术中照片（E）植入移植物连接股深动脉，结扎病变股浅动脉；（F）重建时避免血液返流入髂动脉。

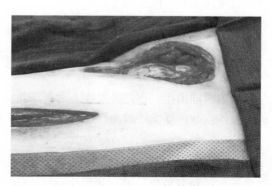

图48.9　术中图片：皮瓣移植覆盖移植物

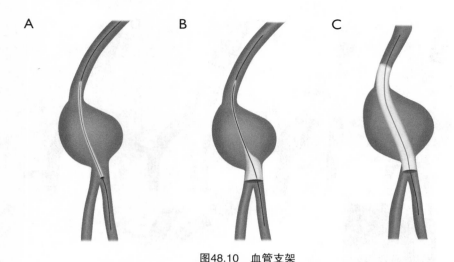

图48.10　血管支架

（A）置于动脉瘤内；（B）部分释放；（C）全部释放支架，隔绝动脉瘤。

腔内治疗需考虑：

（1）入路：主动脉双股动脉移植物术后，移植物分叉处可能角度过于尖锐，四肢过于僵硬，导致经对侧股总动脉入路难以进入原移植物。此时只能选择肱动脉入路，其中左肱动脉入路优于右肱动脉入路。我们倾向于切开而不是经皮穿刺进入动脉，因为支架移植需要的血管鞘较大。

（2）必须确保移植物和动脉之间不存在明显的尺寸不匹配，影响支架尺寸的选择。

（3）若股浅动脉和股深动脉都是通畅的，那么股动脉远端通常难以找到合适的锚定区。在这种情况下，两个流出动脉中的一个（无论是股深动脉还是股浅动脉）必须用弹簧圈栓塞或者被支架覆盖。

3　术后

3.1　并发症

术后并发症包括：围术期出血；伤口并发症（淋巴瘘和感染）；移植物感染；移植物闭塞；大肢体截肢；复发性股动脉吻合口动脉瘤[1,3-4,8-9]。

3.2　术后结果

股动脉吻合口动脉瘤的修复效果较好，死亡率<5%。然而，有报道认为急诊手术相关的发病率和死亡率显著增高。

有6%~19%的患者股动脉吻合口动脉瘤复发[1,3-4,8-9]。

3.3　术后随访

术后2周进行伤口随访以及行ABI检查，以检查肢体灌注情况：①每年随访行查体和ABIs[10]。②选择性成像（彩超、CTA）检查其他部位的吻合口以发现吻合口动脉瘤，或手术部位以发现复发性动脉瘤。

参考文献

[1]　Shepard AS，Jacobson GM. Anastomotic aneurysms[M]. In：Towne JB，Hollier LH (Eds). Complications in Vascular Surgery. 2nd ed. New York：Marcel Dekker，2004.

[2]　Ylönen K，Biancari F，Leo E，et al. Predictors of development of anastomotic femoral pseudoaneurysms after aortobifemoral reconstruction for abdominal aortic aneurysm[J]. Am J Surg，2004，187(1)：83-87.

[3]　Skourtis G，Bountouris I，Papacharalambous G，et al. Anastomotic pseudoaneurysms：our experience with 49 cases[J]. Ann Vasc Surg，2006，20(5)：582-589.

[4]　Fleisher LA，Beckman JA，Brown KA，et al. ACC/AHA 2007 guidelines on perioperative cardiovascular evaluation and care for noncardiac surgery：a report of the American College of Cardiology/American Heart Association Task Force on Practice Guidelines (Writing committee to revise the 2002 guidelines on perioperative cardiovascular evaluation for noncardiac surgery) [J]. J Am Coll Cardiol，2007，50：e159-e241.

[5]　Tyndall SH，Shepard AD，Wilczewski JM，et al. Groin lymphatic complications after arterial reconstruction. [J] J Vasc Surg，1994，19(5)：858-864.

[6]　Derom A，Nout E. Treatment of femoral pseudoaneurysms with endograft in high-risk patients[J]. Eur J Vasc Endovasc Surg，2005，30(6)：644-647.

[7]　Klonaris C，Katsargyris A，Vasileiou I，et al. Hybrid repair of ruptured infected anastomotic femoral pseudoaneurysms：emergent stent-graft implantation and secondary surgical debridement[J]. J Vasc Surg，2009，49(4)：938-945.

[8]　Marković DM，Davidović LB，Kostić DM，et al. False anastomotic aneurysms[J]. Vascular，2007，15(3)：141-148.

[9]　Ernst CB，Elliott JP，Ryan CJ，et al. Recurrent femoral anastomotic aneurysms：A 30-year experience[J]. Ann Surg，1988，208(4)：401-409.

[10]　Norgren L，Hiatt WR，Dormandy JA，et al. TASC II Working Group. Inter-society consensus for the management of peripheral arterial disease (TASC II) [J]. J Vasc Surg，2007，45(Suppl S)：S5-S67.

译者：柯雪鹰，彭俊文
审校：尹黎，刘震杰

第六部分

静脉性疾病

第四十九章　下腔静脉滤器

Neil Moudgill

1　术前准备

1.1　适应证

下腔静脉滤器的适应证为：①发现血栓但有绝对抗凝禁忌的患者；②在抗凝治疗期间仍发生血栓的患者。

其相对适应证包括：①心肺功能不佳的近端血栓栓塞者；②出血风险较高的静脉血栓栓塞者；③大面积肺栓塞及不能承受更大范围栓塞者。

其禁忌证为能够接受抗凝治疗者。

1.2　循证证据

腔静脉滤器预防近端深静脉血栓患者肺栓塞的临床试验[1-2]：一项前瞻性随机试验，将400名患者随机分为两组，分别接受单纯抗凝治疗，或放置下腔静脉（inferior vena cava，IVC）滤器加抗凝治疗。12 d后发现IVC滤器组复发性血栓栓塞比例明显少于标准抗凝组（1% vs 5%）。在2年和8年的随访中，两组患者症状性肺栓塞和生存率没有显著差异。但IVC滤器组复发深静脉血栓的概率更高。

深静脉血栓患者，腔静脉滤器植入率较高；183个中心前瞻性注册登记的共5 451名患者中，14%（781例）的患者进行了下腔静脉滤器植入。

1.3　手术器械

（1）介入手术台、C臂机或血管内超声；
（2）造影剂；

（3）下腔静脉滤器套件；

（4）穿刺套件及介入手术器械；

（5）中等硬度，0.035英寸导丝。

1.4　术前准备与风险评估

术前风险评估见表49.1。

表49.1　风险评估

低风险	中等风险	高风险
①没有合并症、生命体征平稳的患者，没有经过静脉介入操作的患者； ②股静脉、颈静脉通路可用	①血流动力学不稳定需无创支持者； ②肥胖（透视引导困难）； ③肾功能不全	①高龄； ②合并多种疾病； ③伴有破裂或出血

1.5　术前核查

术前核查的步骤和有关项目见表49.2。

表49.2　术前核查

入手术室	手术开始	出手术室
①确认患者身份； ②回顾病史； ③标记手术部位； ④评估腹股沟和腹部有无异常（感染、皮疹、损伤等）； ⑤评估下肢脉搏并记录基线以供将来参考； ⑥检查下肢； ⑦进入手术室前回顾术前实验室检查	①再次核对患者身份； ②核对手术部位； ③核对抗生素； ④再次确认患者基础疾病(心脏、肺、肾等)； ⑤核对过敏史，确保所用手术材料不会引起过敏反应； ⑥手术团队确认手术关键步骤及细节； ⑦确保必要的设备运转正常，人员齐备； ⑧确认移植物可用	①回顾手术细节，与初始方案是否一致； ②总结麻醉情况； ③在手术室转运之前确认术后护理计划及体位等

1.6　决策流程

决策流程，见图49.1。

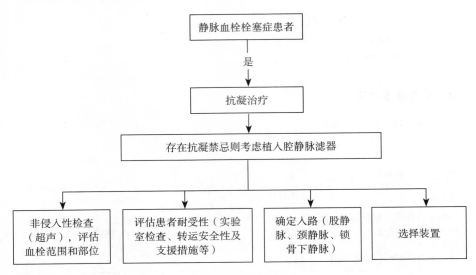

图49.1　决策流程

1.7　要点与难点

该项技术的要点与难点，见表49.3。

表49.3　要点与难点

要点与难点	详解
要点	①在双肾静脉中，左肾静脉一般位置较低，常见于L1~L2椎体水平；
	②若术中发现腔静脉较粗，可使用标记导管进行测量，以保证植入合适的滤器；
	③应行对侧髂静脉造影以观察其回流情况
难点	①肾静脉位置辨识不清可能导致滤器位置不当；
	②若不进行对侧髂静脉造影，则可能忽略下腔静脉重复畸形等解剖异常，从而导致滤器预防效果不佳；
	③滤器放置倾斜将导致回收困难；
	④当肾下位置可及时，放置于肾静脉以上的滤器应纠正其位置；
	⑤滤器过小可能导致血栓回流至心脏循环

1.8　手术解剖

手术解剖，见图49.2。

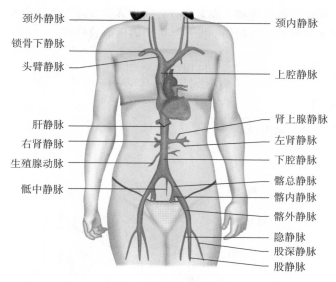

图49.2　手术解剖示意图

1.9　体位

手术中患者体位，见图49.3。

1.10　麻醉

大部分腔静脉滤器植入可采用局部麻醉和普通麻醉监护。积极处理血流动力学或肺功能异常，并及时与手术团队沟通情况，有助于发现术中肺栓塞。若

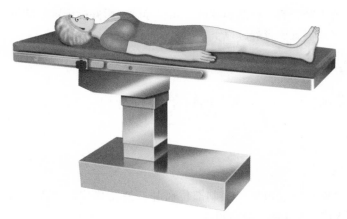

图49.3　体位：仰卧位，患者足部位于床尾

519

患者术中使用了抗凝药物，那么如有背痛主诉应及时反馈给手术团队，有助于及时发现腔静脉破裂或损伤。操作结束后需压迫数分钟。

2　手术过程

2.1　手术切口

手术切口，见图49.4。

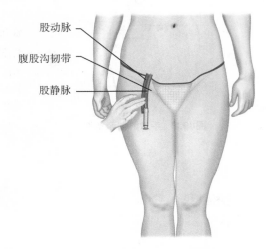

图49.4　Seldinger技术穿刺股静脉

2.2　步骤

（1）置入鞘管后，行髂静脉造影和腔静脉造影并标记肾静脉位置；
（2）将滤器置于肾静脉以下。

2.3　缝合

术后穿刺点压迫止血，见图49.5。

3　术后

3.1　并发症

术后常见并发症包括：穿刺部位血肿；滤器移位。术后少见并发症包括：腔静脉破裂或受损；滤器阻塞。

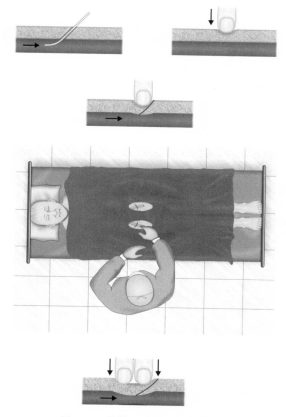

图49.5　拔鞘后手动压迫股静脉

3.2　术后结果

术后的预期结果包括：①腔静脉血流通畅；②滤器位于肾静脉以下；③成功预防肺栓塞。

3.3　术后随访

若放置的是临时性滤器，需告知患者随访时间以及滤器取出时间，理想条件下应在3~6个月内取出滤器。

3.4　专家电子邮箱

邮箱地址：nmoudgil@health.usf.edu

3.5 参考书目

（1） Cronenwett JL，Johnston KW. Rutherford's Vascular Surgery[M]. 7th ed. Philadelphia：Saunders，2010.
（2） eMedicine: IVC filter placement
（3） http://emedicine.medscape.com/article/137859-overview#a01

参考文献

[1]   Decousus H，Leizorovicz A，Parent F，et al. A clinical trial of vena caval filters in the prevention of pulmonary embolism in patients with proximal deep-vein thrombosis. Prévention du Risque d'Embolie Pulmonaire par Interruption Cave Study Group[J]. N Engl J Med，1998，12，338(7)：409-415.

[2]   Jaff MR，Goldhaber SZ，Tapson VF. High utilization rate of vena cava filters in deep vein thrombosis[J]. Thromb Haemost，2005，93(6)：1117-1119.

译者：尹黎，罗家庆
审校：尹黎，刘震杰

测试

问题1. 以下哪位患者应放置腔静脉滤器（　　　）

  a. 23岁男性，颅内出血及右下肢DVT

  b. 56岁患者，慢性DVT，使用华法林抗凝治疗

  c. 2岁男性，患DVT

  d. 47岁女性，下肢肿胀但超声未提示DVT

问题2. 在放置腔静脉滤器时，以下对于肾静脉位置的描述，哪个是正确的（　　　）

  a. 横结肠

  b. T1椎体

  c. L5椎体

  d. L2椎体

问题3. 对侧髂静脉造影有助于排除下列哪种解剖异常（　　　）

  a. 左侧腔静脉

  b. 下腔静脉重复畸形

  c. 髂静脉畸形

  d. 下腔静脉发育不全

答案：   1.a   2.d   3.b

第五十章 下肢静脉血栓溶栓、血管成形术和支架植入术

Bruce Zwiebel, Scott Perrin

1 术前准备

1.1 适应证和禁忌证

适应证：①急症如股青肿；下腔静脉血栓形成（伴或不伴延伸至肾静脉）。②非急症如由髂股深静脉血栓（伴或不伴股腘静脉静脉血栓）引起的下肢肿胀症状。

禁忌证：活动性出血；血小板减少症（血小板<50 000）；近期胃肠道出血（<3个月）；近期缺血性脑卒中（<6个月）；有出血倾向的中枢神经系统病变（颅脑肿瘤、血管瘤、动静脉畸形）；近期眼科手术（<3个月）；终末期肝病；肾功能不全，肾小球滤过率（GFR）<30；感染性血栓性静脉炎；年龄>75~80岁；妊娠期。

1.2 循证证据

导管直接溶栓（CDT）：在对1 000名患者进行的19项观察性研究的Meta分析及多中心前瞻性注册登记的473名患者的随访中证实，导管直接溶栓（CDT）通过在血栓内直接输注溶栓药物，能够使80%急性血栓完全溶解（Level B，class Ⅱa）[1-2]。

经16个月的随访发现，CDT术后患者较少发生血栓后遗症，生活质量得以改善[3]（Level B，class Ⅱb）。

经5年的随访发现，接受CDT治疗的患者相比单纯抗凝治疗的患者，症状完全缓解率要高得多[4]（Level B，class Ⅱb）。

在一小部分近端DVT患者6个月的随访中显示，CDT治疗能较好地保护正常静脉功能，并降低静脉瓣膜反流率[5]（Level B，class Ⅱb）。

静脉支架在髂静脉及下腔静脉（IVC）中的应用：研究显示，各种原因导致的髂股段静脉支架植入术后，一期通畅率为50%~85%；二期通畅率为90%~100%[6]。下腔静脉支架植入术的初始手术成功率为88%，术后的一期通畅率为80%、二期通畅率为87%[7]。

1.3　手术器械

（1）介入手术台；

（2）微创穿刺包；

（3）超声；

（4）对比剂；

（5）7 Fr血管鞘管（长度为5~10 cm）；

（6）0.035英寸交换导丝；

（7）5 Fr、100 cm单弯导管；

（8）血栓清除系统（Angiojet 或者Trellis 血栓清除装置）及相应导管（图50.1）；

（9）重组组织纤溶酶原激活物（t-PA，阿替普酶）；

（10）工作长度为40~50 cm的溶栓导管（±超声辅助e.g.EKOS）、输液泵（图50.2）；

（11）直径8~24 mm，长度60~120 mm的自膨式支架；

（12）直径8~24 mm，长度40~80 mm的血管扩张球囊。

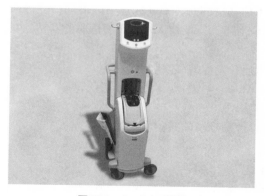

图50.1　Angiojet机器

用于Angiojet血栓清除。该设备具有两种不同的设置：机械血栓清除和脉冲喷射。

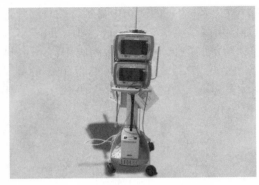

图50.2　EKOS机器

用于超声辅助下血栓清除，工作长度多样。标准
工作长度为40~50 cm，用于腘静脉入路的髂股静
脉、股腘静脉节段性病灶的血栓清除。

1.4　术前准备与风险评估

（1）术前准备：

1）实验室检查：一般生命体征、凝血酶原时间（PT）、促凝血酶原激酶
时间（PTT）、INR以及血小板水平；

2）超声多普勒检查：评估患侧肢体；

3）腹部及盆腔CT静脉造影或磁共振静脉造影检查：评估髂静脉及下腔静
脉（肾功能不全的患者若能够遵嘱，可行无造影剂磁共振静脉成像）；

4）CT肺动脉造影：对有PE病史或有PE体征/症状的患者行CT肺动脉造影
评估肺动脉栓塞情况；

5）获得患者术前知情同意，知情同意书的措词："行下肢静脉造影后可
能行溶栓术、血管成形术、支架植入术及下腔静脉滤器植入，可能需要建立中
心静脉通路。"

（2）手术及术后并发症的危险因素包括：

1）年龄；

2）慢性DVT；

3）急性和/或慢性肺动脉栓塞；

4）肾功能不全；

5）病态肥胖；

6）静脉入路部位受损（颈内静脉或腘静脉）；

7）不能俯卧；

8）之前行下腔静脉滤器植入或静脉支架植入术；

9）潜在的引起血栓形成的解剖部位损伤病史：May-Thurner 综合征

（Cockett's综合征）、放疗后改变、腹膜后纤维化、盆腔或腹膜后肿瘤压迫。

1.5 术前核查

术前核查的步骤和有关项目见表50.1。

1.6 决策流程

决策流程，见图50.3。

表50.1 术前核查

入手术室	手术开始	出手术室
①确认患者身份； ②确认患者体位正确（俯卧）； ③实验室参数在可接受范围内； ④留置导尿； ⑤建立中心静脉通路或两条大的外周静脉通路	①确认所有需要的设备可用； ②确认 t-PA 已准备好，配制成输液制剂，可用于以0.5~1 mg/h 静脉维持注射，或配置成等分的 4~6 mg 制剂，以便应用于血栓清除装置的导管内注射	①检查输液管的功能以及输液速度是否适当（根据手术进程调整输液速度）； ②如果患者夜间需持续输注 t-PA，为防备出血并发症，建议患者入住 ICU； ③准备第二天静脉造影复查：予流质饮食，午夜后禁食（NPO）； ④经单次导管血栓清除术后的患者予肝素充分抗凝，并过渡至可长期（6个月）使用的药物，如华法林或者低分子肝素； ⑤所有术后患者都应着弹力袜，并接受压力治疗

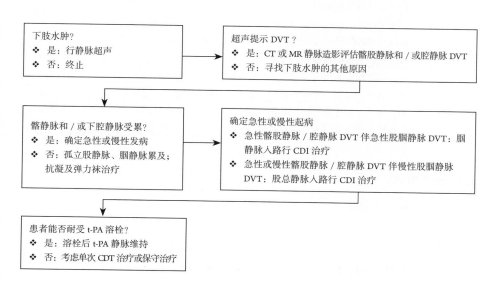

图50.3 下肢水肿患者决策流程

1.7 要点与难点

该项技术的要点与难点，见表50.2。

表50.2 要点与难点

要点与难点	详解
要点	①应考虑腘静脉与腘动脉的位置存在解剖变异，术前对腘窝及其周围浅静脉系统进行仔细的超声检查，可充分了解腘静脉属支静脉情况，并有助于静脉入路选择； ②腘静脉穿刺进入困难可能预示着腘静脉段慢性下肢 DVT 的再通和侧支形成； ③治疗前，根据静脉血管造影确定病变段是急性或慢性 DVT，对决定如何进行有效的溶栓治疗至关重要； ④对于有效的溶栓治疗来说，正确的插管至深静脉（图 50.4~ 图 50.5）并避免插入侧支血管非常重要； ⑤在急性 DVT 患者溶栓时，选择适当长度的溶栓导管，能够在充分溶栓的同时，避免不必要的 t-PA 进入全身血液循环； ⑥术中需要经 7 Fr 鞘管沿交换导丝进入大的血管扩张球囊（直径 8~14 mm），因此手术开始时即置入 7 Fr 血管鞘管，并使用交换长度的导丝，可以减少导丝交换次数，更易进行计划好的介入治疗； ⑦若术中造影发现大量急性血栓，可考虑行吸栓导管血栓清除术，并且在放置溶栓导管溶栓前，在血栓内给予机械脉冲喷雾式注射 t-PA； ⑧目前，可放置在下腔静脉和髂静脉的支架的最大直径为 24 mm； ⑨髂静脉和下腔静脉支架植入的最终目的是恢复静脉血流，其远期通畅率取决于股静脉流入段充分血流流入，以及从下腔静脉回流至右心房的流出道通畅程度
难点	①病态肥胖伴有下肢水肿的患者可能存在腘静脉入路进鞘管困难或进入失败。这时考虑使用曲面阵列探头代替线性阵列探头，增加照射深度，可更有效地透视腘静脉； ②应注意避免腘静脉穿刺时贯穿腘动脉，尤其是在需要静脉灌注 t-PA 过夜的情况下，贯穿腘动脉可能会增加出血并发症发生的风险； ③溶栓后需及时行下肢静脉造影术，评价溶栓效果，因为一旦停止输注 t-PA，有血流停滞继发血栓形成的可能。因此，决定进一步干预治疗（诸如下一步是增加溶栓时间还是行支架植入血管成形术）的时间窗很窄

1.8 手术解剖

手术解剖，见图50.6。

1.9 体位

介入治疗髂、股、腘静脉病变时，首选腘静脉入路。

如果患者因为疼痛而不能耐受俯卧位，可考虑给予全身麻醉；如果患者有慢性股腘静脉血栓形成病史，可考虑仰卧位经对侧正常的股静脉入路。

如果患者术前通过超声、CT或磁共振检查证实下腔静脉血栓形成，可考虑颈内静脉入路。颈内静脉入路一般不作为介入治疗入路的首选，其原因在于患者的舒适度差，其次是可能出现颈内静脉出血/血肿并发症，引起气道阻塞。

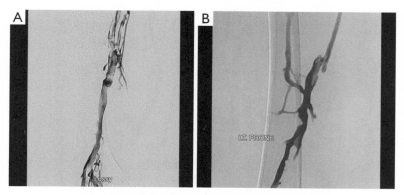

图50.4　急性和慢性股腘静脉DVT

（A）经腘静脉注射造影剂行左下肢静脉造影，发现急性DVT主要表现为腔内中心性缺损伴管径扩大，同时两侧平行方向轻度填充；（B）经腘静脉注射造影剂行左下肢静脉造影，发现慢性DVT主要表现为管径缩小，提示血管再通伴侧支形成。LT PRONE，左侧俯卧位。

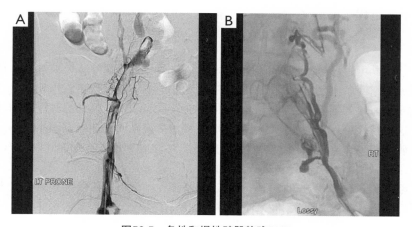

图50.5　急性和慢性髂股静脉DVT

（A）左股总静脉注射造影剂，发现髂外静脉和髂总静脉内急性血栓表现，伴下腔静脉无血流入；（B）右股总静脉注射造影剂，发现广泛侧支形成，类似右髂总静脉慢性闭塞表现。LT PRONE，左侧俯卧位。

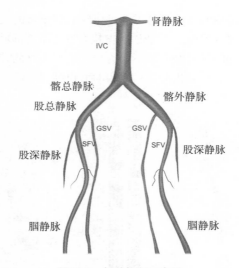

图50.6　相关解剖示意图

IVC，下腔静脉；GSV，大隐静脉；SFV，股浅静脉。

1.10　麻醉

术前禁食禁饮8 h；术中最好静脉应用芬太尼，并连续监测生命体征。如果患者不能耐受清醒镇静下的俯卧位，可以选择全身麻醉。

2　手术过程

2.1　手术入路

使用7~9 MHz的线性阵列超声引导下穿刺腘静脉。腘静脉较易辨识，超声下可见腘窝两条主要血管，腘静脉位于腘动脉上方较浅的位置。当超声引导下穿刺充满血栓的腘静脉时，腘静脉可能不会被探头压缩，但腘静脉没有动脉搏动，这一特性可以使用超声的色流和增强频谱多普勒波形加以辨识。

确认21 G微穿刺针进入腘静脉管腔后，可注射少量的造影对比剂和/或透视下跟进微创0.018英寸导丝进一步确认。

建议置入长5~10 cm的7 Fr鞘管，当初步溶栓术后可能需要经鞘管进入大的扩张球囊进一步处理下腔和/或髂静脉问题。

2.2　静脉造影

置入鞘管后，优先选择经鞘管手推注射造影对比剂行深静脉系统造影术。通常注射约10~15 mL造影剂足以使股腘静脉段显影。手动增强和/或轻度的头低脚高位有助于对比剂的集中流动。此外，可跟进5 Fr单弯导管至股总静脉行髂股段静脉及下腔静脉造影。行介入治疗前，需行自穿刺部位起至右心房的整个静脉流出道造影。然后决定是行置管溶栓术，经溶栓导管过夜微泵注射t-PA，还是先行静脉置管血栓清除术后再考虑是否经导管溶栓过夜。

2.3 导管引导的血栓清除术

若造影发现有大量的急性血栓，和/或患者不能耐受经溶栓导管过夜推注t-PA，可以置入Trellis系统或者Angiojet系统，行导管引导的血栓清除术（CDT）。经鞘管通过血栓段血管置入交换导丝至肾静脉水平的下腔静脉。如果使用Angiojet系统，将Angiojet导管设置为"功率脉冲喷射"模式，将10~15 mg t-PA加入到250 mL生理盐水中，接Angiojet系统，当Angiojet导管在血栓段沿导丝以约1 cm/s的速度自后向前推进时，将药物经导管脉冲式喷洒在血栓段静脉。灌注完成后，静置20~30 min，以便t-PA有足够的时间诱导血栓松动。其后将Angiojet导管改为抽吸模式，然后沿导丝跟进Angiojet导管通过血栓段，以1 cm/s的速度来回运动进行血栓抽吸（图50.7）。应当注意监测血栓抽吸量，肾功能正常的患者血栓抽吸量应该保持在250~300 mL，肾功能不全的患者血栓抽吸量应<150 mL，因为大量的血栓抽吸会形成大量的血红蛋白尿，导致肾小管功能异常。

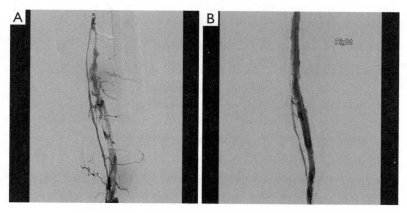

图50.7 CDT前和后

（A）右下肢静脉造影，股腘静脉段发现急性弥漫性DVT；（B）10 mg t-PA经Angiojet功率脉冲喷射后行CDT治疗，然后重复右下肢静脉造影。

2.4 静脉插管溶栓

插管溶栓治疗在总的血块清除率上优于单纯血栓清除术。急性血栓的溶解至少需要8个小时。评估患者整体有无出血风险，血栓延伸程度以及患者下一次介入治疗时间后，给予t-PA 0.5~1 mg/h微泵静推，肝素400 IU/h经鞘微泵静推维持。很少有证据证明在t-PA经溶栓导管微泵静推需监测纤维蛋白原水平，但患者必须在ICU接受密切监测出血倾向，并做好与出血相关的预防措施。留置导尿管，每小时评估尿量。溶栓导管置入后予流质饮食，午夜禁食禁饮，次日予造影复查。如果是清晨置入溶栓导管，当日下午可造影复查并治疗。

2.5 溶栓后评估

这一部分手术对于静脉的长期通畅至关重要，首先行静脉造影，评估急性血栓残留的程度，以及慢性病变和（或）潜在的/已经存在的狭窄程度，最重要的是血栓溶解后的整体血流动力学状况（图50.8）。

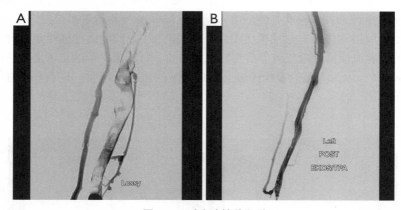

图50.8 过夜溶栓前和后

（A）左股腘静脉造影证实腘静脉及股浅静脉急性DVT，伴侧支静脉充盈；
（B）过夜溶栓后重复造影证实左腘静脉、股浅静脉血流再通，血流正常。
Left，左侧；POST，治疗后；EKOS/TPA，EKOS溶栓导管/t-PA。

t-PA停止经溶栓导管推注后，存在血栓再形成可能，因此需迅速行静脉造影术，评估血栓溶解情况。根据造影结果决定是增加溶栓时间还是需要尽快行血管成形术和/或支架植入术。

2.6 髂静脉和下腔静脉血管成形术和支架植入术

因慢性DVT和/或外在压迫造成的髂静脉及下腔静脉血流阻断，为了重建髂静脉及下腔静脉段血流，选择直径和长度都合适的支架是很重要的。最好能够使用最少的支架，达到最大限度地扩张管腔直径的目的。

由于髂静脉存在慢性血栓和/或存在外在压迫，单纯的球囊扩张静脉成形术成功率很低，但是支架植入术前行球囊扩张血管成形术不仅能将慢性血栓推向静脉壁，而且在支架放置前，有助于选择合适尺寸的支架（图50.9~图50.10）。

尺寸考虑：根据经验，肾下下腔静脉通常适合放置最大直径的支架（24 mm）。髂总静脉通常放置直径为12~14 mm的支架，髂外静脉通常放置直径为8~10 mm的支架。

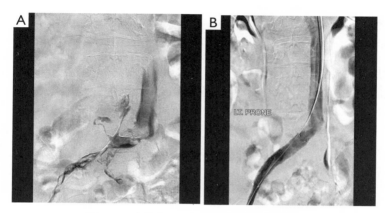

图50.9　髂静脉和下腔静脉支架植入前和后
（A）左髂总静脉造影证实左髂系统长段狭窄，髂静脉下腔静脉连接处血栓；（B）过夜溶栓然后在左髂总静脉行14 mm Luminexx支架植入，术后再次造影证实髂静脉回流至下腔静脉。

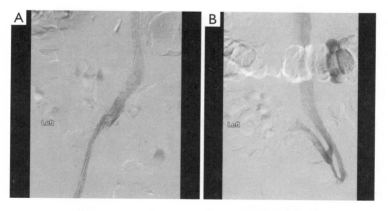

图50.10　May-Thurner综合征，支架植入前后
（A）左髂静脉溶栓过夜后，造影见典型的由右髂总动脉横跨下腔与左髂静脉交界处所引起的外源性压迫性缺损；（B）在受压部位植入14 mm的Luminexx支架，血液回流恢复。

2.7 缝合

溶栓术后，撤除导丝、导管和鞘管，穿刺点手工压迫约10~15 min后加压包扎。术后所有患者均需充分抗凝，接受肝素基础的抗凝治疗和/或立即开始口服华法林及低分子肝素注射。所有患者需穿着有压力梯度的高压力弹力袜。治疗结束后，患者制动12 h。

3 术后

3.1 并发症

术后并发症包括：①穿刺点出血（8%~11%）；②脑出血（0.4%）；③有症状的肺栓塞（1.3%）；④致命性肺栓塞（0.2%）。

3.2 术后结果

减少了下肢水肿及血栓后遗症的发生[3-5]。髂静脉及下腔静脉1年通畅率>70%[6-7]。

3.3 出院随访

出院随访主要有以下建议：

建议下肢静脉溶栓术后至少观察24 h，确保有充分时间观察出血并发症以及予华法林联合应用低分子肝素充分的抗凝治疗，并观察是否有血栓再形成。

建议予华法林或低分子肝素抗凝至少3~6个月。

在充分抗凝后，建议患者随访时使用多普勒超声检查重新建立下肢静脉结构基线，以便症状再发时为进一步检查做对照。

建议放置髂静脉支架的患者终身服用华法林，并维持INR2~3。

3.4 专家电子邮箱

邮箱地址：bzwieb@tampabay.rr.com

参考文献

[1] Mewissen MW，Seabrook GR，Meissner MH，et al. Catheter-directed thrombolysis for lower extremity deep venous thrombosis：report of a national multicenter registry[J]. Radiology，1999，211(1)：39-49.

[2] Vedantham S，Thorpe PE，Cardella JF，et al. Quality improvement guidelines for the treatment of lower extremity deep vein thrombosis with use of endovascular thrombus removal[J]. J Vasc. Int Radiol，2006，17(3)：435-447；quiz 48.

[3]　Comerota AJ, Throm RC, Mathias SD, et al. Catheter-directed thrombolysis for iliofemoral deep venous thrombosis improves health-related quality of life[J]. J Vasc Surg,2000,32(1): 130-137.

[4]　AbuRahma AF, Perkins SE, Wulu JT, et al. Iliofemoral deep vein thrombosis: conventional therapy versus lysis and percutaneous transluminal angioplasty and stenting[J]. Ann Surg, 2001,233(6): 752-760.

[5]　Elsharawy M, Elzayat E. Early results of thrombolysis vs anticoagulation in iliofemoral venous thrombosis. A randomised clinical trial[J]. Eur J Vasc Endovasc Surg,2002,24(3): 209-214.

[6]　Nazarian GK, Bjarnason H, Dietz CA Jr, et al. Iliofemoral venous stenoses: effectiveness of treatment with metallic endovascular stents[J]. Radiology,1996,200(1): 193-199.

[7]　Razavi MK, Hansch EC, Kee ST, et al. Chronically occluded inferior venae cavae: endovascular treatment[J]. Radiology,2000,214(1): 133-138.

译者：邵长明，代伟
审校：尹黎，刘震杰

测试

问题1. 患者66岁，女性，下肢水肿3周，活动受限，持续加重，超声检查提示双下肢静脉血栓形成。患者无抗凝禁忌。肌酐为2.3 mg/dL（正常值为0.9 mg/dL）。下列术前哪项检查对患者的后续治疗影响最大（　　）

 a. 下肢常规静脉造影术
 b. CT肺动脉造影
 c. CT盆腔静脉造影
 d. 双侧肾脏超声检查

问题2. 患者55岁，男性，患者脑多形性胶质母细胞瘤术后4个月余，目前发现广泛双下肢深静脉血栓，伴双下肢肿胀，患者选择以下哪项检查最合适（　　）

 a. 经溶栓导管微泵静推t-PA过夜溶栓
 b. 依诺肝素或华法林充分抗凝
 c. Angiojet 血栓段吸栓
 d. 非手术治疗，穿抗血栓弹力袜

问题3. 患者68岁，男性，双下肢水肿并呼吸急促就诊。患者既往有冠心病伴随充血性心力衰竭。下肢静脉B超提示，双下肢腘静脉非闭塞性血栓。下列哪项处理最适当（　　）

 a. CT肺动脉造影
 b. 常规下肢静脉造影，并做好溶栓准备
 c. 低分子肝素或华法林充分抗凝
 d. a和c都正确

问题4. 患者46岁，女性，下肢肿胀，CT静脉造影显示髂股静脉深静脉血栓，拟行插管溶栓治疗。予B超引导下穿刺腘动脉造影示：左下肢股、腘静脉慢性DVT。下一步该怎么处理（　　　）

   a. 尝试导丝配合导管通过髂股静脉血栓段，置管溶栓

   b. 放弃同侧腘静脉入路，改对侧股静脉入路翻山溶栓

   c. 放弃同侧腘静脉入路，改右侧颈内静脉入路

   d. 沿着可见的大腿静脉放置支架以恢复管腔通畅性

问题5. 放置溶栓导管后用无菌辅料固定溶栓导管及鞘管，准备过夜置管溶栓。这时输液泵报警提示：溶栓导管阻塞，溶栓药物无法正常推注。下一步该怎么办（　　　）

   a. 尝试1 mL注射器抽取生理盐水冲洗溶栓导管

   b. 置入导丝，更换溶栓导管

   c. 检查溶栓导管长度，看是否有打结

   d. 以上都不对

第五十一章　静脉药物机械血栓切除术

Sharon Kiang, David Rigberg

1　术前准备

1.1　适应证

静脉药物机械血栓切除术的适应证为：广泛或严重的深静脉血栓导致股青肿的患者；深静脉血栓抗凝治疗效果差者；经积极药物治疗仍深静脉血栓进展者；髂静脉压迫综合征相关的深静脉血栓。

1.2　循证证据

急性髂股静脉闭塞症状发生于14天以内，或影像学检查提示既往14天内有静脉血栓形成，发生于髂静脉和（或）股总静脉的全部或部分血栓形成，伴或不伴股腘静脉血栓[1]。

治疗髂股静脉闭塞有三个目的：①防止血栓蔓延，及预防肺栓塞；②缓解患者症状；③预防血栓后综合征的发生。

急性髂股静脉闭塞的病因主要包括继发于新发血栓，既往深静脉血栓造成局部狭窄，医源性髂静脉及股静脉损伤，以及外部压迫（Cockett综合征、肿瘤）等。

治疗方式可采用系统性抗凝治疗，血管腔内成形、导管接触溶栓、机械溶栓、支架植入、开放静脉重建或联用以上手段。

未经治疗的髂股静脉血栓患者中，44%发生了静脉性跛行。49%~60%的患者在2年内发生血栓后综合征[2-4]。

1.3　手术器械

（1）导丝：

1）0.035英寸硬质单弯导丝（Terumo Interventional Systems，Inc.，Somersent，NJ）；

2）0.035英寸Benstson导丝（Cook Medical，Bloomington，IN）；

（2）导管：

1）5 Fr短鞘（Terumo，Somerset，NJ）；

2）5 Fr猪尾导管（Cook Medical，Bloomington，IN）；

（3）溶栓器材：

1）Angiojet（Possis Medical，Minneapolis，MN）；

2）Trellis（Bacchus Vascular，Santa Clara，CA）；

3）EKOS（EKOS Corp，Bothell，WA）。

（4）溶栓药物：

组织纤溶酶原激活物（t-PA，Alteplase，Genentech，San Francisco，CA）。

1.4　术前准备与风险评估

（1）术前准备

包括影像学检查、多普勒超声、CT静脉造影、MR静脉造影、静脉造影和血管内超声。

1）影像学检查：髂股静脉闭塞的临床症状多样，故影像学检查对于诊断极为重要。目前，影像学检查主要包括多普勒超声、静脉造影、CT静脉造影（CTV）和MR静脉造影（MRV）等。影像检查能够明确诊断，辨别闭塞的病因并明确髂动脉阻塞的程度。

2）多普勒超声：

由于肠内气体、肥胖及观察区域不能受压等原因，超声对于髂静脉血栓的诊断作用有限，但对于有经验的超声医师来说，多普勒超声同时手动压迫能够极其敏感及特异地发现腹股沟以上DVT。

急性静脉闭塞的超声诊断标准包括静脉无法被压扁，在正常无回声腔内的发现血栓，以及在多普勒扫描中不出现或异常的静脉搏动[1]。

多普勒超声的主要优点在于其为非侵入性检查，尤其适用于门诊患者。此外，与其他检查相比，超声的性价比更高。另外一个优点在于，超声不仅能够发现血栓，也能够发现出血、血管瘤、淋巴水肿，血栓性静脉炎和脓肿。总之，对于髂股静脉血栓的患者，多普勒超声可作为首选筛查方案。

3）CT静脉造影：

CTV最常用于住院患者的诊断。其优点在于不受检查人员经验限制，创伤较小，且在住院期间易于安排。

CTV在静脉血栓诊断中敏感性为100%，特异性为96%。有研究发现CTV发现1.1%的以往未发现的血栓[2-3]。

CTV在鉴别新发血栓和陈旧性血栓、观察阻塞静脉上也非常有用。也能够帮助明确髂静脉周围有无异常的软组织压迫（图51.1）。

但是，CTV因其检查过程中碘对比剂的使用和放射射线的存在，其应用受一定限制。碘对比剂可能导致肾功能衰竭患者疾病加重，故肾功能衰竭的患者不能进行此项检查。由于CT检查具有放射性，孕妇和儿童进行CTV检查也受一定限制。此外，CTV是一项经验性检查，不适用于检查首选，若多普勒超声不能确诊，或考虑可能存在软组织压迫等，可考虑进行CT静脉造影。

4）MR静脉造影：

与CTV类似，MRV能够发现血管腔内血栓并且区分新发和陈旧性血栓。其敏感性可达100%，特异性达95%[4]。MR也能够观察周围软组织是否存在异常，

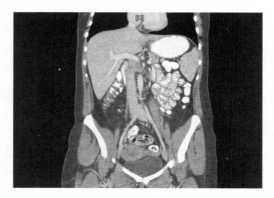

图51.1　May-Thurner 综合征患者中，LCI静脉被RCI动脉压迫

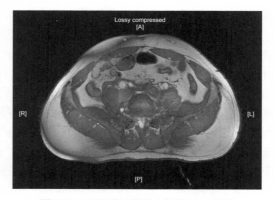

图51.2　双侧髂总静脉血栓的MRV图像

如淋巴结、软组织肉瘤、静脉血管瘤以及可能导致髂股静脉血栓的静脉畸形（见图51.2）。

不同于CTV的是，MRV检查适用于孕妇，且对于肾功能衰竭的患者，MRV较CTV更加安全。

MRV检查的禁忌证包括心脏起搏器植入术后的患者，以及其他有磁性物体植入物等。另外，由于检查在一个狭小封闭的空间内完成，具有幽闭恐惧症的患者也不宜行MRV检查。MR静脉造影同时费用较高，需要专门人员操作。这使得MRV检查难以应用于所有患者，且在较小医院中尤甚。若多普勒超声不能确诊或存在CTV检查禁忌时，可考虑行MRV检查。若考虑髂静脉区域存在软组织异常，或考虑存在静脉血管畸形，也可考虑行MRV检查。

5）静脉造影：

尽管无创性检查方法很多，但静脉造影仍然是髂股静脉疾病评估诊断的金标准，其敏感性为100%，并且能够直观地评估髂股静脉乃至腔静脉通畅情况（图51.3），髂股静脉血栓的典型表现包括在血管闭塞处，血流突然中断，在腔内血流缺损的两侧存在造影剂流动，即"轨道征"（图51.4）。

评估髂股静脉血栓时，静脉造影成功与否很大程度上取决于术者。有文献报告发现18%的静脉造影不具有诊断意义，而这些主要由于伪影、图像误读以及血管重叠等造成[5]。因此，对于血管外科医生等有经验的术者而言，可改变角度等来明确血栓情况。

静脉造影的主要缺点在于其有创性以及造影剂相关不良反应，还有患者会发生肾毒性和静脉炎。此外，该检查需在透视下完成，故对于妊娠期妇女、儿童以及无法忍受透视所耗时间的患者不适用。这些缺点使得静脉造影无法作为初始诊断工具。

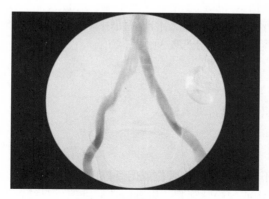

图51.3　正常静脉造影

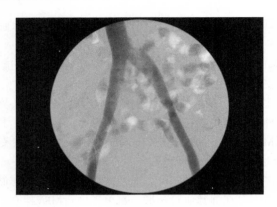

图51.4　May-Thurner 综合征患者LCI 静脉
"pancaking"

6）血管内超声：

血管内超声（intravascular ultrasound，IVUS）是一种血管内影像学检查，在导管末端放置超声探头，从而在血管造影时观察腔内结构（Volcano Corp.，San Diego， CA）。

血管内超声通过评估圆周区域、内径和前后径来观察腔内结构。故血管内超声有助于鉴别髂静脉腔外受压的原因，如May-Thurner综合征、恶性肿瘤等（图51.5）[5-9]。

（2）风险评估：

术前风险评估见表51.1。

1.5　术前核查

所有患者都应评估基础肌酐水平及凝血功能。所有患者术前均应接受依诺肝素治疗，若预计行支架植入，那么术前应使用氯吡格雷。

术前核查的步骤和有关项目见表 51.2。

1.6　要点与难点

该项技术的要点与难点，见表51.3。

1.7　体位

根据穿刺部位不同，可选择仰卧位或俯卧位。

（1）若行腹股沟或颈静脉穿刺，患者应选仰卧位，双臂置于体侧。

（2）若穿刺部位位于腘窝，则应选择俯卧位。

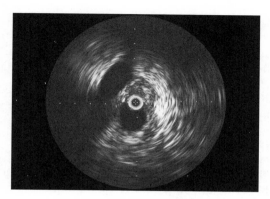

图51.5　血管内超声
RCIA：右髂总动脉；LCIV：左髂总静脉。

表51.1　风险评估

低风险	中等风险	高风险
①局灶性 DVT； ②无血栓后综合征，既往未接受过支架植入或干预的患者；年轻、无肾功能不全、无心肺功能异常、既往无出血性疾病者	①对比剂过敏； ②复发性 DVT； ③继发于 May-Thurner 综合征或外部压迫的 DVT	① >65 岁； ②心肺功能障碍，如充血性心力衰竭、慢性阻塞性肺病等； ③既往肺栓塞或抗凝期间仍发生肺栓塞者； ④慢性肾功能不全

表51.2　术前核查

入手术室	手术开始	出手术室
①核对患者身份、手术方案及手术指征； ②患者进入手术室之前，应在治疗前标记下肢水肿程度，并对手术部位进行标记，溃疡及组织缺损也应进行记录； ③如果术中涉及多个部位的介入操作，每个部位（如双侧股静脉、腘窝和 / 或颈内静脉入路等）都应进行标记，并确认患者体位（仰卧或俯卧）； ④麻醉方法：监测下麻醉管理与全身麻醉； ⑤确认过敏史及最后一次抗凝药物使用时间及剂量	①介绍所有团队成员； ②口头确认所有穿刺部位； ③核对所有关键器械设备：导丝、导管、药物机械装置（Angiojet EKOS、Trellis 等），t-PA 的可用性	①再次静脉造影确认效果； ②完成手术记录； ③记录所有使用的药物，以及最后一次 ACT 水平； ④确保患者术后 1 h 内制动，穿刺部位轻轻压迫 1 h； ⑤确认患者在麻醉复苏室期间和至病房以前所需的抗凝药物用法及用量

表51.3　要点与难点

要点与难点	详解
要点	①操作前造影有助于确认病灶及穿刺置管部位通畅； ②超声下确认穿刺部位通畅，无血栓生成； ③静脉造影时注意侧流出道情况，血液可能通过侧支循环并且不流入腔静脉； ④操作过程中，AP和LAO位均需造影，以确保全面了解狭窄部位； ⑤IVUS可作为静脉造影的补充，进一步了解血栓导致的腔内狭窄程度
难点	①当评估静脉时，避免损伤动脉从而造成血肿； ②避免损伤静脉侧支循环，同时仔细评估避免将侧支误认为原有静脉真腔； ③在遇到阻力时避免强行推进导丝导管，以免造成腔静脉损伤； ④药物机械溶栓系统可能会导致患者不适，在开始操作前应进行麻醉使患者在操作过程中感到舒适、安静

1.8　麻醉

大部分静脉血栓切除患者可采取监测下麻醉镇静（MAC），MAC可延续至患者制动期间。

药物机械溶栓系统可令患者感觉不适。在操作开始前，麻醉团队应进行相应药物调整。

2　手术过程

2.1　经皮股静脉穿刺

超声引导下确认股静脉：

（1）超声下确认同侧股静脉位置（图51.6）；

（2）使用动脉穿刺针进行穿刺。在透视下，Bentson或超硬导丝可通过穿刺针进入股静脉，通过髂静脉进入下腔静脉，随后退出动脉穿刺针；

（3）沿导丝于股静脉处放置5 Fr短鞘；

（4）必要时，同法行对侧股静脉穿刺。

2.2　诊断性静脉造影

先行诊断性静脉造影，确认鞘管位置、髂股静脉交界处及下腔静脉情况。

透视下通过5 Fr鞘管注射造影剂。若行双侧股静脉穿刺，同时注射对比剂有助于同时观察双侧髂股静脉区域。

静脉造影需保证质量，明确髂股静脉狭窄、DVT或侧支静脉形成（图51.7和图51.8）。若观察效果不佳，可再次注射更多剂量对比剂。

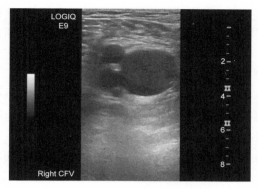

图51.6　CFV、SFA和深静脉超声图像（CFV：股静脉；　SFA：　股浅动脉）

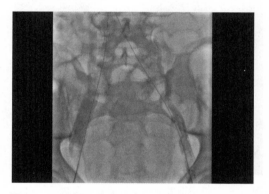

图51.7　双侧CIV完全阻塞，下肢静脉流出道通过侧支循环完成

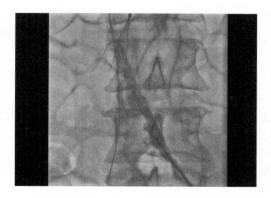

图51.8　LCI静脉DVT，注意血栓的不规则性和血栓性充盈缺损

静脉系统观察完毕后，通过Bentson导丝放置一个5 Fr的猪尾标记导管。用以测量髂股静脉区域长度（下腔静脉分叉至股骨头）来评估所需支架长度。

2.3　血管腔内超声

若术前静脉造影未能明确诊断髂股静脉狭窄，IVUS可作为诊断和确认手段，观察正常和异常静脉内径。如前文所述，IVUS的使用基于导管，在管尖具有超声探头，可用于测量血管内径。

IVUS探头和导管通过导丝进入下腔静脉。IVUS仪器启动后，缓慢退出下腔静脉，通过分叉部位进入髂股静脉。此过程中，需注意远端和近端正常管腔内径，以便于支架放置（图51.9）。

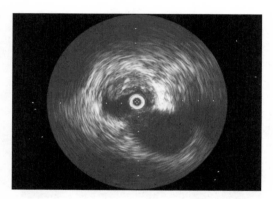

图51.9　IVUS图像显示下腔静脉分叉位置，血栓位于右侧髂总静脉

2.4　Angiojet血栓抽吸系统

经诊断性静脉造影和IVUS发现髂股静脉DVT，在放置支架前可采用药物机械溶栓的方法。

DVX导管通过导丝进入下腔静脉。Angiojet系统预充填t-PA，首先采用脉冲模式，每段含6~8 mg t-PA，喷洒溶栓药物。

喷洒溶栓药物后等待15 min，Angiojet调为抽吸模式（常规血栓切除模式）。

操作结束后再次静脉造影确认效果。

2.5　髂股静脉支架植入

静脉造影及IVUS确认DVT治疗后仍存在髂股静脉狭窄时，可行支架植入术。

支架直径依据IVUS最初测量结果，其长度以猪尾导管测量结果为准。支架长度范围为远端正常静脉及近端正常静脉见长度（图51.10）。目前常用的支架有两种，自膨式镍钛合金支架（Protégé，eV3，Plymouth，MN）和不锈钢支架（Wallstent，Boston Scientific，Watertown，MA）。支架的选择根据静脉造影及IVUS结果判定。自膨式支架可用于无明显损伤和收缩的静脉，而不锈钢支架可用于具有瘢痕的静脉。

支架释放后，使用合适的球囊进行后扩张有助于确保支架完全扩展，预防移位（图51.11）。

2.6 静脉造影

支架放置完成后再次静脉造影，明确狭窄病变扩展程度及侧支改善情况（图51.12）。

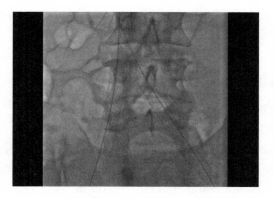

图51.10 溶栓后双侧髂静脉支架治疗慢性髂股静脉闭塞

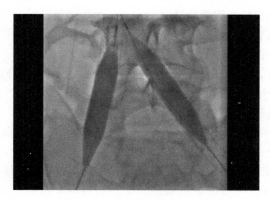

图51.11 双侧髂总静脉球囊扩张成形

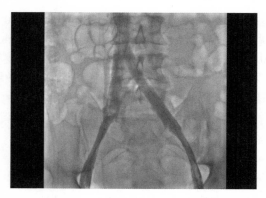

图51.12　结束后造影：球囊扩张、支架植入后双侧CIV血流通畅。发现对侧静脉现缩小

若仍能观察到明显侧支血管，说明支架可能未释放完全，需再次球囊扩张。

2.7　缝合

附：*手术治疗髂股静脉血栓*

移除股静脉短鞘，压迫静脉穿刺点。

患者平卧至少1小时。

髂股静脉暴露：长的纵行切口有助于暴露股总静脉、股静脉、大隐静脉。

腹股沟下股静脉血栓切除术：

（1）通常在隐股交界处水平处进行纵向静脉切开术。

（2）在静脉切开部位行局部血栓切除术。

（3）从下方抽血并评估栓子情况，若持续存在血凝块，尤其膝盖附近，则考虑经胫后静脉取栓，同时可通过一个球囊来对抗静脉瓣膜：①用3# Fogarty球囊导管将下方血栓经股总静脉取出；②一小块硅胶导管用于胫后静脉取栓，将每个球囊插入管道的一侧，轻轻膨胀球囊，以保证导管位置；③由下向上拉动Fogarty导管，直至血栓被完全取出。

（4）股骨沟下球囊取栓术后，静脉鞘可用于后续肝素静脉维持。

（5）腹股沟下静脉系统充盈rt-PA（4~5 mg溶至200 mL生理盐水中）。可用于整个操作过程。

（6）若因股静脉慢性血栓导致取栓失败，可结扎深静脉以下，并行深静脉直接血栓切除。

髂静脉血栓切除：①使用8或10号取栓导管进入髂静脉，可重复多次，在进入下腔静脉前尽可能取出血栓；②然后透视下行髂–下腔静脉取栓术。呼气末正压通气，降低肺栓塞风险；③术后再次静脉造影明确血栓清除情况。

动静脉瘘（AVF，不常用，但能够改善取栓后静脉段的通畅率）：①继发狭窄的静脉切开后单股线连续缝合或黏合；②暴露先前结扎的隐静脉近端，静脉段与股浅静脉侧面行吻合（吻合口支架约3.5~4 mm）；③PTFE做袖套包裹隐静脉动静脉瘘，4-0缝线环绕PTFE并剪短，从而达到皮下包埋，并用于以后AVF的结扎；④股总静脉压力可通过AVF开放关闭评估。若AVF流量增加，压力增加，需检查髂静脉是否存在残余血栓。

闭合：①仔细控制出血、处理淋巴组织；②伤口留置引流；③可吸收线连续缝合，逐层闭合切口。

3　术后

3.1　并发症

术后常见并发症包括：细小出血；复发DVT（图51.13）；同侧肢体水肿；股青肿；切口延迟愈合；切口血肿；切口感染。

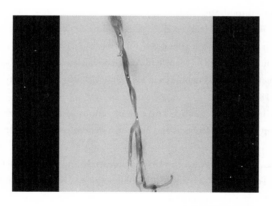

图51.13　血栓后综合征患者因慢性血栓导致静脉狭窄

术后少见并发症包括：术中静脉破裂；肺栓塞；脑卒中；PTS；动脉损伤。

3.2　术后结果

术后，腔内药物机械血栓清除：药物机械血栓清除技术的成功率为70%~100%；降低PTS发生率；长期静脉通畅率：5年通畅率为84%；瓣膜功能保留：5年80%，10年56%。

手术取栓：同时做动静脉瘘时长期髂静脉通畅率接近80%；5年内37%的患者无症状，36%的患者瓣膜功能恢复；69%的3级血栓患者、75%的髂股静脉血栓患者以及82%的孤立髂静脉血栓患者未发生或仅发生轻度PTS。

3.3　出院随访

出院后，静脉超声随访评估血栓复发及静脉通畅情况；持续抗凝（过渡至华法林）；压力袜及抬高下肢可减少下肢肿胀。

3.4　专家电子邮箱

邮箱地址：drigberg@mednet.ucla.edu

参考文献

[1] Vedantham S，Grassi CJ，Ferral H，et al. Reporting standards for endovascular treatment of lower extremity deep vein thrombosis[J]. J Vasc Interv Radiol，2005，17：417-434.

[2] Prandoni P，Lensing AW，Prins MH，et al. Below-knee elastic compression stockings to prevent the post-thrombotic syndrome[J]. Ann Intern Med，2004，141：249-256.

[3] Brandjes DP，Buller HR，Heijboer H，et al. Randomized trial of effect of compression stockings in patients with symptomatic proximal-vein thrombosis[J]. Lancet，1997，349：759-762.

[4] Delis KT，Bountouroglou D，Mansfield AO. Venous claudication in iliofemoral thrombosis：long-term effects on venous hemodynamics，clinical status，and quality of life[J]. Ann Surg，2004，239：118-126.

[5] Kearon C，Ginsberg JS，Hirsh J. The role of venous ultrasonography in the diagnosis of suspected deep venous thrombosis and pulmonary embolism[J]. Ann Intern Med，1998，129：1044-1049.

[6] Weinmann EE，Salzman EW. Deep-vein thrombosis. N Engl J Med，1994，15：1630-1641.

[7] Zontsich T，Turetschek K，Baldt M. CT-phlebography. A new method for the diagnosis of venous thrombosis of the upper and lower extremities[J]. Radiology，1998，38：586-590.

[8] Burke B，Sostman HD，Carroll BA，et al. The diagnostic approach to deep venous thrombosis. Which technique? [J]. Clin Chest Med，1995，16：253-268.

[9] Allie DE，Hebert CJ，Lirtzman MD，et al. Novel simultaneous combination chemical thrombolysis/rheolytic thrombectomy therapy for acute limb ischemia：the power pulse spray technique[J]. Catheter Cardiovasc Interv，2004，63：512-522.

译者：尹黎
审校：尹黎，刘震杰，于洪武

测试

问题1. 开放手术或机械血栓清除术与血栓切除术的适应证包括以下哪项
（   ）

　　a. 股青肿患者伴近期脑出血

　　b. 孤立腓静脉DVT

　　c. 股青肿患者，4 d前行开胸手术

　　d. 40岁女性，患May-Thurner综合征，反复下肢水肿

问题2. 胫静脉入路开放静脉血栓切除最好通过（   ）

　　a. 踝部胫后静脉

　　b. 足背静脉

　　c. 胫前静脉后侧

　　d. 小腿胫后静脉

问题3. 考虑行髂静脉支架（   ）

　　a. 由于径向支撑力不足，不可使用自膨胀支架

　　b. 由于动脉损伤风险，球囊扩张支架不适用

　　c. 根据临床需要，支架均可选用

　　d. 不同于动脉，后扩张静脉支架是相对禁忌

问题4. 髂股静脉血栓的静脉造影金标准是（   ）

　　a. CT静脉造影，具有100%的敏感性和96%的特异性，可用于儿童和孕妇

　　b. 超声，不受操作者影响，能够观察腹股沟韧带以上的病变

　　c. 静脉造影，能够直接观察髂股静脉乃至下腔静脉及返流情况

　　d. MR静脉造影，易于操作，起搏器患者也可用

问题5.初期静脉影像学检查发现髂总静脉充盈缺损伴血流缺失，你下一步将（　　　）

    a. 置入导丝，通过充盈缺损处，因所有血栓都较为柔软，可容许任何导丝通过

    b. Angiojet药物机械清除血栓

    c. 从侧面再次静脉造影，获取不同视角

    d. 中止手术计划，鉴于血管完全闭塞，拟行开腹手术

问题6.药物机械血栓清除术术后及随访包括以下各项，除了（　　　）

    a. 仅应用抗血小板药物

    b. 抗凝药物（低分子肝素和/或华法林）

    c. 使用气压泵或弹力袜减少肿胀

    d. 行静脉超声评估静脉通畅

问题7.初始评估患者是否行静脉血栓切除术需要考虑以下哪项（　　　）

    a. 既往DVT和（或）PE病史

    b. 用药史，包括华法林、肝素、阿司匹林、氯吡格雷等

    c. 代谢功能及凝血功能检查

    d. 以上全部

答案：1.c　2.d　3.b　4.c　5.c　6.a　7.d

第五十二章　静脉曲张的腔内治疗：射频和激光

Jean Marie Ruddy, Ravi K Veeraswamy

1　术前准备

1.1　适应证

临床、病因、解剖部分及病理发病机制（CEAP）分级法2~6级（临床严重程度、病因学、解剖学、病理生理学）。其中，分级如下：

（1）C2：单纯静脉曲张；

（2）C3：静脉性踝部水肿；

（3）C4：皮肤色素沉着；

（4）C5：愈合的溃疡；

（5）C6：活动性溃疡。

多普勒超声提示大隐静脉瓣膜功能不全：小腿压迫后超声检测静脉反流超过0.5 s。

合并深静脉血栓或其他静脉回流梗阻的患者为腔内治疗禁忌。

1.2　循证依据

与大隐静脉抽剥和点式剥脱术相比，射频消融闭合（RFA）和激光闭合术在治疗静脉反流方面效果相当，复发率也基本相同。此外，这两种闭合方式相比也大致类似。

与传统手术相比，静脉腔内闭合手术的伤口感染风险降低了70%，疼痛评分显著降低，并且恢复到正常活动的时间比手术抽剥早了至少2天[1-4]。

1.3　手术器械

（1）超声；

（2）14 G穿刺针；

（3）导丝；

（4）麻醉肿胀液：

1）林格氏液1 L；

2）1%利多卡因500 mg；

3）肾上腺素1 mg；

4）碳酸氢钠12.5 mEq。

（5）治疗导管（图52.1）；

（6）压力绷带或弹力袜。

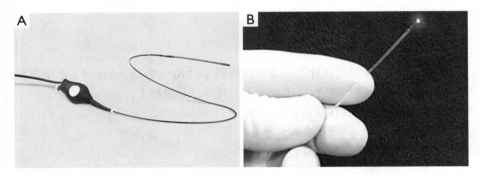

图52.1　治疗导管

个体操作者可选择（A）射频消融闭合导管或（B）激光光纤。

1.4　术前准备和风险评估

属于下列情况的患者可以安全地进行静脉腔内治疗：①可耐受局麻；②可持续平卧；③术后能够耐受穿着弹力袜。

1.5　术前核查

术前核查的步骤和有关项目见表52.1。

1.6　决策流程

（1）下肢浅静脉功能不全的患者（CEAP 2~6级）：下肢加压、抬高保守治疗；溃疡伤口护理；急性感染者应用抗生素。

表52.1　术前核查

入手术室	手术开始	出手术室
①标记手术部位； ②确认知情同意书	①确认患者身份； ②核对手术部位； ③确认手术流程； ④患者过敏史	①明确设备是否故障； ②交代患者回家注意事项

（2）结合患者对持续不适和生活受限的感受。

（3）由确切的静脉反流或底部穿通支静脉引起的不愈合溃疡：行静脉曲张的腔内治疗。

1.7　要点与难点

该项技术的要点与难点，见表52.2。

表52.2　要点与难点

要点与难点	详解
要点	①使用麻醉肿胀液以降低热损伤的风险； ②距隐股交界处 2~3 cm 开始消融治疗，以避免浅表血栓向深静脉蔓延
难点	①患者术后下肢压力治疗的依从性； ②术者受手术设备和技术的熟练程度限制

1.8　手术解剖

手术解剖，见图52.2。

1.9　体位

手术体位，见图52.3。

1.10　麻醉

持续心电监护；术前1 h口服镇静用药，根据患者的感受，必要时静脉用药；静脉穿刺部位局部麻醉；大隐静脉治疗区域注射麻醉肿胀液。

2　手术过程

2.1　切口

手术切口，见图52.4。

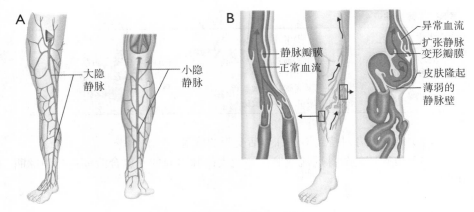

图52.2　手术解剖示意图

（A）大隐静脉沿腿内侧由内踝向腹股沟走行，汇入股静脉。小隐静脉位于小腿后侧的皮下脂肪组织层，汇入腘静脉；（B）当静脉瓣膜关闭不全时，反向或淤滞的血流导致浅静脉的扩张和重塑，静脉壁变得薄弱，表面皮肤扩张。

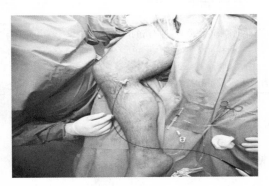

图52.3　患者的腿外展，从脚趾至腹股沟处均需消毒准备

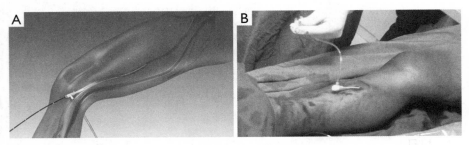

图52.4　手术切口

可以在区域（A）或膝下（B）经皮穿刺进入隐静脉，随后插入短鞘和治疗导管。

2.2　步骤

手术步骤，见图52.5。

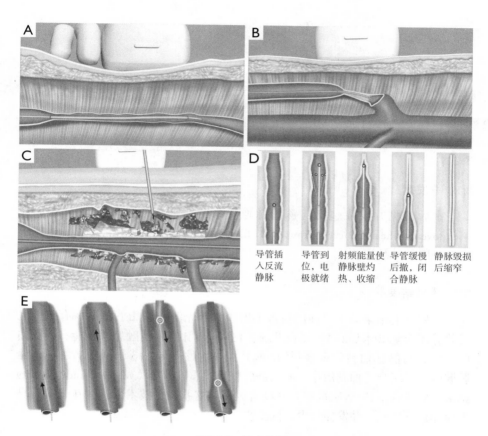

导管插入反流静脉

导管到位，电极就绪

射频能量使静脉壁灼热、收缩

导管缓慢后撤，闭合静脉

静脉毁损后缩窄

图52.5　手术步骤

（A）经皮穿刺静脉后，在超声引导下推进导管；（B）直至位于隐股静脉交界约2 cm处；（C）沿着大隐静脉治疗区域全程进行肿胀麻醉；（D）射频导管以0.5~1 cm/s的速度缓慢回撤；（E）激光光纤缓慢回撤的速度由激光强度决定。

2.3　缝合

缝合见图52.6。

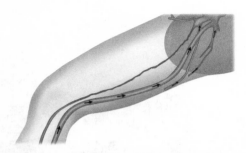

图52.6 手术完成后，大隐静脉硬化，缺乏血流；拔除鞘管，加压止血

3 术后

3.1 并发症

术后常见并发症包括：深静脉血栓；静脉腔内热能量引发血栓形成（endovenous heat-induced thrombosis，EHIT）；静脉炎；隐神经损伤；表皮热损伤；色素沉着[5]。

3.2 术后结果

术后预期结果：①目前的技术下射频和激光消融术几乎可100%有效地完成静脉闭合。②术后2~3年复查发现，15%的静脉腔内消融患者可能有静脉曲张复发，与静脉抽剥后观察到的20%并无显著性差异。③长期随访发现，静脉腔内消融闭合与抽剥治疗之间的静脉临床严重度评分（venous clinical severity score，VCSS）和生活质量调查并没有区别。这些微创技术的优势在于术后早期疼痛评分较低、并发症较少、恢复快[6-7]。

3.3 出院随访

1周后多普勒超声复查除外深静脉血栓；1个月后多普勒超声复查；根据需要门诊复诊。

3.4 专家电子邮箱

邮箱地址：rveeras@emory.edu；j.m.ruddy@emory.edu

3.5 网络资源

（1）http://www.nwgavein.com/Varicose-Veins

（2）http://www.venacure-evlt.com/Laser-Vein

（3）http://www.radiologyinfo.org/en/info.cfm?pg=varicoseabl

（4）http://www.cooltouch.com/ctev.aspx

（5）http://www.angiodynamics.com/products/venacure-evlt

参考文献

[1]　Siribumrungwong B, Noorit P, Wilasrusmee C, et al. Systematic review and meta-analysis of randomised controlled trials comparing endovenous ablation and surgical intervention in patients with varicose veins[J]. Eur J Vasc Endovasc Surg, 2012, 44: 214-223.

[2]　Almeida JI, Kaufman J, Gockeritz O, et al. Radiofrequency endovenous Closure FAST versus laser ablation for the treatment of great saphenous reflux: a multicenter, single blinded, randomized study (RECOVERY study) [J]. J Vasc Interv Radiol, 2009, 20: 752-759.

[3]　García-Madrid C, Pastor Manrique JO, Gómez-Blasco F, et al. Update on endovenous radio-frequency closure ablation of varicose veins[J]. Ann Vasc Surg, 2012, 26: 281-291.

[4]　Lohr J, Kulwicki A. Radiofrequency ablation: evolution of a treatment[J]. Semin Vasc Surg, 2010, 23: 90-100.

[5]　Harlander-Locke M, Jimenez JC, Lawrence PF, et al. Management of endovenous heat-induced thrombus using a classification system and treatment algorithm following segmental thermal ablation of the small saphenous vein[J]. J Vasc Surg, 2013, 58(2): 427-432.

[6]　Lurie F, Creton D, Eklof B, et al. Prospective randomised study of endovenous radiofrequency obliteration (closure) versus ligation and vein stripping (EVOLVeS): two-year follow-up[J]. Eur J Vasc Endovasc Surg, 2005, 29: 67-73.

[7]　Perälä J, Rauto T, Biancari F, et al. Radiofrequency endovenous obliteration versus stripping of the long saphenous vein in the management of primary varicose veins: 3-year outcome of a randomized study[J]. Ann Vasc Surg, 2005, 19: 669-672.

译者：何敏志

审校：尹黎，刘震杰，潘以锋

测试

问题1. 以下哪项是静脉曲张腔内治疗的禁忌（　　　　）

a. 静脉性溃疡
b. 静脉曲张导致生活受限
c. 深静脉血栓
d. 动脉功能不全

问题2. 麻醉肿胀液的使用降低了以下哪些风险（　　　　）

a. 血栓性浅静脉炎
b. 伤口感染
c. 手术失败
d. 热损伤

问题3. 下列哪项不是静脉腔内消融闭合的并发症（　　　　）

a. 肺炎
b. 深静脉血栓
c. 血栓性浅静脉炎
d. 隐神经损伤

问题4. 初次静脉腔内消融手术结束后，有多少患者有效静脉闭合（　　　　）

a. 50%
b. 30%
c. 75%
d. 100%

问题5.用于静脉消融手术后随访的首选检查是（　　　）

    a. CT

    b. 多普勒超声

    c. 磁共振静脉成像

    d. X线

答案：

1.c　　2.d　　3.a　　4.d　　5.b

第五十三章　利用股深静脉的动脉重建术

Michael M McNally, Adam W Beck

1　术前准备

1.1　适应证

股深静脉重建动脉的适应证为：自体血管重建主—髂/股动脉；自体血管动静脉瘘；中心静脉旁路。

1.2　循证证据

目前尚无关于自体股部深静脉重建动脉的随机对照研究或系统评价。文献报道中对于股部深静脉的用途多种多样，主要来自于经验分享。参考文献中列出了股部深静脉应用于不同部位动脉重建的首例报道（包括手术技术）[1-4]。

1.3　手术器械

手术器械，见图53.1。

1.4　术前准备和风险评估

术前风险评估见表53.1。

1.5　术前核查

术前核查的步骤和有关项目见表53.2。

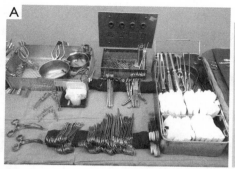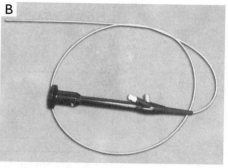

图53.1　手术器械

（A）基本的开放手术的器械。血管器械需包括手术刀、电刀、解剖剪、2-0丝线、3-0丝线、4-0单股线、5-0和6-0聚丙烯缝线；（B）股静脉需要修剪瓣膜，血管镜可在不外翻的前提下确定瓣膜已修剪完全。

表53.1　风险评估

低风险	中等风险	高风险
①无静脉功能不全的较瘦患者	①肥胖患者； ②下肢深静脉血栓或慢性静脉功能不全病史； ③静脉炎病史	①心脏：不稳定型心绞痛、6月内的心肌梗死、充血性心力衰竭失代偿期、严重心律失常、严重的主动脉瓣狭窄； ②肺：严重的慢性阻塞性肺疾病，FEV1<60%，$PaCO_2$（二氧化碳分压）>45 mmHg； ③肾脏：需血液透析的终末期肾病患者； ④病态肥胖，体重指数（BMI）≥ 30

表53.2　术前核查

入手术室	手术开始	出手术室
①核对患者身份； ②确认患者手术部位标识及拟行的手术方案； ③确认患者过敏史	①术者及麻醉师再次核对患者身份及手术方案； ②确认手术关键步骤及细节； ③抗生素； ④影像系统确认	①核对手术器械、纱布及缝针数量； ②麻醉师、术者、护理团队三方讨论患者复苏关键问题

1.6　决策流程

决策流程，见图53.2。

术前下肢血管的多普勒超声检查如下：

（1）术前评估：静脉直径（>5 mm）；静脉通畅。

（2）禁忌：静脉瘢痕或血栓后再通；静脉重复畸形（每单根静脉直径<5 mm）；先天性静脉发育不良。

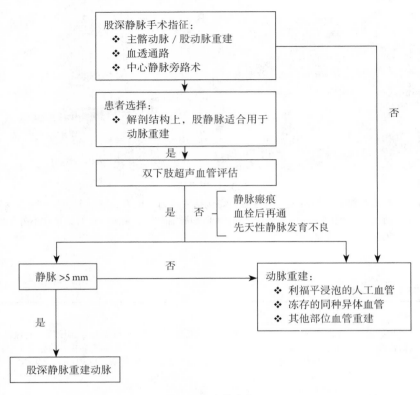

图53.2 决策流程

1.7 要点与难点

该项技术的要点与难点，见表53.3。

表53.3 要点与难点

要点与难点	详解
要点	①在获取静脉时，保留股浅静脉及腘静脉的主要属支非常重要； ②注意保护隐神经（神经在大腿中段与股浅静脉伴行）； ③确切结扎（对于较大的属支需要双重结扎或缝扎）以避免术后血肿； ④在股部深静脉汇入股总静脉处离断时残端既不能留太长，也不能太短，以免影响股深静脉血流； ⑤将静脉外翻（可吸引器管辅助），彻底去除静脉瓣膜以免术后狭窄。也可以通过血管内镜结合瓣膜刀将静脉瓣膜彻底去除。切除瓣膜后静脉在吻合时无须倒置，从而可与直径较粗大的靶血管吻合（如主动脉或中心静脉）
难点	既往同侧大隐静脉切除并不是股部深静脉旁路的绝对禁忌，但会增加骨筋膜室综合征发生的风险，可能需要深筋膜切开减压

1.8　手术解剖

手术解剖，见图53.3。

1.9　体位

手术体位，见图53.4。

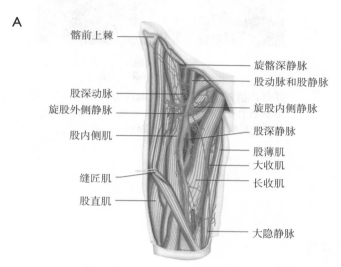

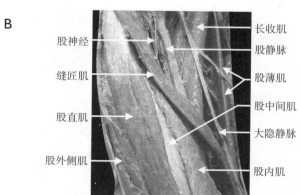

图53.3　手术解剖示意图

（A）股静脉示意图。股静脉位于股动脉内侧，于缝匠肌下走行。大隐静脉起于股静脉近端，于大腿内侧走行。髂前上棘及缝匠肌入膝处，可作为股静脉暴露的标志。沿该方向做切口可避免除股静脉后做皮瓣移植。（B）股静脉解剖示意图（大体）。在未切开并且未拉开缝匠肌时，近股静脉近1/3可暴露。

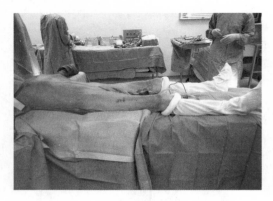

图53.4 仰卧位

患者取仰卧位，双手外展固定于木板上，下肢稍外旋。消毒范围应包括腹股沟上方动脉重建范围。手术开始时双腿可仰卧平放，但暴露远端膝盖附近腘静脉时，双腿应外旋30°以方便暴露。

1.10 麻醉

全身麻醉。

2 手术过程

2.1 切口

手术切口，见图53.5。

2.2 步骤

手术步骤，见图53.6。

2.3 缝合

手术缝合，见图53.7。

3 术后

3.1 并发症

术后常见并发症包括：静脉高压；骨筋膜室综合征（多发生于既往同侧大隐静脉切除者）；水肿；切口感染。

术后少见并发症包括：静脉血栓栓塞症；隐神经疼痛。

3.2　术后结果

术后的预期结果分为短期的静脉疾病发病率和长期的静脉疾病发病率两个方面。

（1）短期：

腿围增加，中度水肿：一项纳入61例患者的研究表明，在37个月的随访过程中11%的患者出现腘静脉及胫后静脉的返流，不足三分之一的患者出现水肿，但无皮肤改变（C3），无患者出现C4~C6级较为严重的静脉疾病[5]。

（2）长期：

一项纳入16例患者的病例对照研究表明，在长达70个月的随访过程中，85%的患者无明显的下肢静脉功能不全表现，15%的患者出现了较为严重的C3~C6级静脉疾病[6]。

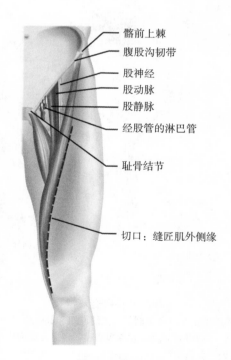

髂前上棘
腹股沟韧带
股神经
股动脉
股静脉
经股管的淋巴管
耻骨结节
切口：缝匠肌外侧缘

图53.5　切口
髂前上棘及膝内侧缝匠肌走行处为解剖标志，用蓝色线段标记。外侧切口用于避免缝匠肌血供缺失，并且避免做皮瓣移植。

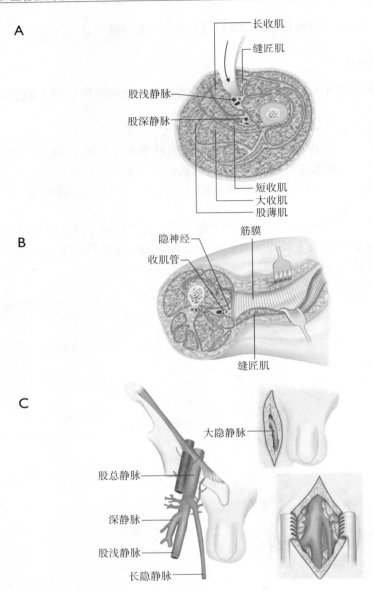

图53.6 手术步骤

（A）右腿股静脉解剖和分离平面。分离缝匠肌和长收肌之间。（B）暴露股静脉和收肌管。切口和分离需分离阔筋膜。将缝匠肌向内侧牵开，以暴露收肌管最高处。分离阔筋膜后，锐性分离股动脉和静脉。结扎股静脉的主要分支，避免出血。此外，需辨别并保护隐神经。（C）近端股静脉横断面。近端股静脉需在与股总静脉连接处阻断及钳夹。股静脉与股深静脉夹闭后需充分冲洗，以避免深静脉血栓和肺栓塞。远端股静脉需留取足够的长度用于动脉重建，可包含近端膝上腘静脉。此时可外翻静脉去除瓣膜。

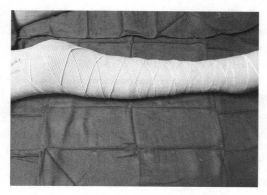

图53.7　大腿切口及弹力绷带包扎

用2-0 Vicryl线关闭筋膜，需在引流物之上关闭（若整条股静脉切断，则留置2条引流物）；用3-0 Vicryl线间断缝合关闭深层；用4-0单股线缝皮并行组织胶粘合；从脚趾至大腿近端用弹力绷带包扎。

3.3　出院随访

切口敷料及弹力绷带在术后第一天去除；持续的弹力绷带加压包扎可缓解下肢肿胀；患者下地活动时，如有症状，建议穿着中级压力的弹力袜；术后2周随访观察手术部位情况。

3.4　专家电子邮箱

邮箱地址：adam.beck@surgery.ufl.edu

推荐阅读

（1）　Smith ST，Clagett GP. Femoral vein harvest for vascular reconstructions: pitfalls and tips for success[J]. Semin Vasc Surg, 2008, 21(1): 35-40.

（2）　Valentine RI，Wind GG. Veselsof the thigh(Chapter 16)，In: Anatomic Exposures in Vascular Surgery[M].2nd ed. Philadelphia: Lippincott Williams Wilkins, 2003.

参考文献

[1]　Clagett GP，Bowers BL，Lopez-Viego MA，et al. Creation of a neoaortoiliac system from lower extremity deep and superficial veins[J]. Ann Surg, 1993, 218: 239-249.

[2]　Clagett GP. Replacement of infected aortic prostheses with lower extremity deep veins[M]. In: Yao JST，Pearce WH (Eds). Arterial Surgery: Management of Challenging Problems. Stamford, CT: Appleton & Lange, 1996: 257-264.

[3]   Huber TS, Ozaki CK, Flynn TC, et al. Use of superficial femoral vein for hemodialysis arteriovenous access[J]. J Vasc Surg, 2000, 31: 1038-1041.

[4]   Hagino RT, Bengtson TD, Fosdick DA, et al. Venous reconstructions using the superficial femoral-popliteal vein[J]. J Vasc Surg, 1997, 26: 829-837.

[5]   Timaran CH, et al. Late incidence of chronic venous insufficiency after deep vein harvest[J]. J Vasc Surg, 2007, 46(3): 520-525.

[6]   Modrall JG, Sadjadi J, Ali AT, et al. Deep vein harvest: predicting need for fasciotomy[J]. J Vasc Surg, 2004, 39: 387-394.

译者：李鲁滨
审校：尹黎，刘震杰，沈来根

测试

问题1.下列哪一项是取深静脉获取术的禁忌证（　　　）

  a. 女性，44岁，房颤病史，行抗凝治疗

  b. 男性，65岁，15年前因MVC患有双下肢髂、股、腘静脉血栓形成

  c. 男性，52岁，需行主动脉重建术，术前超声提示股部静脉直径6 mm

  d. 男性，58岁，合并肥胖（BMI 32）、COPD、慢性肾病（GFR 25），术前超声提示股部静脉直径5.5 mm

问题2.下列哪一项是不正确的（　　　）

  a. 股总静脉汇入处需仔细缝合，以保证股深静脉流出道通畅

  b. 应用瓣膜刀联合血管内镜或将静脉翻转去除静脉瓣膜是预防术后静脉移植物瓣膜相关性狭窄的两种方法

  c. 股部深静脉显露是沿缝匠肌内侧做切口

  d. 缝匠肌的部分血供来自中下段肌肉边缘血管

问题3.下列哪一项不是深静脉获取术中常见的并发症（　　　）

  a. 切口感染

  b. 下肢中度水肿，但无皮肤改变

  c. 下肢色素沉着，伴有活动性静脉溃疡

  d. 下肢骨筋膜室综合征

答案：1.a　2.d　3.c

第五十四章　静脉输液港植入术

Alexis Powell

1　术前准备

1.1　适应证

静脉输液港植入术的适应证包括：①静脉条件差但需长期输液者；②化疗患者；③需频繁输液或抽血者；④需血浆置换者；⑤全肠外营养者。

1.2　禁忌证

静脉输液港植入术的禁忌证为：①全身感染者；②严重且尚未纠正的凝血功能异常者；③置管的静脉通路异常者（血栓、狭窄、完全阻塞等）。

1.3　循证证据

静脉输液港的并发症主要为感染和血栓，但发生率不高。同时，与PICC置管相比，总体经济花费并没有增加。

1.4　手术器械

（1）常用的手术器械（持针器、血管钳、剪刀等）；

（2）不可吸收缝线；

（3）电刀；

（4）肝素钠生理盐水（1 000 IU/mL）；

（5）合适的输液港植入工具，包括穿刺针、导丝、扩张器、皮下隧道针、导管和导管连接头等（图54.1）；

（6）透视设备，如C臂机（可选）（图54.2）；

（7）超声（可选）（图54.3）。

1.5 术前准备与风险评估

低风险：一般来说，静脉输液港植入术的手术风险较低。

高风险：患有严重心肺功能障碍不能耐受Trendelenburg卧位的患者，一般手术风险较高。

1.6 术前核查

术前要求：术前夜间12点后禁食，术前沐浴，根据需要进行术前补液。

术中注意：术前核对（患者身份、体位、植入物正确），术前使用抗生素（头孢唑啉1g，静脉推注），术区皮肤准备（乙醇/碘伏消毒，薄膜巾保护）。

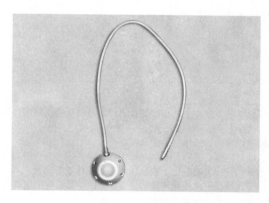

图54.1 输液港

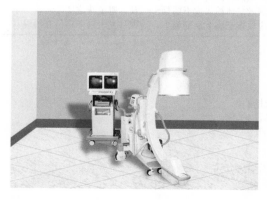

图54.2 透视设备

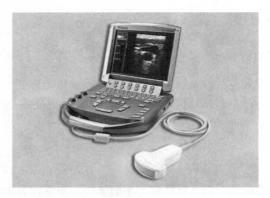

图54.3　超声

1.7　要点与难点

该项技术的要点与难点，见表54.1。

表54.1　要点与难点

要点与难点	详解
要点	①超声引导有助于方便快速地找到静脉通路并且避免损伤周围组织（如避免穿刺动脉）； ②透视辅助下进行插管操作更加安全可靠； ③时刻注意控制导丝； ④理想状态下，导管尖端应位于腔静脉起始处或稍低于此处； ⑤手术最后应在透视下再次确认导管位置，确保导管没有扭曲或弯折（导管扭曲、弯折常位于锁骨与第一肋交界处）
难点	①术前仔细查体并进行超声检查有助于避免术中出现静脉血栓相关并发症； ②术中应根据需要修剪导管，以避免尖端过长或过短； ③确保输液港港体植入皮下后易于触及，避免造成使用困难； ④输液港应放置于胸大肌筋膜下，否则易发生港体移位及滑脱

1.8　手术解剖

手术解剖，见图54.4。

1.9　体位

患者体位，见图54.5。

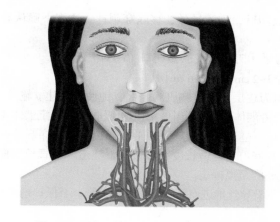

图54.4　颈部和锁骨下区域静脉解剖示意图

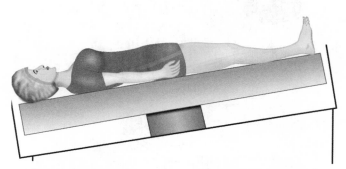

图54.5　患者平卧位，Trendelenburg卧位，颈部转向对侧

1.10　麻醉

局部麻醉（利多卡因或丁哌卡因），同时可选择加以全程麻醉监护。

2　手术过程

2.1　颈内静脉置管

（1）患者采取15° Trendelenburg卧位，颈部及胸部常规消毒（消毒范围：上至下颌角，下至乳头，以胸骨切迹为中心，外至肩部）。

（2）确定胸锁乳突肌三角位置（胸锁乳突肌的两头，锁骨）。

（3）局部浸润麻醉（颈部和锁骨下1~2 cm为手术切口及输液港放置区域）。

（4）超声辅助确定颈内静脉（IJ）位置，使用18 G穿刺针行超声引导下穿刺（图54.6）。

（5）穿刺成功后，进入导丝，移除穿刺针。透视下确认导丝位置（上腔静脉）。

（6）用11号手术刀划破皮肤做切口（图54.7）。

（7）锁骨下1~2 cm处做4~6 cm切口。

（8）使用电刀逐层分离至胸肌筋膜部，钝性分离建立输液港皮袋。

（9）将输液港港体植入皮袋中，用不可吸收缝线固定港体（图54.8）。

（10）使用皮下隧道针建立皮下通道，连接皮袋和穿刺部位。

（11）将导管修剪至合适长度，穿过皮下隧道。导管长度根据港体至上腔静脉与心房连接处的距离确定。

（12）透视下沿导丝推进血管扩张器及保护鞘，至保护鞘暴露1~2 cm为止。

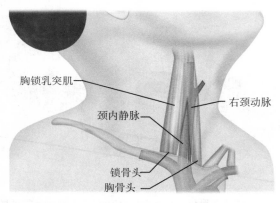

图54.6　静脉入路

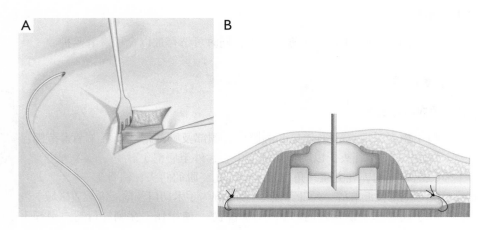

图54.7　建立皮下囊袋

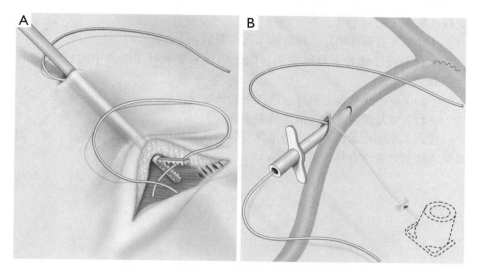

图54.8 输液港放置区域

（13）导管锁锁定导管，移除血管扩张器及导丝。拇指按住鞘管外口以减少失血并预防空气栓塞。

（14）沿鞘管置入输液港导管（图54.9）。

（15）沿外上方向缓慢移除鞘管，注意保持导管位置固定，避免滑出。

（16）透视下确认导管管尖位置。

（17）充分止血后，冲洗皮袋并且逐层缝合切口。皮肤缝合可采用单股尼

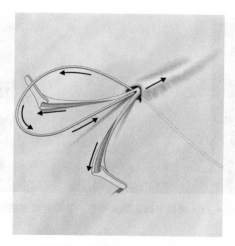

图54.9 将导管穿过皮下隧道

龙线或胶水（图54.10）。

（18）复查胸部平片，预防肺不张（图54.11）。

（19）若经锁骨下静脉穿刺，则使用18 G穿刺针于锁骨中内1/3处进针（图54.12）。

（20）移除导丝及穿刺针，透视下确认导丝位置。

（21）重复颈内静脉输液港放置步骤。

注意，不同厂家所产输液港港体与导管连接部位各有不同，在放置时，可最后再修剪导管至合适长度（图54.13）。

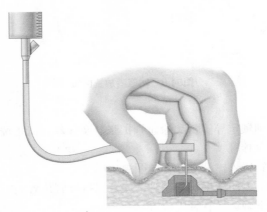

图54.10　保证皮下输液港易于无损伤针的穿刺，使用肝素钠盐水封管（1 000 IU/mL）

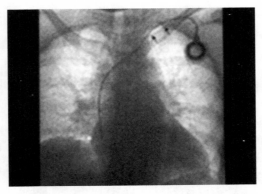

图54.11　透视下确认管尖位置，及导管有无扭曲

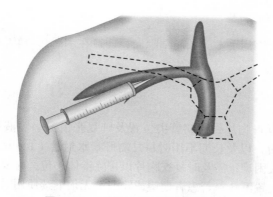

图54.12　经锁骨下静脉输液港植入

A

B

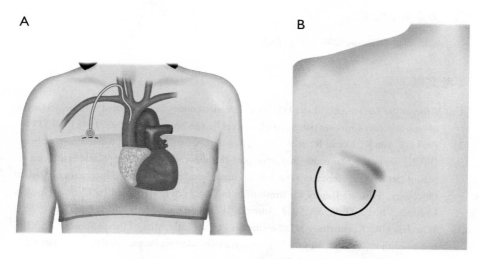

图54.13　港体位置

3　术后

3.1　并发症

　　术后常见并发症包括：感染（输液港皮袋或导管相关系统性感染）；气胸；动脉损伤（刺破、置管错误等）；静脉血栓。

　　术后少见并发症包括：静脉空气栓塞；港体移位；心律失常；心脏穿孔致心包填塞。

3.2 手术结果

患者可能会感到手术区域局部隐痛；切口在术后10~14天愈合；输液港术后可立即使用。

3.3 出院随访

术后即刻复查胸片，观察管尖位置及肺复张情况。输液港可立即使用；每次使用完毕后，以及长期不用时每月需肝素水封管（100 IU/mL）；输液港使用时若感输液困难，需及时复查胸片以排除港体移位，必要时行静脉造影排除阻塞及港体位置不佳；若患者期望或输液港无须继续使用时，可行输液港取出术。

3.4 专家电子邮箱

邮箱地址：apowell@health.usf.edu

参考文献

[1] Groeger JS，Lucase AB，Thaler HT，et al. Infectious morbidity associated with long-term use of venous access devices in patients with cancer[J]. Ann Intern Med，1993，119：1168-1174.

[2] Patel GS，Jain K，Kumar R，et al. Comparison of peripherally inserted central venous catheters (PICC) versus subcutaneously implanted port-chamber catheters by complications and cost for patients receiving chemotherapy for non-haematological malignancies. Department of Medical Oncology，Flinders Centre for Innovation in Cancer，Flinders Medical Centre/Flinders University，Bedford Park，SA，5042，Australia[J]. Support Care Center . 2013，Epub Sep.

[3] Wheeless CR，Roenneburg ML. Subclavian Port-A-Cath. Atlas of Pelvic Surgery[EB/OL]. online edition (2013). [2014-08-28]. www.atlasofpelvicsurgery.com/10MalignantDisease/2SubclavianPort-A-Cath/cha10sec2.html.

译者：尹黎
审校：尹黎，刘震杰，孙海明

测试

问题1. 术后复查胸片的目的是确认（　　　）

  a. 管尖位置

  b. 有无气胸

  c. 导管无扭曲弯折

  d. 以上全部

问题2. 导管管尖的合适位置是（　　　）

  a. 上腔静脉和右心房的交界处

  b. 颈内静脉和锁骨下静脉的交界处

  c. 右心室

  d. 下腔静脉

问题3. 超声在术中可用于（　　　）

  a. 避免误穿动脉

  b. 确认静脉通畅及有无静脉血栓

  c. 辅助静脉穿刺置管

  d. 以上全部

答案：1.d　2.a　3.d

AME Medical Journals

Founded in 2009, AME has been rapidly entering into the international market by embracing the highes editorial standards and cutting-edge publishing technologies. Till now, AME has published more than 6 peer-reviewed journals (13 indexed in SCIE and 18 indexed in PubMed), predominantly in Englis (some are translated into Chinese), covering various fields of medicine including oncology, pulmono ogy, cardiothoracic disease, andrology, urology and so forth (updated on Jun. 2021).

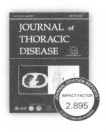
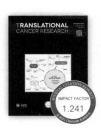
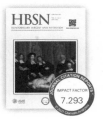

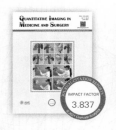
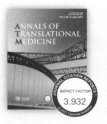
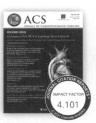
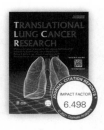
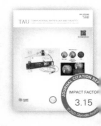

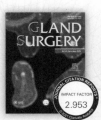
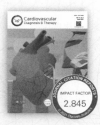
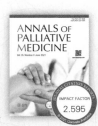
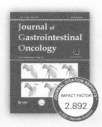
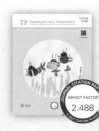

AME Publishing Company

Academic Made Easy, Excellent and Enthusiastic

砥砺千里目、快乐搞学术